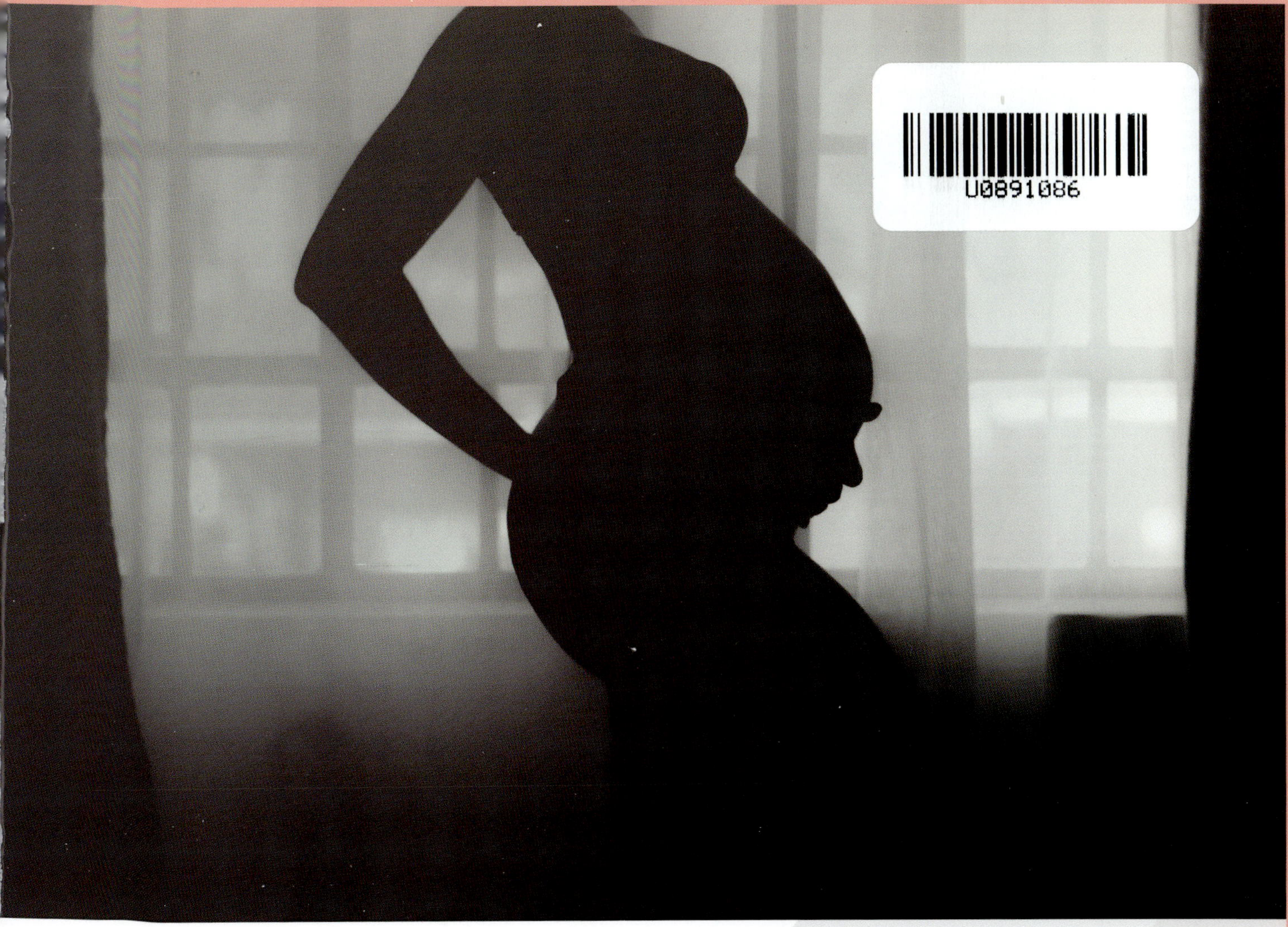

现代妇产科临床处置精要

XIANDAI FUCHANKE LINCHUANG CHUZHI JINGYAO

主编　何浪驰　秦慧芬　邓初霞　等

河南大学出版社
HENAN UNIVERSITY PRESS
·郑州·

图书在版编目（CIP）数据

现代妇产科临床处置精要 / 何浪驰等主编 . -- 郑州 : 河南大学出版社 , 2019.8
ISBN 978-7-5649-3851-2

Ⅰ . ①现… Ⅱ . ①何… Ⅲ . ①妇产科病 – 高等学校 – 教材 Ⅳ . ① R71

中国版本图书馆 CIP 数据核字 (2019) 第 163465 号

责任编辑： 陈　巧
责任校对： 阮林要
封面设计： 卓弘文化

出版发行： 河南大学出版社
地址：郑州市郑东新区商务外环中华大厦 2401 号
邮编：450046
电话：0371–86059750（高等教育与职业教育出版分社）
0371–86059701（营销部）
网址：www.hupress.com
印　　刷： 北京虎彩文化传播有限公司
版　　次： 2019 年 8 月第 1 版
印　　次： 2019 年 8 月第 1 次印刷
开　　本： 880mm × 1230mm　1/16
印　　张： 11.75
字　　数： 381 千字
定　　价： 72.00 元

编　委　会

主　编　何浪驰　秦慧芬　邓初霞

唐红英　吴玥丽

副主编　寇　云　谢春彦　周娟芳

翟旭华

编　委　（按姓氏笔画排序）

王　彬　东莞市人民医院

邓初霞　汕头潮南民生医院

吴玥丽　郑州大学第三附属医院

何浪驰　广州市妇女儿童医疗中心

周娟芳　深圳市第二人民医院（深圳大学第一附属医院）

秦慧芬　内蒙古科技大学包头医学院第一附属医院

唐红英　南方医科大学第三附属医院

寇　云　北部战区总医院

谢春彦　郑州市第二人民医院

翟旭华　郑州大学第五附属医院

前 言

妇产科学是与内科学、外科学及儿科学并驾齐驱的医学主干学科，是一门独立性较强、涉及面较广的学科。它主要研究女性在妊娠、分娩和产褥期的生理和病理及非妊娠状态下女性生殖系统可能出现的一切特殊变化，包括所有与女性生殖、生理有关的疾病。因此，为了提高妇产科疾病的诊疗水平，更好地保障我国妇女人群的健康，本书学者参阅了国内外大量的文献资料结合多年的临床经验，编写了此书。

本书内容主要包括妇产科一般检查、产前诊断、妇科常见症状、女性生殖系统炎症、妇科内分泌疾病、子宫内膜异位症、盆底功能障碍、女性生殖器官肿瘤、女性不孕症及异位妊娠等妇产科疾病，介绍了妇产科临床上常见疾病的临床表现、诊断和治疗常规。全书力求简明扼要，内容新颖，有较强的科学性、指导性和可操作性。

作为妇产科医生，只有通过对妇产科疾病的及时诊断、恰当治疗，才能更好地呵护女性健康。为了适应现代临床妇产科医师的需要，进一步提高妇产科医务人员诊疗水平，众学者合力编写此书，尽可能使本书既能体现出现代妇产科学的发展，又具有可读性和实用性，以便医生在工作时翻阅、查找。希望本书能成为妇产科医师在工作中参考和借鉴的书籍。

本书学者多系从事妇产科工作多年，均是高学历、高年资、精干的专业医务工作者，具有丰富的临床经验和深厚的理论功底。他们在繁忙的医疗、教学和科研工作之余参与撰写，在此表示衷心的感谢。

在编写过程中，力求做到用词统一，但由于编与写人数较多，时间仓促和水平有限，书中不妥和纰漏在所难免，望广大读者批评指正，以便再版时纠正和改进，谢谢。

编者

2019 年 8 月

目　录

第一章

妇产科一般检查

第一节　妇科基础检查

体格检查应在采取病史后进行。检查范围包括全身检查、腹部检查和盆腔检查，除急诊外，应按上列先后顺序进行。盆腔检查为妇科所特有，又称为妇科检查。男性实习医生或男医师不宜对女患者单独进行体格检查，应在女医师或护士或其家属陪同下进行为宜。

一、全身检查

（1）全身一般状况：神志、精神状态、面容、体态、全身发育、毛发分布、皮肤等。

（2）头部器官、颈、乳房、心、肺、脊柱及四肢，以及淋巴结（特别注意左锁骨上和腹股沟淋巴结）和各部分发育以及有无包块、分泌物等。

（3）常规测量：体温、脉搏、呼吸、血压、体重和身高。

二、腹部检查

腹部检查系妇科体格检查的重要组成部分，应在盆腔检查前进行。

（一）视诊

腹部有无隆起或呈蛙腹、瘢痕、静脉曲张、妊娠纹、腹壁疝、腹直肌分离等。

（二）触诊

腹壁厚度、肝、脾、肾有无增大或触痛，腹部有无压痛、反跳痛、肌紧张，有无包块及其大小、性质、压痛形状、活动度、表面光滑度等，若为妊娠，注意子宫底高低或胎位等。

（三）叩诊

有无鼓音、浊音、移动性浊音，以及其分布范围，肝、肾区有无叩击痛。

（四）听诊

肠鸣音，若并发妊娠则听取胎心音。

三、盆腔检查

（一）检查器械

无菌手套、阴道窥器、鼠齿钳、长镊、子宫探针、宫颈刮板、玻片、棉拭子、消毒液、液状石蜡或肥皂水、生理盐水等。

（二）基本要求

（1）检查者应关心体贴患者，态度严肃，语言亲切，检查仔细，动作轻柔。

（2）除尿失禁患者外，检查前应排空膀胱，必要时导尿。大便充盈者应先排便或灌肠。

（3）每检查一人，应由医务人员更换置于被检查者臀部下面的垫单（纸），其他器械也均须每次更换，防止交叉感染。

（4）一般盆腔检查时均取膀胱截石位，检查者面向患者，立在患者两脚间。重危者、不宜搬动者在病床上或担架上检查。

（5）月经期不做检查，若有异常阴道出血，检查前应先消毒外阴。

（6）未婚者忌做双合诊及窥阴器检查，仅做直肠腹部联合诊。若确实要做妇科检查，应征得本人及家属同意后方可进行。

（7）对腹壁肥厚、高度紧张或未婚患者，在盆腔检查不满意时，宜肌内注射盐酸哌替啶（杜冷丁）或骶管麻醉下进行。

（三）检查方法

1. 外阴部检查

（1）外阴发育及阴毛分布（女性为倒置三角形分布）、阴毛多少，有无畸形、水肿、皮炎、溃疡、赘生物、肿块，皮肤黏膜色泽，有无增厚、变薄、萎缩。

（2）戴消毒手套的拇指和示指分开小阴唇，暴露阴道前庭、尿道口和阴道口。

（3）未婚者处女膜应完整未破，其阴道口勉强可容示指；已婚者阴道口能容两指；经产妇处女膜仅残余痕迹，或见会阴侧切瘢痕。

（4）检查时应嘱患者用力向下屏气，观察有无阴道前壁或后壁膨出，有无尿失禁或漏尿等。

2. 阴道窥器检查

（1）根据阴道松弛程度选用适当大小的窥阴器，未婚者未经本人同意，禁用窥阴器。

（2）先将窥阴器两叶合拢，旋紧其中部螺丝，放松侧部螺丝，用液状石蜡或肥皂液润滑两叶前端；若做宫颈刮片或阴道上 1/3 段涂片细胞学检查，则不用润滑剂，以免影响检查结果。

（3）置入阴道前先用左手示指和拇指分开两侧小阴唇，暴露阴道口，右手持预先准备好的窥阴器，直接沿阴道侧后壁缓慢插入阴道内，然后向上向后推进，在推进中徐徐将两叶展平，并逐渐张开两叶，直至完全暴露宫颈为止。置入时注意防止窥阴器顶端碰伤宫颈，以免出血。

（4）取出窥阴器前，应旋松侧部螺丝，待两叶合拢再取出。

3. 视诊

（1）检查宫颈：暴露宫颈后，暂时旋紧窥阴器侧部螺丝，使窥阴器固定在阴道内。观察宫口大小、色泽、外口形状，有无糜烂、撕裂、外翻、息肉、腺囊肿、肿块，宫颈管内有无出血、分泌物。宫颈刮片或培养的标本均于此时采集。

（2）检查阴道：旋松窥阴器侧部螺丝，转动窥阴器。观察阴道前后、两侧壁黏膜颜色、皱襞，有无溃疡、赘生物、囊肿以及有无阴道隔等先天畸形。阴道内分泌物量、色泽、性状，有无臭味。白带异常者取分泌物做涂片或培养，找滴虫、念珠菌、淋球菌及线索细胞，以及测定阴道 pH、白带清洁度等。

4. 双合诊检查

（1）检查者一手的二指（示指和中指）或一指（示指）放入阴道，另一手在腹部配合检查，称为双合诊。

（2）目的是扪清阴道、宫颈、宫体、输卵管、卵巢、子宫韧带和宫旁结缔组织，以及盆腔内其他器官和组织是否有异常。

（3）惯用右手（或左手）戴好手套，示、中指涂润滑剂后，轻轻通过阴道口，沿后壁放入阴道，检查阴道通畅度、深度，有无畸形、瘢痕、结节、肿块，有无触痛。

（4）再扪及宫颈大小、形状、硬度、宫颈外口形态，有无接触性出血、拨动宫颈有无疼痛（称宫颈举痛），宫颈周围穹隆情况。

（5）根据宫颈及外口朝向估计子宫位置（宫颈外口方向朝后时宫体多为前倾，朝前时宫体多为后倾，宫颈外口朝前且阴道内手指伸达后穹隆顶部即可触及宫体时，子宫为后屈）。

（6）扪清子宫情况后，将阴道内两指由宫颈后方移至侧穹隆，尽可能往上向盆腔深部扪诊，与此同时，另一手从同侧下腹壁髂嵴水平开始，由上往下按压腹壁，与阴道内手指相互对合，以触及子宫附件有无肿块、增厚、压痛。

若扪及肿块应注意其位置、大小、形状、软硬度、活动度，与子宫关系，有无压痛。输卵管正常不能扪及，卵巢偶可扪及。

5. 三合诊

（1）三合诊检查即腹部、阴道、直肠联合检查，一手示指放入阴道，中指放入直肠，另一手放在腹部联合检查。

（2）目的是弥补双合诊的不足，特别注意子宫后壁、直肠子宫凹陷、宫骶韧带、盆腔后部的病变，肿瘤与盆壁关系，阴道直肠隔，骶前或直肠内有无病变。

6. 肠腹部诊

（1）一手示指伸入直肠，另一手在腹部配合检查，称直肠－腹部诊。

（2）可用于未婚、阴道闭锁或其他原因不宜进行双合诊的患者。

（四）记录

通过盆腔检查，应将检查结果按下列解剖部位先后顺序记录。

（1）外阴：发育情况，婚产式（未婚、已婚或经产术），有异常发现时详加描述，如阴毛分布、稀疏或炎症、畸形等。

（2）阴道：是否通畅，黏膜情况，分泌物量、色、性状，以及有无臭味。

（3）宫颈：大小、硬度，有无糜烂、撕裂、息肉、腺囊肿，有无接触性出血、举痛等。

（4）宫体：位置、大小、硬度、活动度、有无压痛等。

（5）附件：有无块物、增厚、压痛。若扪及包块，记录其位置、大小、硬度、表面光滑与否、活动度、有无压痛等，左右分别记录。

第二节 产科基础检查

一、早期妊娠的诊断

早期妊娠指 12 周末以前的妊娠。确诊早期妊娠主要依靠临床症状、体征和实验室检查。

（一）症状

（1）停经：健康育龄妇女月经周期正常，一旦月经过期，应首先想到妊娠。

（2）早孕反应：约于停经 6 周开始出现头晕、乏力、嗜睡、喜酸食、流涎、恶心、晨起呕吐，至妊娠 12 周多能自行消失。

（3）乳房胀痛：多发生在妊娠 8 周以后，初孕妇明显。

（4）尿频：妊娠 10 周起，增大的前位子宫压迫膀胱所致。当妊娠 12 周以后，子宫进入腹腔，尿频症状自行消失。

（二）体征

（1）乳头及乳晕着色，乳晕周围出现深褐色的蒙氏结节。

（2）外阴色素沉着，阴道黏膜及宫颈充血，呈紫蓝色且变软。

（3）双合诊触及子宫峡部极软，宫颈与宫体似不相连，即黑加征（Hegar sign）。

（4）双合诊触及子宫体增大变软，开始前后径变宽略饱满，于妊娠 5 ～ 6 周子宫体呈球形，至妊娠 8 周时子宫体约为非孕时的两倍。

（三）实验室检查

1. 超声检查

（1）B 型超声：于妊娠 5 周在增大子宫轮廓中见到圆形光环（妊娠环），其中间为液性暗区（羊水），环内见有节律的胎心搏动，可确诊为早期妊娠、活胎。

（2）超声多普勒：在子宫区听到有节律、单一高调的胎心音，每分钟 150 ～ 160 次，可确诊为早期妊娠、活胎。

2. 妊娠试验　检测受检者尿液中绒毛膜促性腺激素值，采用免疫学方法，近年国内最常应用的是早孕（停经 42 日以内的妊娠）诊断试验法。

（1）方法：取受检者尿液置于尿杯中，将试纸标有 MAX 的一端浸入尿液中，注意尿液面不得超过 MAX 线。一日内任何时间均可测试，但以晨尿最佳。经 1 ~ 5 分钟即可观察结果，10 分钟后的结果无效。

（2）结果判定：在白色显示区上端仅出现一条红色线，为阴性结果，未妊娠。在白色显示区上端出现两条红色线，为阳性结果，妊娠。若试纸条上端无红线时，表示试纸失效或测试方法失败。上端为对照测试线，下端为诊断反应线，试纸反应线因标本中所含 hCG 浓度多少可呈现出颜色深浅变化。

（3）协助诊断早期妊娠的准确率高达 98%。

3. 宫颈黏液检查　早期妊娠时，宫颈黏液量少、质稠，涂片干燥后光镜下见排列成行的椭圆体。

4. 黄体酮试验　利用孕激素在体内突然消退能引起子宫出血的原理，肌内注射黄体酮注射液 20mg 连续 3 日，停药后 7 日内未出现阴道流血，早期妊娠的可能性很大。

5. 基础体温测定　双相型体温的妇女，停经后高温相超过 18 日不下降，早期妊娠的可能性很大。必须指出，若妇女就诊时停经日数尚少，症状、体征及实验室检查结果还不能确诊为早期妊娠时，应嘱 1 周后复查。

（四）鉴别诊断

容易和早期宫内妊娠相混淆的疾病主要有：

（1）子宫肌瘤：正常妊娠和典型子宫肌瘤不难鉴别。但受精卵着床位置偏于一侧，则该侧子宫角部明显突出，使子宫表面不平及形状不对称，双合诊有可能将早期妊娠的子宫误诊为子宫肌瘤，特别是肌瘤囊性变的病例。借助 B 型超声和尿妊娠试验极易区分开。

（2）卵巢囊肿：有些早期妊娠的妇女，早孕反应不明显，双合诊因黑加征误将子宫颈部当作整个子宫，将子宫体误诊为卵巢囊肿。有些患者出现停经且伴有盆腔肿块时，易误诊为早期妊娠子宫，若仔细行双合诊，可发现卵巢囊肿多偏向一侧，活动范围较大，甚至可在一侧下腹部触及。

（3）假孕：系因盼子心切所致的幻想妊娠。在精神因素影响下，出现停经、早孕样反应，若仅依据主诉及症状描述极易误诊。双合诊检查子宫正常大，不软，尿妊娠试验阴性，可以排除妊娠。

二、中、晚期妊娠的诊断

中期妊娠是指第 13 ~ 27 周末的妊娠。晚期妊娠是指第 28 周及其后的妊娠。妊娠中期以后，子宫明显增大，摸到胎体，感到胎动，听到胎心，容易确诊。

（一）诊断依据

（1）有早期妊娠的经过，并逐渐感到腹部增大和自觉胎动。

（2）子宫增大，以手测宫底高度和尺测耻上子宫长度，判断与妊娠周数是否相符（表 1-1）。

表 1-1　不同妊娠周数的宫底高度及子宫长度

妊娠周数	手测宫底高度	尺测子宫长度 / cm
12 周末	耻上 2 ~ 3 横指	
16 周末	脐耻之间	
20 周末	脐下 1 横指	18
24 周末	脐下 1 横指	24
28 周末	脐下 3 横指	26
32 周末	脐与剑突之间	29
36 周末	剑突下 2 横指	32
40 周末	脐与剑之间或略高	33

（3）胎动指胎儿在子宫内的活动，是胎儿情况良好的表现。孕妇多数于妊娠 18 ~ 20 周开始自觉

胎动，胎动每小时 3 ~ 5 次，妊娠周数越多，胎动越活跃，但至妊娠末期胎动逐渐减少，有时在腹部检查时能看到或触到胎动。

（4）胎心于妊娠 18 ~ 20 周用听诊器经孕妇腹壁能够听到。胎心呈双音，速度较快，每分钟 120 ~ 160 次，需与其他音响相鉴别：子宫杂音、腹主动脉音、胎盘杂音均与孕妇脉搏数相一致；脐带杂音与胎心率一致的吹风样低音响；胎动音及肠鸣音呈杂乱无章音响；听到胎心可确诊妊娠且为活胎。

（5）胎体在妊娠 20 周后经腹壁能够触清，胎头、胎背、胎臀和胎儿肢体在妊娠 24 周后能够区分清楚。胎头圆而硬且有浮球感；胎背宽而平坦；胎臀宽而软，形状略不规则；胎儿肢体小且有不规则活动。

（二）实验室检查

最常用的是B型超声，能对腹部检查不能确定的胎儿数目、胎位、有无胎心搏动以及胎盘位置产生作用，也能测量胎头双顶径、股骨长度等多条径线，并可观察胎儿有无体表畸形。超声多普勒法则能探出胎心音、胎动音、脐血流音及胎盘血流音。

三、产前检查

（一）定期产前检查的意义

进行定期产前检查（包括全身检查和产科检查）的意义，在于能够全面、系统地了解和掌握孕妇及胎儿在妊娠期间的动态变化，是贯彻预防为主、保障孕妇和胎儿健康、做到安全分娩的必要措施。

（1）产前检查能全面了解孕妇在妊娠期间的健康状况，及早发现妊娠并发症，如妊娠高血压综合征、妊娠合并心脏病等，并予以合理的治疗。

（2）产前检查通过多种途径，能较全面地了解胎儿在母体子宫内的安危和胎儿的成熟程度，提供正确处理的依据，对降低围生儿死亡率和早期发现遗传性疾病、先天缺陷等，均有重要作用。

（3）产前检查能系统地掌握妊娠过程，早期发现妊娠的异常变化（如异常胎位等），及时予以纠正，并能及早决定分娩方式。

（4）产前检查能对孕妇进行必要的孕期卫生指导，使孕妇对妊娠、分娩有正确的认识，消除不必要的疑虑。

（二）产前检查的时间

产前检查应从确诊为早期妊娠时开始，应在妊娠 12 周前进行一次全面检查，填写在孕产妇保健手册（卡）上，经检查未发现异常者，应于妊娠 20 周起进行产前系列检查，于妊娠 20、24、28、32、36、37、38、39、40 周共做产前检查 9 次，若为高危孕妇，应酌情增加产前检查次数。

（三）产前检查时的病史询问

（1）年龄：年龄过大，特别是 35 岁以上的初孕妇，在妊娠期和分娩期较易发生妊娠高血压综合征、胎儿畸形、产力异常等并发症。年龄过小易发生难产。

（2）职业：接触有毒物质的孕妇，应定期检测血常规及肝功能。从事体力劳动、精神高度紧张工作（如建筑高空作业、汽车司机等）及高温作业的孕妇，应在妊娠晚期调换工作。

（3）月经史及孕产史：问清末次月经第一日，计算出预产期，问清胎产次，既往孕产情况，有无流产、早产、死胎、死产、胎儿畸形、妊娠并发症、手术产、产前出血、产后出血、胎盘滞留、产褥感染等病史。问清末次分娩或流产的日期、处理经过及新生儿情况。

（4）本次妊娠过程：妊娠期间有无病毒感染及用药史，有无阴道流血、头晕、头痛、眼花、心悸、气短、下肢水肿等症状。

（5）既往史：着重询问有无高血压、心脏病、结核病、血液病、肝肾疾病等。询问接受过何种手术。

（6）家族史及丈夫健康状况：询问家族及丈夫有无高血压、结核病、双胎妊娠、糖尿病及遗传性疾病等。

（四）产前检查时的全身检查

应注意孕妇的发育、营养及精神状态，心肺情况，肝、脾、甲状腺有无肿大，双肾区有无叩击痛。化验应查血常规、血小板计数、血型、乙型肝炎病毒的两对半检查、尿常规。一年内未做胸透者，在妊娠 20 周以后必要时行胸部透视。

（1）身高与步态：身高小于 140cm 应注意有无骨盆狭窄；步态异常应注意脊柱、骨盆及下肢有无畸形。

（2）体重：每次产前检查时均应测体重。从妊娠 5 个月起体重增加较快，但每周体重平均增加不应超过 0.5kg，体重增加过快者常有水肿或隐性水肿。

（3）血压：每次产前检查时均应测血压。血压不应超过 18.7/12kPa（140/90mmHg），或不超过基础血压 4/2kPa（30/15mmHg），超过者应视为病态。在孕中期应行妊娠高血压综合征预测方法的血压检查（如平均动脉压、翻身试验）。

（4）水肿：每次产前检查时，均应检查孕妇体表有无水肿。

（5）乳房：检查乳房发育情况，有无肿块及慢性病变。注意乳头大小，有无内陷。若有乳头内陷应在妊娠期间予以纠正。

（五）推算预产期的方法

卵子受精是妊娠的开始。鉴于确切的受精日期无法获得，又知妊娠后不再来月经，故通常均以末次月经第一日作为妊娠开始来计算。妊娠全过程实为 266 日，应加 14 日相当于 9 个月零 7 日。为了能预先计算出分娩的可能日期，每位孕妇均应确切知道自己的预产期。

1. 一般方法　推算预产期的方法为月份减 3（末次月经第一日的月份在 4 月份及以后者）或加 9（末次月经第一日的月份在 4 月份以前者），若超过 12 月需增加 1 年。日数加 7，日数超过该月份的日数需进位 1 个月。

2. 其他方法　若孕妇已记不清末次月经第一日的日期，或于哺乳期无月经来潮而受孕者，可根据早孕反应出现的日期或胎动开始出现的日期估计。

（1）根据早孕反应出现的日期估计预产期：早孕反应多数出现在停经 6 周左右，预产期该在早孕反应开始出现日期再加上 34 周（$34\times7=238$ 日）。举例：孕妇只知早孕反应开始出现日期为 1998 年 4 月 8 日，估算：4 月余 22 日，5 月 31 日，6 月 30 日，7 月及 8 月均 31 日，9 月 30 日，10 月 31 日，11 月 30 日，12 月加 2 日共 238 日，故估计预产期为 1998 年 12 月 2 日。

（2）根据胎动开始出现的日期估计预产期：初孕妇胎动开始出现在停经 20 周（经产妇则以 18 周居多）时，预产期该在胎动开始出现日期再加上 20 周（$20\times7=140$ 日）。举例：孕妇只知胎动开始出现日期为 1998 年 4 月 8 日。估计：4 月余 22 日，5 月 31 日，6 月 30 日，7 月 31 日，8 月加 26 日共 140 日，故估计预产期为 1998 年 8 月 26 日。

必须指出，上述推算或估计预产期的方法均属概算，与实际分娩日期可能有 1 ~ 2 周的出入。

（六）胎儿大小的估计

正确估计胎儿大小，对判断胎儿是否成熟以及提高新生儿存活率，具有重要意义。

1. 以子宫增大程度估计胎儿大小　单胎、羊水量正常的胎儿大小，与子宫增大程度通常是一致的，故可以利用子宫增大程度是否与妊娠周数相符来估计胎儿大小。

（1）手测宫底高度的方法：宫底高度是指以子宫底部与耻骨联合、脐或剑突的距离估计妊娠周数，借以判断胎儿大小，详见第 4 页表 1–1。

（2）尺测耻上子宫长度的方法：以软尺测量耻骨联合上缘至子宫底的弯曲长度估计妊娠周数，借以判断胎儿大小，详见第 4 页表 1–1。也可用公式计算：子宫长度 = 妊娠周数 $\times 5/6$。

2. 外测量法估计胎儿大小　此法较上法更准确些，主要是测量胎儿坐高径。坐高径是指屈曲姿势的胎儿头顶至臀部尖端的距离。足月胎儿的坐高径为 24 ~ 25cm，约为胎儿身长的一半。以特殊的骨盆计一端伸入孕妇阴道内达先露部胎头顶端，另一端置于腹壁上子宫底顶点。将实测数值加倍后，再减去腹壁软组织厚度 2cm 即为胎儿身长。胎儿身长除以 5 即为妊娠月份。其公式为：

胎儿身长 = 胎儿坐高径（cm）$\times 2$。

妊娠月份 = 胎儿身长 $\div 5$。

举例：测得胎儿坐高径值为 20cm，乘以 2 为 40，减去 2 为 38，再除以 5 为 76 个月，此胎儿约为妊娠 30 周。

3. B 型超声测量胎头双顶径值估计胎儿大小 此法是近年最常用的方法，其优点是简便、安全、准确度高。胎头各径线的增长与胎儿体重的增加是一致的，其中以胎头双顶径更有价值。已知胎头双顶径（BPD）值大于 8.5cm，约有 90% 的胎儿体重大于 2 500g，大于 8.7cm 时约有 98% 的胎儿体重大于 2 500g，故通常以 BPD 值 8.7cm 作为胎儿成熟的标准。此法另一优点是能够连续测量，于妊娠 28 周以后，每周 BPD 值约增加 2mm，若增加数值小于 1.7mm 则可判断为低体重儿。B 型超声测得 BPD 值后，按下列公式计算出胎儿体重的近似值。

Thompson 公式：BPD 值（cm）×1 060 － 6 675（误差 ±480g）。

Hellman 公式：BPD 值（cm）×722.2 － 3 973（误差 ±382g）。

Kohom 公式：BPD 值（cm）×623 － 2 569（误差 ±382g）。

Sabbagha 公式：BPD 值（cm）×933.1 － 5 497.8（误差 ±404g）。

中泽忠明公式：BPD 值（cm）×838.3 － 4 411（误差 ±654g）。

简便计算公式Ⅰ：BPD 值（cm）×900 － 5 200。

简便计算公式Ⅱ：BPD 值（cm）×370。

值得注意的是，上述各法均有误差。随着孕周的增加，绘制出 BPD 值增长曲线，若能和子宫长度曲线、母体体重曲线相对照，更能较准确地推测出胎儿大小。

（七）四步触诊法

产科检查通过四步触诊法，能够检查子宫大小、胎产式、胎先露、胎方位，以及先露部是否衔接。在做前 3 步手法时，检查者应面向孕妇；在做第 4 步手法时，检查者应面向孕妇足端。

第 1 步手法：检查者双手置于子宫底部，向下稍加按压，了解子宫外形并摸清子宫底高度，估计胎儿大小与妊娠周数是否相符。然后用双手指腹触摸，判断子宫底部的胎儿部分是胎头还是胎臀。若为胎头，则圆而硬，容易推动且有浮球感（用手指经腹壁或经阴道轻轻触动胎儿某部分，得到胎儿漂动又回弹的感觉），仔细触摸有时能触到胎头与胎背之间有一沟状区域，推动胎头时胎背不动。若为胎臀则较宽且软，形状略不规则，活动度不大，推动胎臀时胎身也随之而动。若为肩先露，子宫底高度较妊娠月份低，宫底处空虚，摸不到胎头或胎臀。

第 2 步手法：检查者两手分别放于腹部两侧。一手固定，另一手轻轻向对侧深按。两手交替操作，仔细分辨胎背和胎儿肢体的位置。若触及平坦饱满部分为胎背，并需确定胎背方向——向前、侧方或向后；若触及高低不平、可变形部分则为胎儿肢体，有时可以感觉到胎儿肢体在活动。

第 3 步手法：检查者右手拇指与其余四指分开，放在耻骨联合上方握住先露部，再次复核是胎头或胎臀，并左右推动判断是否衔接。根据胎头与胎臀形态不同加以区别。若胎先露部未入盆可被推动，若已衔接则不能被推动。

第 4 步手法：检查者的两手分别放在先露部的两侧，沿着骨盆入口方向向下深插，核对先露部入盆程度。完全入盆时，若胎先露为胎头，在两手下插过程中，一手可顺利进入骨盆入口，另一手被胎头隆起部阻挡不能继续深插，该部位称为胎头隆突。若与胎儿肢体同侧有阻挡，为胎头处于俯屈位置的枕先露，胎头隆突为额骨。若与胎背同侧有阻挡，为胎头处于仰伸位置的面先露，胎头隆突为枕骨。

通过产科检查四步触诊法对胎先露部是胎头还是胎臀难以确定时，可行肛诊、B 型超声协助诊断。

（八）骨盆外测量

骨盆大小及形状是决定胎儿能否经阴道分娩的重要因素之一，故骨盆测量是产前检查不可缺少的项目。骨盆外测量虽不能直接测量出骨盆内径，但可以从骨盆外测量各径线的比例中，间接判断骨盆大小及形态，由于操作简便，临床至今仍广泛利用，使用骨盆测量器测量以下 6 个径线和耻骨弓角度。

（1）髂棘间径：测量两髂前上棘外缘的距离，正常值为 23 ~ 26cm。

（2）髂嵴间径：测量两髂嵴最宽外缘的距离，正常值为 25 ~ 28cm。以上两径线能间接推测骨盆入口横径长度。

（3）粗隆间径：测量两股骨粗隆外缘的距离，正常值为 28 ~ 31cm。此径线能间接推测中骨盆横径长度，测量上述 3 条径线时，孕妇均取伸腿仰卧位。

（4）骶耻外径：孕妇取左侧卧位，右腿伸直，左腿屈曲。测量第5腰椎棘突下至耻骨联合上缘中点的距离，正常值为18 ~ 20cm。第5腰椎棘突下相当于米氏菱形窝的上角，此径线能间接推测骨盆入口前后径长度，是骨盆外测量中最重要的径线。骶耻外径值与骨质厚薄相关，此值减去1/2尺桡周径（围绕右侧尺骨茎突及桡骨茎突测得的前臂下端周径）值，即相当于骨盆入口前后径值。

（5）坐骨结节间径：取仰卧位，两腿弯曲，双手抱双膝。测量两坐骨结节内侧缘的距离，正常值为8.5 ~ 9.5cm。也可用检查者拳头测量，若其间能容纳成人手拳，则大于8.5cm即属正常。此径线直接测得骨盆出口横径长度。若此径值小于8.5cm，应测量出口后矢状径。

（6）出口后矢状径：检查者将戴指套的右手示指伸入孕妇肛门后，指腹向骶骨方向，拇指置于孕妇体表骶尾部，两指共同找到骶骨尖端，尺放于坐骨结节径线上，汤姆斯出口测量器一端放于坐骨结节间径的中点，一端放在骶骨尖端处，看测量器刻度数字即是出口后矢状径长度，正常值为8 ~ 9cm。出口后矢状径不小，能弥补坐骨结节间径稍小。只要出口后矢状径与坐骨结节间径之和大于15cm时，表示骨盆出口无明显狭窄。

（7）耻骨弓角度：用两手拇指指尖斜着对拢，放于耻骨联合下缘，左右两拇指平放在耻骨降支上。测量两拇指间的角度即耻骨弓角度，正常值为90°，小于80°为不正常。此角度能反映骨盆出口横径长度。

（九）骨盆内测量

骨盆内测量能较准确地经阴道测知骨盆大小，对估计骨盆类型较骨盆外测量更有价值，适用于骨盆外测量有狭窄者，或临床怀疑有头盆不称者。测量时孕妇取截石仰卧位，外阴部消毒，检查者戴消毒手套，涂润滑油，动作要轻柔，主要测量的径线有：

（1）对角径：测量骶岬上缘中点至耻骨联合下缘中点的距离，正常值为12.5 ~ 13.0cm。此值减去1.5 ~ 2.0cm即为骨盆入口前后径长度（又称真结合径）。测量方法：检查者一手示、中指伸入阴道，用中指尖触骶岬上缘中点，示指上缘紧贴耻骨联合下缘，另手示指正确标记此接触点，抽出阴道内的手指，测量中指尖至此接触点的距离即为对角径。若测量时，阴道内的中指尖触不到骶岬上缘，表明对角径大于12.5cm。

（2）坐骨棘间径：测量两坐骨棘间的距离，正常值为10cm左右。测量方法：以一手示、中指放入阴道内，分别触及两侧坐骨棘，估计其间的距离。准确的方法是用中骨盆测量器。伸入阴道内的左手示、中指稍压阴道后壁，右手将测量器合拢放入，在阴道内手指的引导下张开测量器，将两端分别固定在坐骨棘上，读出的厘米数即坐骨棘间径长度。

（3）坐骨切迹宽度：测量坐骨棘与骶骨下部间的距离，即骶棘韧带长度，代表中骨盆后矢状径。将阴道内示、中指并排放于骶棘韧带上，若能容纳3横指（5.0 ~ 5.5cm）为正常，若小于2横指提示中骨盆狭窄。

第三节　生殖道细胞学检查

女性生殖道细胞包括来自阴道、宫颈、子宫和输卵管的上皮细胞。生殖道脱落细胞包括阴道上段、宫颈阴道部、子宫、输卵管及腹腔的上皮细胞，其中以阴道上段、宫颈阴道部的上皮细胞为主。临床上常通过生殖道脱落细胞检查来反映其生理及病理变化。生殖道上皮细胞受性激素的影响出现周期性变化，因此，检查生殖道脱落细胞可反映体内性激素水平。此外，此项检查还可协助诊断生殖器不同部位的恶性肿瘤及观察其治疗效果，既简便又经济实用。但是，生殖道脱落细胞检查找到恶性细胞只能作为初步筛选，不能定位，还需要进一步检查才能确诊。

一、生殖道细胞学检查取材、制片及相关技术

（一）涂片种类及标本采集

采取标本前24小时内禁止性生活、阴道检查、灌洗及阴道用药，取材用具必须清洁干燥。

1. 阴道涂片　主要目的是了解卵巢或胎盘功能。对已婚妇女，一般在阴道侧壁上1/3处用小刮板轻轻刮取浅层细胞（避免将深层细胞混入影响诊断），薄而均匀地涂于玻片上；对未婚阴道分泌物极少的

女性，可将卷紧的已消毒棉签先经生理盐水浸湿，然后伸入阴道，在其侧壁上 1/3 处轻轻卷取细胞，取出棉签，在玻片上向一个方向涂片。涂片置固定液内固定后显微镜下观察。值得注意的是，因棉签接触阴道口可能影响涂片的正确性。

2. 宫颈刮片　这是筛查早期宫颈癌的重要方法。取材应在宫颈外口鳞柱状上皮交接处，以宫颈外口为圆心，将木质铲形小刮板轻轻刮取 1 周，取出刮板，在玻片上向一个方向涂片，涂片经固定液固定后显微镜下观察。注意应避免损伤组织引起出血而影响检查结果。若白带过多，应先用无菌干棉球轻轻擦净黏液，再刮取标本。该取材方法获取细胞数目较少，制片也较粗劣，故目前应用已逐渐减少。

1996 年美国 FDA 批准了改善的制片技术——薄层液基细胞学（liquid-based cytology）技术，以期改善由于传统巴氏涂片上存在着大量的红细胞、白细胞、黏液及脱落坏死组织等而造成的 50% ~ 60% 假阴性。目前有 Thinprep 和 Auto Cyte Prep 两种方法，两者原理类似。液基细胞学与常规涂片操作方法的不同在于，它利用特制小刷子刷取宫颈细胞，标本取出后立即洗入有细胞保存液的小瓶中，通过高精密度过滤膜过滤，将标本中的杂质分离，并使滤后的上皮细胞呈单层均匀地分布在玻片上。这种制片方法几乎保存了取材器上所有的细胞，且去除了标本中杂质的干扰，避免了细胞的过度重叠，使不正常细胞更容易被识别。利用薄层液基细胞学技术可将识别宫颈高度病变的灵敏度和特异度提高至 85% 和 90% 左右。此外，该技术一次取样可多次重复制片并可供作 HPV DNA 检测和自动阅片。

3. 宫颈管涂片　疑为宫颈管癌，或绝经后的妇女由于宫颈鳞 - 柱交接处退缩到宫颈管内，为了解宫颈管情况，可行此项检查。先将宫颈表面分泌物拭净，用小型刮板进入宫颈管内，轻刮一周做涂片。此外，使用特制“细胞刷”（cytobrush）获取宫颈管上皮细胞的效果更好。将“细胞刷”置于宫颈管内，达宫颈外口上方 10mm 左右，在宫颈管内旋转 360° 取出，旋转“细胞刷”将附着于其上的细胞均匀地涂于玻片上，立即固定。小刷子取材效果优于棉拭子，而且其刮取的细胞被宫颈管内的黏液所保护，不会因空气干燥造成细胞变性。

4. 宫腔吸片　怀疑宫腔内有恶性病变时，可采用宫腔吸片检查，较阴道涂片及诊刮阳性率高。选择直径 1 ~ 5mm 不同型号塑料管，一端连于干燥消毒的注射器，另一端用大镊子送入宫腔内达宫底部，上下左右转动方向，轻轻抽吸注射器，将吸出物涂片、固定、染色。应注意的是，取出吸管时停止抽吸，以免将宫颈管内容物吸入。宫腔吸片标本中可能含有输卵管、卵巢或盆腹腔上皮细胞成分。另外，还可通过宫腔灌洗获取细胞。用注射器将 10mL 无菌生理盐水注入宫腔，轻轻抽吸洗涤内膜面，然后收集洗涤液，离心后取沉渣涂片。此项检查既简单、取材效果好，且与诊刮相比，患者痛苦小，易于接受，特别适合于绝经后出血妇女。

5. 局部印片　用清洁玻片直接贴按病灶处做印片，经固定、染色、镜检。常用于外阴及阴道的可疑病灶。

（二）染色方法

细胞学染色方法有多种，如巴氏染色（papanicolaou stain）法、邵氏染色法及其他改良染色法。常用的为巴氏染色法，该法既可用于检查雌激素水平，也可用于查找癌细胞。

（三）辅助诊断技术

包括免疫细胞化学、原位杂交技术、影像分析、流式细胞测量及自动筛选或人工智能系统等。

二、正常生殖道脱落细胞的形态特征

（一）鳞状上皮细胞

阴道及宫颈阴道部被覆的鳞状上皮相仿，均为非角化性的分层鳞状上皮。上皮细胞分为表层、中层及底层，其生长与成熟受雌激素影响。因而女性一生中不同时期及月经周期中不同时间，各层细胞比例均不相同，细胞由底层向表层逐渐成熟。鳞状细胞的成熟过程是：细胞由小逐渐变大；细胞形态由圆形变为舟形、多边形；胞浆染色由蓝染变为粉染；胞浆由厚变薄；胞核由大变小，由疏松变为致密。

1. 底层细胞　相当于组织学的深棘层，又分为内底层细胞和外底层细胞。

（1）内底层细胞：又称生发层，只含一层基底细胞，是鳞状上皮再生的基础。其细胞学表现为：细胞小，为中性多核白细胞的 4 ~ 5 倍，呈圆形或椭圆形，巴氏染色胞浆蓝染，核大而圆。育龄妇女的阴道细胞学涂片中无内底层细胞。

（2）外底层细胞：细胞 3 ~ 7 层，圆形，比内底层细胞大，为中性多核白细胞的 8 ~ 10 倍，巴氏染色胞浆淡蓝，核为圆形或椭圆形，核浆比例 1 ∶ 2 ~ 1 ∶ 4。卵巢功能正常时，涂片中很少出现。

2. 中层细胞　相当于组织学的浅棘层，是鳞状上皮中最厚的一层。根据其脱落的层次不同，形态各异。接近底层者细胞呈舟状，接近表层者细胞大小与形状接近表层细胞；胞浆巴氏染色淡蓝，根据储存的糖原多寡，可有多量的嗜碱性染色或半透明胞浆；核小，呈圆形或卵圆形，淡染，核浆比例低，约 1 ∶ 10。

3. 表层细胞　相当于组织学的表层。细胞大，为多边形，胞浆薄，透明；胞浆粉染或淡蓝，核小固缩。核固缩是鳞状细胞成熟的最后阶段。表层细胞是育龄妇女宫颈涂片中最常见的细胞。

（二）柱状上皮细胞

又分为宫颈黏膜细胞及子宫内膜细胞。

1. 宫颈黏膜细胞　有黏液细胞和带纤毛细胞两种。在宫颈刮片及宫颈管吸取物涂片中均可找到。黏液细胞呈高柱状或立方状，核在底部，呈圆形或卵圆形，染色质分布均匀，胞浆内有空泡，易分解而留下裸核。带纤毛细胞呈立方形或矮柱状，带有纤毛，核为圆形或卵圆形，位于细胞底部，胞浆易退化融合成多核，多见于绝经后。

2. 子宫内膜细胞　较宫颈黏膜细胞小，细胞为低柱状，为中性多核白细胞的 1 ~ 3 倍；核呈圆形，核大小、形状一致，多成堆出现；胞浆少，呈淡灰色或淡红色，边界不清。

（三）非上皮成分

如吞噬细胞、白细胞、淋巴细胞、红细胞等。

三、生殖道脱落细胞在内分泌检查方面的应用

阴道鳞状上皮细胞的成熟程度与体内雌激素水平成正比，雌激素水平越高，阴道上皮细胞分化越成熟。因此，阴道鳞状上皮细胞各层细胞的比例可反映体内雌激素水平。临床上常用四种指数代表体内雌激素水平，即成熟指数、致密核细胞指数、嗜伊红细胞指数和角化指数。

（一）成熟指数（maturation index，MI）

这是阴道细胞学卵巢功能检查最常用的一种。计算方法是在低倍显微镜下观察计算 300 个鳞状上皮细胞，求得各层细胞的百分率，并按底层 / 中层 / 表层顺序写出，如底层 5、中层 60、表层 35、MI 应写成 5/60/135。若底层细胞百分率高称左移，提示不成熟细胞增多，即雌激素水平下降；若表层细胞百分率高称右移，表示雌激素水平升高。一般有雌激素影响的涂片，基本上无底层细胞；轻度影响者表层细胞 < 20%；高度影响者表层细胞 > 60%。在卵巢功能低落时则出现底层细胞；轻度低落底层细胞 < 20%；中度低落底层细胞占 20% ~ 40%；高度低落底层细胞 > 40%。

（二）致密核细胞指数（karyopyknotic index，KI）

即鳞状上皮细胞中表层致密核细胞的百分率。计算方法为，从视野中数 100 个表层细胞及其中致密核细胞数目，从而计算百分率。例如，其中有 40 个致密核细胞，则 KI 为 40%。KI 越高，表示上皮细胞越成熟。

（三）嗜伊红细胞指数（eosinophitic index，EI）

即鳞状上皮细胞中表层红染细胞的百分率。通常红染表层细胞在雌激素影响下出现，所以此指数可以反映雌激素水平，指数越高，提示上皮细胞越成熟。

（四）角化指数（cornification index，CI）

这是指鳞状上皮细胞中的表层（最成熟的细胞层）嗜伊红性致密核细胞的百分率，用以表示雌激素的水平。

四、阴道涂片在妇科疾病诊断中的应用

（一）闭经

阴道涂片可协助了解卵巢功能状况和雌激素水平。若涂片检查有正常周期性变化，提示闭经原因在

子宫及其以下部位，如子宫内膜结核、宫颈或宫腔粘连等；若涂片中中层和底层细胞多，表层细胞极少或无，无周期性变化，提示病变在卵巢，如卵巢早衰；若涂片表现不同程度雌激素低落，或持续雌激素轻度影响，提示垂体或以上或其他全身性疾病引起的闭经。

（二）功血

1. 无排卵型功血　涂片表现中至高度雌激素影响，但也有较长期处于低至中度雌激素影响。雌激素水平高时右移显著，雌激素水平下降时，出现阴道流血。

2. 排卵性功血　涂片表现周期性变化，MI 明显右移，中期出现高度雌激素影响，EI 可达 90% 左右。但排卵后，细胞堆积和皱褶较差或持续时间短，EI 虽有下降但仍偏高。

（三）流产

1. 先兆流产　由于黄体功能不足引起的先兆流产表现为 EI 于早孕期增高，经治疗后 EI 下降提示好转。若再度 EI 增高，细胞开始分散，流产可能性大。若先兆流产而涂片正常，表明流产非黄体功能不足引起，用孕激素治疗无效。

2. 过期流产　EI 升高，出现圆形致密核细胞，细胞分散，舟形细胞少，较大的多边形细胞增多。

（四）生殖道感染性疾病

1. 细菌性阴道病　常见的病原体有阴道嗜酸杆菌、球菌、加德纳尔菌和放线菌等。涂片中炎性阴道细胞表现为：细胞核呈豆状，核破碎和核溶解，上皮细胞核周有空晕，胞浆内有空泡。

2. 衣原体性宫颈炎　涂片上可见化生的细胞胞浆内有球菌样物及嗜碱性包涵体，感染细胞肥大多核。

3. 病毒性感染　常见的有单纯疱疹病毒Ⅱ型（HSV-Ⅱ）和人乳头状瘤病毒（HPV）。

（1）HSV 感染：①早期表现为：感染细胞的核增大，染色质结构呈“水肿样”退变，染色质变得很细，散布在整个胞核中，呈淡的嗜碱性染色，均匀，有如毛玻璃状，细胞多呈集结状，有许多胞核。②晚期可见嗜伊红染色的核内包涵体，周围可见一清亮晕环。

（2）HPV 感染：鳞状上皮细胞被 HPV 感染后具有典型的细胞学改变。在涂片标本中见挖空细胞、不典型角化不全细胞及反应性外底层细胞。典型的挖空细胞表现为上皮细胞内有 1 ~ 2 个增大的核，核周有透亮空晕环或壁致密的透亮区，提示有 HPV 感染。

五、生殖道脱落细胞在妇科肿瘤诊断上的应用

（一）癌细胞特征

主要表现在细胞核、细胞及细胞间关系的改变。

1. 细胞核的改变　表现为核增大，核浆比例失常；核大小不等，形态不规则；核深染且深浅不一；核膜明显增厚、不规则，染色质分布不均，颗粒变粗或凝聚成团；因核分裂异常，可见双核及多核；核畸形，如分叶、出芽、核边内凹等不规则形态；核仁增大变多以及出现畸形裸核。

2. 细胞改变　细胞大小不等，形态各异。胞浆减少，染色较浓，若变性则内有空泡或出现畸形。

3. 细胞间关系改变　癌细胞可单独或成群出现，排列紊乱。早期癌涂片背景干净清晰，晚期癌涂片背景较脏，见成片坏死细胞、红细胞及白细胞等。

（二）宫颈 / 阴道细胞学诊断的报告形式

主要为分级诊断及描述性诊断两种。目前我国多数医院仍采用分级诊断，临床常用巴氏 5 级分类法。

1. 巴氏分类法

（1）阴道细胞学诊断标准。

1）巴氏Ⅰ级：正常。为正常阴道细胞涂片。

2）巴氏Ⅱ级：炎症。细胞核普遍增大，淡染或有双核，也可见核周晕或胞浆内空泡。一般属良性改变或炎症。临床分为ⅡA 及ⅡB。ⅡB 是指个别细胞核异质明显，但又不支持恶性；其余为ⅡA。

3）巴氏Ⅲ级：可疑癌。主要是核异质，表现为核大深染，核形不规则或双核。对不典型细胞，性质尚难肯定。

4）巴氏Ⅳ级：高度可疑癌。细胞有恶性特征，但在涂片中恶性细胞较少。

5）巴氏Ⅴ级：癌。具有典型的多量癌细胞。

（2）巴氏分级法的缺点。

1）以级别来表示细胞学改变的程度易造成假象，似乎每个级别之间有严格的区别，使临床医生仅根据分类级别来处理患者，实际上Ⅰ、Ⅱ、Ⅲ、Ⅳ级之间的区别并无严格的客观标准，主观因素较多。

2）对癌前病变也无明确规定，可疑癌是指可疑浸润癌还是CIN不明确，不典型细胞全部作为良性细胞学改变也欠妥，因为偶然也见到CIN Ⅰ伴微小浸润癌的病例。

3）未能与组织病理学诊断名词相对应，也未包括非癌的诊断。因此巴氏分级法正逐步被新的分类法所取代。

2. TBS分类法及其描述性诊断内容

（1）感染。

1）原虫：滴虫或阿米巴原虫阴道炎。

2）细菌：①球杆菌占优势，发现线索细胞，提示细菌性阴道炎。②杆菌形态提示放线菌感染。③衣原体感染：形态提示衣原体感染，建议临床进一步证实。④其他。

3）真菌：①形态提示念珠菌感染。②形态提示纤毛菌（真菌样菌）。③其他。

4）病毒：①形态提示疱疹病毒感染。②形态提示巨细胞病毒感染。③形态提示HPV感染（HPV感染包括鳞状上皮轻度不典型增生，应建议临床进一步证实）。④其他。

（2） 反应性细胞的改变：①细胞对炎症的反应性改变（包括化生细胞）。②细胞对损伤（包括活组织检查、激光、冷冻和电灼治疗等）的反应性改变。③细胞对放疗和化疗的反应性改变。④宫内节育器（IUD）引起上皮细胞的反应性改变。⑤萎缩性阴道炎。⑥激素治疗的反应性改变。⑦其他。前3种情况下亦可出现修复细胞或不典型修复细胞。

（3）鳞状上皮细胞异常：①不明确诊断意义的不典型鳞状上皮细胞（atypical squamous cell undetermined significance，ASCUS）。②鳞状上皮细胞轻度不典型增生（LSIL），宫颈上皮内瘤变（CIN）Ⅰ级。③鳞状上皮细胞中度不典型增生，CIN Ⅱ。④鳞状上皮细胞重度不典型增生（HSIL），CIN Ⅲ。⑤可疑鳞癌细胞。⑥肯定癌细胞，若能明确组织类型，则按下述报告：角化型鳞癌；非角化型鳞癌；小细胞型鳞癌。

（4）腺上皮细胞异常：①子宫内膜细胞团－基质球。②子宫内膜基质细胞。③未明确诊断意义的不典型宫颈管柱状上皮细胞。④宫颈管柱状上皮细胞轻度不典型增生。⑤宫颈管柱状上皮细胞重度不典型增生。⑥可疑腺癌细胞。⑦腺癌细胞（高分子腺癌或低分化腺癌）。若可能，则判断来源：颈管、子宫内膜或子宫外。

（5）不能分类的癌细胞。

（6）其他恶性肿瘤细胞。

（7）激素水平的评估（阴道涂片）。

TBS报告方式中提出了一个重要概念——不明确诊断意义的不典型鳞状上皮细胞（ASCUS），即既不能诊断为感染、炎症、反应性改变，也不能诊断为癌前病变和恶变的鳞状上皮细胞。ASCUS包括不典型化生细胞、不典型修复细胞、与萎缩有关的不典型鳞状上皮细胞、角化不良细胞以及诊断HPV证据不足，又不除外者。ASCUS术语因不同的细胞病理学家可能标准亦不够一致，但其诊断比例不应超过低度鳞状上皮内病变的2～3倍。TBS报告方式要求诊断ASCUS，指出可能为炎症等反应性或可能为癌前病变，并同时提出建议。若与炎症、刺激、宫内节育器等反应性有关者，应于3～6个月复查；若可能有癌前病变或癌存在，但异常细胞程度不够诊断标准者，应行阴道镜活检。

（三）PAPNET电脑涂片系统

近年来，PAPNET电脑涂片系统，即计算机辅助细胞检测系统（computer-assisted cytology test，CCT），在宫颈癌早期诊断中得到广泛应用。PAPNET电脑涂片系统装置包括三部分，即自动涂片系统、存储识别系统和打印系统，是利用电脑及神经网络软件对涂片进行自动扫描、读片、自动筛查，最后由细胞学专职人员做出最后诊断的一种新技术，其原理是基于神经网络系统在自动细胞学检测这一领域的运用。

PAPNET 可通过经验来鉴别正常与不正常的巴氏涂片。具体步骤为：在检测中心，经过上机处理的细胞涂片每百张装入片盒送入计算机房；计算机先将涂片分为 3 000 ~ 5 000 个区域不等，再对涂片上 30 万 ~ 50 万个细胞按区域进行扫描，最后筛选出 128 个最可疑细胞通过数字照相机进行自动对焦录制到光盘上，整个过程需 8 ~ 10 分钟；然后将光盘送往中间细胞室，经过一套与检测中心配套的专业高分辨率解像设备，由细胞学家复验。如有异议或不明确图像，可在显示器帮助下，显微镜自动找到所需观察位置，细胞学家再用肉眼观察核实。最后，采用 TBS 分类法做出诊断报告及治疗意见，并附有阳性图片供临床医生参考。PAPNET 方法具有高度敏感性和准确性，并能克服直接显微镜下读片因视觉疲劳造成的漏诊，省时省力，适用于大量人工涂片检测的筛选工作。

第四节　生殖器官活组织检查

活组织检查是指在机体的可疑病变部位或病变部位取出少量组织进行冰冻或常规病理检查，简称为活检。在多数情况下，活检结果可以作为最可靠的术前诊断依据，是诊断的金标准。妇科常用的活组织检查主要包括外阴活检、阴道活检、子宫颈活检、子宫内膜活检、诊断性子宫颈锥形切除及诊断性刮宫。有时出于术中诊断的需要也可进行卵巢组织活检、盆腔淋巴结活检、大网膜组织活检以及盆腔病灶组织活检等，本节不做赘述。

一、外阴活组织检查

1. 适应证

（1）外阴部赘生物或溃疡需明确病变性质，尤其是需排除恶变者。

（2）外阴色素减退性疾病需明确其类型或排除恶变。

（3）疑为外阴结核、外阴尖锐湿疣及外阴阿米巴病等外阴特异性感染需明确诊断者。

（4）外阴局部淋巴结肿大原因不明。

2. 禁忌证

（1）外阴急性炎症，尤其是化脓性炎。

（2）疑为恶性黑色素瘤。

（3）疑为恶性滋养细胞疾病外阴转移。

（4）尽可能避免在月经期实施活检。

3. 方法　患者取膀胱截石位，常规外阴消毒，铺无菌孔巾，准备活检区域组织可用 0.5% 利多卡因作局部浸润麻醉。根据需要选取活检部位，以刀片或剪刀剪取或切取适当大小的组织块，有蒂的赘生物可以剪刀自蒂部剪下，小赘生物也可以活检钳钳取。一般只需局部压迫止血，出血多者可电凝止血或缝扎止血。标本根据需要做冰冻切片检查或以 10% 甲醛或 95% 酒精固定后做常规组织病理检查。

4. 注意事项

（1）所取组织须有足够大小，一般要求须达到直径 5mm 以上。

（2）表面有坏死溃疡的病灶，取材须达到足够深度以达到新鲜有活性的组织。

（3）有时需做多点活检。

（4）所取组织最好包含部分正常组织，即在病变组织与正常组织交界处活检。

二、阴道活组织检查

1. 适应证

（1）阴道壁赘生物或溃疡需明确病变性质。

（2）疑为阴道尖锐湿疣等特异性感染需明确诊断。

2. 禁忌证

（1）外阴阴道或宫颈急性炎症。

（2）疑为恶性黑色素瘤。

（3）疑为恶性滋养细胞疾病阴道转移。

（4）月经期。

3. 方法　患者取膀胱截石位，常规外阴消毒，铺无菌孔巾，阴道窥器暴露取材部位并再次消毒，剪取或钳取适当大小的组织块，有蒂的赘生物可以剪刀自蒂部剪下，小赘生物可以活检钳钳取。局部压迫止血、电凝止血或缝扎止血，必要时阴道内需填塞无菌纱布卷以压迫止血。标本根据需要做冷冻切片检查或以 10% 甲醛或 95% 乙醇固定后做常规组织病理检查。

4. 注意事项　阴道内填塞的无菌纱布卷须在术后 24 ~ 48 小时取出，切勿遗忘；其余同外阴活检。

三、宫颈活组织检查

1. 适应证

（1）宫颈糜烂接触性出血，疑有宫颈癌需确定病变性质。

（2）宫颈细胞学涂片 TBS 诊断为鳞状细胞异常者。

（3）宫颈脱落细胞涂片检查巴氏Ⅲ级或以上。

（4）宫颈脱落细胞涂片检查巴氏Ⅱ级，经抗感染治疗后反复复查仍为巴氏Ⅱ级。

（5）肿瘤固有荧光检查或阴道镜检查反复可疑阳性或阳性。

（6）宫颈赘生物或溃疡需明确病变性质。

（7）疑为宫颈尖锐湿疣等特异性感染需明确诊断。

2. 禁忌证

（1）外阴阴道急性炎症。

（2）月经期、妊娠期。

3. 方法

（1）患者取膀胱截石位，常规外阴消毒，铺无菌孔巾。

（2）阴道窥器暴露宫颈，拭净宫颈表面黏液及分泌物后行局部消毒。

（3）根据需要选取取材部位，剪取或钳取适当大小的组织块。有蒂的赘生物可以剪刀自蒂部剪下；小赘生物可以活检钳钳取；有糜烂溃疡的可于肉眼所见的糜烂溃疡较明显处或病变较深处以活检钳取材；无明显特殊病变或必要时以活检钳在宫颈外口鳞状上皮与柱状上皮交界部位选 3，6，9，12 点处取材；为提高取材的准确性，可在宫颈阴道部涂以复方碘溶液，选择不着色区取材；也可在阴道镜或肿瘤固有荧光诊断仪的指引下进行定位活检。

（4）局部压迫止血、出血多时可电凝止血或缝扎止血，手术结束后以长纱布卷压迫止血。

（5）标本根据需要做冰冻切片检查或以 10% 甲醛或 95% 乙醇固定后做常规组织病理检查。

4. 注意事项

（1）阴道内填塞的长纱布卷须在术后 12 小时取出，切勿遗忘。

（2）外阴阴道炎症可于治愈后再做活检。

（3）妊娠期原则上不做活检，以避免流产、早产，但临床高度怀疑宫颈恶性病变者仍应检察，做好预防和处理流产与早产的前提下做活检，同时须向患者及其家属讲明活检的必要性以及可能后果，取得理解和同意后方可施行。

（4）月经前期不宜做活检，以免与活检处出血相混淆，且月经来潮时创口不易愈合，并增加内膜在切口种植的机会。

四、诊断性刮宫与子宫内膜活检

诊断性刮宫简称诊刮，其目的是刮取宫腔内容物（子宫内膜及宫腔内其他组织）做病理组织检查以协助诊断。若要同时除外宫颈管病变，则需依次刮取宫颈管内容物及宫腔内容物进行病理组织学检查，称为分段诊断性刮宫（简称“分段诊刮”）。有时仅需从宫腔内吸取少量子宫内膜组织作检查，称为子宫内膜活检。子宫内膜活组织检查不仅能判断有无排卵和分泌期子宫内膜的发育程度，而且能间接反映卵巢的黄体功能，并有助于子宫内膜疾患的诊断。

1. 适应证

（1）月经失调或闭经，需了解子宫内膜变化及其对性激素的反应或需要紧急止血。

（2）子宫异常出血或绝经后阴道流血，需明确诊断。

（3）阴道异常排液，需检查子宫腔脱落细胞或明确有无子宫内膜病变。

（4）不孕症，需了解有无排卵或疑有子宫内膜结核。

（5）影像检查提示宫腔内有组织残留，需证实或排除子宫内膜癌、子宫内膜息肉或流产等疾病。

2. 禁忌证

（1）外阴阴道及宫颈急性炎症，急性或亚急性盆腔炎。

（2）可疑妊娠。

（3）急性或严重全身性疾病，不能耐受小手术者。

（4）手术前体温 > 37.5℃。

3. 方法

（1）取材时间：不同的疾病应有不同的取材时间。

1）需了解卵巢功能：月经周期正常前 1 ~ 2 日或月经来潮 12 小时内取材。

2）闭经：随时可取材。

3）功血：如疑为子宫内膜增生过长，应于月经前 1 ~ 2 日或月经来潮 24 小时内取材；如疑为子宫内膜剥脱不全，则应于月经第 5 ~ 7 日取材。

4）不孕症需了解有无排卵：于月经期前 1 ~ 2 日取材。

5）疑有子宫内膜癌：随时可取材。

6）疑有子宫内膜结核：于月经期前 1 周或月经来潮 12 小时内取材，取材前 3 日及取材后 3 日每日肌内注射链霉素 0.75g 并口服异烟肼 0.3g，以防引起结核扩散。

（2）取材部位：一般于子宫前、后壁各取一条内膜，如疑有子宫内膜癌，另于宫底再取一条内膜。

4. 手术步骤

（1）排尿后取膀胱截石位，外阴、阴道常规消毒。

（2）做双合诊，了解子宫大小、位置及宫旁组织情况。

（3）用阴道窥器暴露宫颈，再次消毒宫颈与宫颈管，钳夹宫颈，子宫探针缓缓进入，探明子宫方向及宫腔深度。若宫颈口过紧，可根据所需要取得的组织块大小用宫颈扩张器扩张至小号刮匙或中、大号刮匙能进入为止。

（4）阴道后穹隆处置盐水纱布一块，以收集刮出的内膜碎块。用刮匙由内向外沿宫腔四壁及两侧宫角有次序地将内膜刮除，并注意宫腔有无变形及高低不平。

（5）取下纱布上的全部组织固定于 10% 甲醛溶液或 95% 乙醇中，送病理检查。检查申请单上注明末次月经时间。

5. 注意事项

（1）阴道及宫颈、盆腔的急性炎症者应治愈后再做活检。

（2）出血、子宫穿孔、感染是最主要的并发症，术中术后应注意预防液体。有些疾病可能导致术中大出血，应于术前建立通路，并做好输血准备，必要时还需做好开腹手术准备；哺乳期、产后、剖宫产术后、绝经后、子宫严重后屈等特殊情况下尤应注意避免子宫穿孔的发生；术中严格无菌操作，术前、术后可给予抗生素预防感染，一般术后 2 周内禁止性生活及盆浴，以免感染。

（3）若刮出物肉眼观察高度怀疑为癌组织时，不应继续刮宫，以防出血及癌扩散；若肉眼观在未见明显癌组织时，应全面刮宫，以防漏诊及术后因宫腔组织残留而出血不止。

（4）应注意避免术者在操作时唯恐不彻底，反复刮宫而伤及子宫内膜基底层，甚至刮出肌纤维组织，造成子宫内膜炎或宫腔粘连，导致闭经的情况。

五、诊断性子宫颈锥切

宫颈锥切术是指锥形切除部分宫颈组织，包括宫颈移形带，以及部分或全部宫颈管组织。宫颈锥切术包括诊断性宫颈锥切术和治疗性宫颈锥切术，临床主要用于宫颈病变的明确诊断以及保守性治疗。近年，随着宫颈癌三级预防的不断推行，宫颈上皮内瘤样病变（CIN）患者日趋年轻化，致使宫颈病变治疗趋向保守。宫颈锥切术作为一种能够保留生育功能的治疗方法而被临床广泛应用。同时，宫颈锥切术在诊断宫颈病变方面也显示出其特有的临床价值。

1. 适应证

（1）诊断性宫颈锥切的主要指征。

1）发现宫颈上皮细胞异常，尤其是细胞学诊断为重度鳞状上皮内病变（HSIL）或轻度鳞状上皮内病变（LSIL），而宫颈上未见肉眼病灶或是阴道镜检查无明显异常。

2）阴道镜无法看到宫颈病变的边界，或主要病灶位于宫颈管内，超出阴道镜能检查到的范围。

3）对于细胞学异常的患者，阴道镜检查不满意，主要是无法看清整个宫颈移形带，包括鳞柱交接区域。

4）有细胞学或是组织学证据表明宫颈腺上皮存在癌前病变或是癌变。

5）宫颈管诊刮术所得标本病理报告为异常或不能肯定。

6）细胞学、阴道镜和活组织检查结果不一致。

7）细胞学、阴道镜或活检可疑宫颈浸润癌。

8）宫颈活检病理诊断为 CIN，但无法明确排除宫颈微小浸润癌或浸润癌。

9）宫颈管诊刮发现 CIN 或宫颈微小浸润癌。只要有以上任何一种状况，都应做宫颈锥切以做进一步诊断。

（2）治疗性宫颈锥切的指征。

1）CIN Ⅰ伴阴道镜检查不满意、CIN Ⅱ或 CIN Ⅲ。

2）宫颈原位鳞癌。

3）宫颈原位腺癌。

4）有生育要求的Ⅰ A 期宫颈浸润癌。

2. 禁忌证

（1）生殖器官急慢性炎症。

（2）有出血倾向者。

3. 方法　目前应用的锥切方法多种多样，有冷刀法、激光法和环行电切法。

（1）暴露术野，宫颈涂碘。

（2）12、3、6、9 点丝线缝合做牵引。

（3）切缘周边注射 1 ：2 000 肾上腺素生理盐水。

（4）海格式棒逐步扩宫口至 8 号，可做颈管搔刮。

（5）在病灶外 0.5cm 处用冷刀环切宫颈口，按 30° ~ 50° 角度向内侧做宫颈锥形切除。深度根据不同的病变可选择 1 ~ 2.5cm。

（6）宫颈锥切标本在 12 点处做标记，送病理。

（7）电凝止血创面，可吸收缝线左右两个八字缝合宫颈。

（8）阴道内置入长纱条一根。留置导尿管。

4. 注意事项

（1）宫颈锥切手术最好在月经干净后 3 ~ 7 天内实施，以免术后经血污染手术创面。

（2）手术后 4 ~ 6 周应探查宫颈管有无狭窄。

（3）诊断性宫颈锥切可用冷刀或 LEEP 刀，最好避免用电刀，以免破坏组织切缘，从而影响诊断。

第二章

产前诊断

第一节　出生缺陷的病因学与相关影响因素

出生缺陷（birth defect）也可称为先天性疾病（congenital disease）或先天性异常（congenital anomaly），是指由遗传性因素和不良环境引起的胎儿出生时就具有各种结构性畸形及功能性异常的总称，包括形态结构畸形、生理和代谢功能紊乱、智力和行为发育障碍等。近年来出生缺陷已经成为重要的全球性公共健康问题，全世界每年有数以百万计先天异常患儿出生。中、低收入国家出生缺陷的发病率和死亡率是发达国家的 2 倍。出生缺陷也是全世界婴儿死亡的主要原因之一，导致每年超过 300 万 5 岁以下的儿童死亡。对于年龄小于 50 岁人群的死亡原因，出生缺陷也是排在最前列的。

近年来我国出生缺陷发生率总体呈上升趋势，据统计我国每年出生缺陷儿童总数高达 80 万 ~ 120 万，占出生人口总数的 5.6%，其中 30% ~ 40% 患儿在出生后死亡，在婴儿死亡中已居首位；另有约 40% 患儿将终生残疾，只有 20% ~ 30% 患儿经早期诊断和治疗可以获得较好生活质量。出生缺陷不但严重影响个人健康状况，而且也给家庭和社会带来了巨大的经济负担。

一、病因学

确定出生缺陷的相关致病因素是其预防的基础和关键。有一些出生缺陷是遗传性的，还有一些是环境中有害物质所导致的，更多的出生缺陷是多种遗传和环境因素复杂的相互作用所致，即多因素作用的结果。因此目前认为出生缺陷相关致病因素可以概括为遗传因素、环境因素和遗传与环境因素交互作用。

（一）遗传因素

可以明确诊断的遗传病分为 3 类：染色体病、基因组病和单基因遗传病。多基因遗传病表现为遗传易感性，目前不能实现明确的遗传学诊断。

1. 染色体病　包括染色体数目和结构异常。染色体是基因的载体，染色体异常即染色体病，导致基因表达异常和机体发育异常。染色体畸变的发病机制不明，可能由于细胞分裂后期染色体发生不分离或染色体在体内外各种因素影响下发生断裂和重新连接所致。

染色体数目异常包括整倍体和非整倍体异常，染色体数目增多、减少和出现三倍体等；结构异常包括染色体缺失、易位、倒位、插入、重复和环状染色体等。染色体病又可分为：①常染色体病，如唐氏综合征（Down syndrome，21 三体综合征）、13 三体综合征（Patau syndrome，帕陶综合征）和 18 三体综合征（Edwards syndrome，爱德华综合征）等；②性染色体病，如 Turner 综合征（XO）和克氏综合征（XXY，先天性睾丸发育不全）等。

胎儿的遗传物质在受孕时即被确定，也就是说许多出生缺陷的遗传学基础在受精卵细胞核形成过程中已经奠定，譬如染色体结构异常、大范围基因重复、染色体部分或整体缺失。很多染色体异常的受精卵不能发育为胚胎，但是也有一些会发育为胚胎和胎儿，其中 21 三体综合征、帕陶综合征和爱德华综合征最为常见。这些异常多表现为多发结构畸形及智力残疾。

21 三体综合征患者寿命相对较长，而帕陶综合征和爱德华综合征患者寿命相对较短，常常在出生后不久即夭折。帕陶综合征患儿具有明显的神经和精神异常，运动障碍，多指（趾），眼睛、心脏和脊柱等畸形。爱德华综合征患儿智力低下，呼吸和喂养困难，发育迟滞，常见肾脏、小肠和心脏等畸形。性染色体异常多表现为性发育异常。

2. 基因组病　随着分子遗传学检测技术的发展，近些年又提出了基因组病的概念。基因组病（genomic disorders）是指由于人类基因组 DNA 的异常重组而引起临床表型的一类疾病。其分子基础是 DNA 的异常重组导致基因的缺失、扩增或基因结构的彻底破坏。基因组病一般由常规 G 显带染色体核型分析难以发现的染色体微小缺失或重复引起，所以又称染色体微缺失微重复综合征。基因组病也常表现为结构畸形和智力残疾。染色体病和基因组病统称为基因组异常。

3. 单基因遗传病　单基因遗传病是指受一对等位基因控制表型的遗传病，其遗传方式及再发风险符合孟德尔遗传定律。

单基因遗传病包括：①常染色体显性遗传病，表现为常染色体上的两个等位基因中一个发生突变，其异常效应就能显示发病。如家族性多发性结肠息肉，家族性多指、并指等。②常染色体隐性遗传病，致病基因为位于常染色体上，两个等位基因均突变才发病。常染色体隐性遗传病患者，大多是由两个携带者所生的后代，如先天性耳聋、白化病、苯丙酮尿症。③ X 连锁显性遗传病，致病基因位于 X 染色体上，致病基因为显性基因，只要携带致病基因，男女均会发病，如佝偻病。④ X 连锁隐性遗传病，致病基因位于 X 染色体上，致病基因为隐性基因，一般男性发病，女性为隐性携带者，如进行性肌营养不良和血友病。⑤ Y 连锁遗传病，致病基因位于 Y 染色体上，父系遗传。

4. 多基因遗传病　多基因遗传病是遗传信息通过两对以上致病基因的累积效应所致的遗传病。多基因遗传病与单基因遗传病在遗传方式上有明显不同，它没有显性、隐性和性连锁遗传之分。

大多数遗传性出生缺陷都与多基因有关，常见多基因遗传病有先天性心脏病、小儿精神分裂症、家族性智力低下、脊柱裂、无脑儿、少年型糖尿病、先天性肥大性幽门狭窄、重度肌无力、先天性巨结肠、气道食道瘘、先天性腭裂、先天性髋脱位、先天性食道闭锁、马蹄内翻足、原发性癫痫等。多基因遗传病在遗传因素和环境因素双重作用下发病，遗传因素所占的比重称为遗传度，遗传度越高表示遗传因素起的作用越大。

（二）环境因素

环境因素主要是指可能对胎儿发育有害致使其形态或功能出现异常的母体因素、生物因素、药物因素、营养因素、环境污染（化学）因素、物理因素等。

1. 母体因素

（1）年龄：孕妇在超过 35 岁年龄段时，婴儿畸形发生率增高。21 三体综合征病儿随母亲年龄增大而发病率增高，母亲年龄在 35 岁以上为 1% ～ 2%，40 岁以上可达 3% ～ 4%。

（2）疾病：母亲患糖尿病，胎儿出现先心病的比例是正常母亲的 5 倍；未治疗的苯丙酮尿症孕妇，新生儿心脏有问题的概率是正常孕妇的 6 倍以上；母亲患有自身免疫病，如患系统性红斑狼疮伴抗 Ro 或 La 抗体，胎儿心脏完全性传导阻滞的风险会增加。

（3）不良生活方式：孕期吸烟可能导致早产、低出生体重和出生缺陷。怀孕头 3 个月吸烟，胎儿易患心脏间隔缺损。酒精可以导致胎儿组织水肿，造成酒精综合征等多种先天畸形。

（4）其他：母亲肥胖、精神紧张都可能是胎儿心脏缺陷的高危因素；文化程度不同，围产儿出生缺陷率有显著性差异；孕妇在孕期具有不良心理状况也是出生缺陷的危险因素，如来自家庭方面的负性事件会影响母亲神经介质以及内分泌激素释放异常，影响胎儿某些组织或器官的发育，导致其子代发生唇裂、腭裂或先天性心脏病等缺陷的风险增高；此外，调查还发现出生缺陷的发生与受孕季节等多种因素有关。

2. 生物因素　孕早期感染 TORCHS（弓形虫、风疹病毒、巨细胞病毒、单纯疱疹病毒、性病相关病原体的总称）可使出生缺陷发病率明显升高。

孕妇感染弓形虫病，可引起流产、死胎，有接近一半的婴儿出生后会有畸形、耳聋、失明、脑内钙化、脑积水、智力障碍等，甚至导致成年后精神分裂症、心脏病变、死亡。风疹病毒感染可致先天性风疹综合征，并可影响神经系统等，可使胎儿畸形的发生率明显增高。人类巨细胞病毒（HCMV）感染人胚肺（HEI）

细胞可能通过引起 HOX（如 HOXB2、HOXB8）基因表达异常而导致胚胎发育畸形。单纯疱疹病毒可造成小头畸形、脉络膜视网膜炎等。

3. 药物因素　孕期使用药物也可能致畸，主要包括：

（1）抗生素：庆大霉素、卡那霉素、链霉素、新霉素、四环素、奎宁、氯喹、氯霉素、灰黄霉素等均可能致畸。长期使用链霉素，可致胎儿先天性耳聋；大剂量使用新霉素可引起先天性白内障和短指等畸形。

（2）解热镇痛药：大剂量的阿司匹林具有致畸作用，小剂量可引起子代行为功能缺陷，还导致胎儿动脉导管的收缩或早闭，从而引起一系列的严重后果如右心衰和肺动脉高压。

（3）激素类：孕早期接触过女性激素者，心脏出生缺陷率可高达 18%，类固醇性激素还可引起神经管畸形、泌尿生殖器官畸形。

（4）镇静药：苯巴比妥可导致骨骼、心脏、肾、神经及泌尿生殖系统缺陷；苯妥英钠为潜在的行为致畸剂。

（5）维生素类：维生素 A 过量可使胎儿骨骼发育异常或先天性白内障，并可能导致圆锥动脉干发育异常；维生素 D 过量可使胎儿或新生儿血钙过高，智力发育障碍。

（6）锂盐：孕早期口服锂盐可致三尖瓣下移畸形和左心室心肌致密化不全。

（7）磺胺类药物：可通过胎盘屏障至胎儿体内，动物实验发现有致畸作用。虽然在人类中研究缺乏充足资料，但孕妇应禁用。

4. 营养因素　叶酸缺乏可致神经管畸形，孕妇体内缺乏维生素 A，可能导致胎儿畸形（如唇裂、腭裂、小头畸形等）。

5. 环境污染（化学）因素　与出生缺陷发病有关的环境污染（化学）因素主要包括：

（1）环境激素：己烯雌酚、多氯联苯和广泛存在于医用器材和食品包装的邻苯二甲酸酯等，其致畸作用多集中在生殖系统，且对男性影响较大，常见尿道下裂、隐睾、附睾囊肿和肾旁管（又叫苗勒管）残留等，称为发育雌激素化综合征。这些致畸因素也可导致 21 三体综合征等出生缺陷的发生。

（2）有机溶剂和农药：孕期接触染料、油漆、涂料、有机磷、有机氯、有机汞等农药类物质会导致自然流产及出生缺陷的危险性增高。

（3）有毒化学元素：铅、汞、碘、砷等，均与出生缺陷的发生密切相关，比如铅具有生殖毒性、胚胎毒性和致畸作用。

（4）饮水污染与消毒副产物：自来水在氯化消毒的同时，氯与水中某些成分反应，生成一系列卤代有机副产物，主要是三氯甲烷、氯乙酸、三氯乙烯等，这些是选择性心脏致畸物，母体暴露于水中消毒氯副产物，可能导致胎儿心脏畸形。

（5）大气污染：长期生活在含有毒化学物质区域的母亲，其胎儿先心病的发病率明显增高。

6. 物理因素　已经确认电磁辐射、放射线、微波、严寒、高温等均可能导致胚胎及胎儿发育缺陷。

（三）遗传因素和环境因素共同作用

大多数的出生缺陷都是由遗传变异和致畸剂共同作用所导致的，因此称为多因素致病的出生缺陷。尽管大多数多因素致病的出生缺陷的准确致病因素往往难以确定，但是医生可以在相似的临床表现中来发现其中共同的趋势，然后确定致病因素。环境因素与遗传因素共同作用的表现包括：①环境致畸因子通过引起染色体畸变和基因突变而导致先天异常；②胚胎的遗传特性，即基因型决定和影响胚胎对致畸因子的易感程度。比如唇腭裂就是一种多因素致病的出生缺陷，尽管已经确定基因突变或异常在其发病中起着很明确的作用，但是环境因素，包括孕母吸烟或服用抗癫痫药物，会明显增加孕育唇腭裂胎儿的风险。

综上所述，导致出生缺陷的因素非常多，也比较复杂，一般是多种因素综合作用的结果，然而其作用机制大部分不是很清楚，仍有很多潜在的危险因素尚未被发现。

二、出生缺陷的预防

回顾文献及临床研究发现，与脊髓灰质炎和天花一样，一些重要出生缺陷也是可以预防和消除的。这些出生缺陷包括先天性风疹综合征、叶酸可预防的脊柱裂和脑畸形、胎儿酒精综合征，唐氏综合征和胎儿、新生儿 Rh 溶血病以及与母体糖尿病、腔内暴露于丙戊酸和母体缺碘等相关的出生缺陷。据此可以制定预防策略，进行出生缺陷监测和预防计划的更新，有助于决策者实施以科学为基础的政策，如强制性的食品营养强化、产前筛查和疫苗接种等措施。通过产前筛查和咨询知识的宣教，能够帮助公共卫生从业人员开展以人群为基础的出生缺陷监测和预防，并制定和实施相应的公共卫生政策，科学预防出生缺陷。

为减少出生缺陷，世界卫生组织提出了“三级预防”策略，多年来，我国卫生和计生部门也在积极推动落实出生缺陷三级防治措施，努力提高我国出生人口素质。“三级预防”包括：

一级预防：孕前及孕早期阶段综合干预。通过健康教育、选择最佳生育年龄、遗传咨询、孕前保健、孕期合理营养、避免接触放射线和有毒有害物质、预防感染、谨慎用药、戒烟、戒酒等，减少出生缺陷的发生。

二级预防：通过孕前筛查和产前诊断识别胎儿的严重先天缺陷，早期发现，早期干预，减少出生缺陷儿的出生。

三级预防：对新生儿疾病的早期筛查，早期诊断，及时治疗，避免或减轻致残，提高患儿生活质量。如唇裂患儿，幼时无法吸吮，喂养困难，1 岁后语言功能发生障碍，对这些孩子要尽早手术修复，治疗效果极佳，越早治疗越好。

（一）一级预防

一级预防具体包括以下内容：①消除病因，预防出生缺陷的发生；②广泛开展社会宣传和健康教育；③继续免费增补叶酸；④推广免费婚前医学检查；⑤开展婚前保健和咨询指导，规范孕前咨询和孕前、孕早期医疗保健服务；⑥加强女职工劳动保护，避免准备怀孕和孕期妇女接触有毒有害物质和放射线。

1. 先天性风疹综合征　先天性风疹综合征是由于母体妊娠期感染风疹病毒所致的一组出生缺陷，包括白内障、听力受损、先天性心脏病和身体与精神发育迟滞，其严重程度取决于胎儿在子宫内暴露于感染的时间，妊娠早期的风险最高。患有先天性风疹综合征婴儿在出生后第一年具有很强的传染性，会传染给家庭成员或密切接触者。自 1941 年首次报道先天性风疹综合征后，已经在全球证实该病与婴儿的高死亡率相关，达 10% ~ 20%。20 世纪 70 年代初发明风疹疫苗后，世界卫生组织近年来在多个成员国中推广大规模风疹疫苗接种计划，有效地将风疹感染和先天性风疹综合征病例均减少 80%。但是各个国家之间存在很大的差异，在美国先天性风疹综合征已于 2011 年完全消除，而在非洲、中东、西太平洋、东南亚和低收入国家，在疫苗接种率低于 70%，育龄妇女的风疹感染率较高，中国、孟加拉国、波兰、乌克兰等国家的先天性风疹患病率较高，因此必须强化疫苗接种计划。

2. 叶酸　可预防的脊柱裂和无脑畸形是影响中枢神经系统最常见的出生缺陷。尽管在 1991 年就证实叶酸对脊柱裂和脑畸形的预防效果，现在每年仍有约 25 万的患儿出生。而在已实施强制性的叶酸强化食品的国家，包括我国，无脑畸形都显著减少，但并不是所有的国家都实施强制性的叶酸强化。也有一些国家选择提供叶酸给所有青春期的女孩和妇女，而不是强制性加入集中加工的配方食品。这种预防策略的情况下，只有 50% 的妇女能坚持补充叶酸达到有效的摄入量。研究也已表明，如果只针对曾有神经管畸形妊娠史的高风险妇女补充叶酸，只能防止一小部分的无脑畸形（2.0% ~ 5.0%）。因此，只有通过集中处理食品强制性设防才可以实现最佳的预防。在实现全国性的强制性补充后，还必须定期监测，对育龄妇女血清叶酸浓度测量可以作为识别风险的手段。

（二）二级预防

1. 措施　二级预防也称为临床前期预防，是在发病前的早期发现、早期诊断和早期干预的三早措施。

2. 补充　这一级的预防主要是找出高危孕妇中的出生缺陷胎儿，阻止严重缺陷胎儿的出生，个别的疾病还可以进行宫内治疗，是一级预防的有效补充。

3. 相关内容　包括产前筛查、产前诊断、宫内治疗和必要的终止妊娠这四个方面。

4. 目标 二级预防的目标是提高孕期严重出生缺陷发现率，提高产前筛查服务覆盖率和产前诊断水平。

（1）唐氏综合征：唐氏综合征是新生儿最常见的染色体异常，患儿均有严重的智力障碍和多种先天性畸形或异常。孕妇高龄是最重要的危险因素，可能是由于高龄孕妇易发生染色体不分离错误和（或）卵母细胞老化所致。尽管有了认识方面和筛选手段的提高，美国每年仍有约 5 400 名唐氏综合征患儿出生，而且在过去的二十年中唐氏综合征的患病率在全球也因为怀孕年龄的推迟而存在增加的趋势。中、低收入国家高龄孕妇娩出唐氏综合征的后代发生率是发达国家的两倍，大多数产前诊断唐氏综合征（约 90%）者都会选择医学终止。在欧洲实行国家性的早孕期唐氏综合征筛查政策，可以在产前诊断大量的唐氏综合征胎儿，而很多国家目前还没有这样的政策。社会经济和技术差距阻碍了发展中国家产前筛查项目的实施。因此鼓励适度降低妇女生育的年龄可能是最为有效的干预，在中、低收入国家迫切需要实施普遍筛查和咨询，以降低唐氏综合征的出生率。

（2）妊娠糖尿病相关的出生缺陷：胰岛素依赖型糖尿病和母亲在怀孕期间的血糖控制不良将导致出生缺陷高风险，主要包括心血管、肾、胃肠道等畸形。超重和肥胖是导致儿童和成人糖尿病重要的诱发因素。孕妇的糖化血红蛋白水平高，胎儿的出生缺陷风险就较高。怀孕前血糖控制较好就能显著降低出生缺陷的风险。因此糖尿病相关的出生缺陷预防是可能的，但不幸的是，超过三分之一的生育年龄的女性糖尿病患者并不懂得这一点。糖尿病与妊娠相关的风险意识必须提高，育龄妇女中迫切需要筛查出未确诊的糖尿病女性。患者改变生活方式是非常必要的。选择性地监控青少年糖尿病的妇女也应该成为预防方案的一部分。同时，高 γ－羟丁酸浓度筛查有助于识别高危妊娠。政府应当制定卫生政策，加强宣传健康的生活方式，社区卫生人员参与，这是促进糖尿病相关的出生缺陷预防的重要环节。

（三）三级预防

三级预防是对出生缺陷儿进行积极的治疗和康复训练。目的是使已经发生或出生的先天性缺陷患儿尽早获得适当的治疗，以减少出生缺陷给家庭与社会带来的负担和痛苦。

严重的缺陷儿往往在胎儿期或出生后不久死亡，部分则存活下来。如脊柱裂（包括脑积膜膨出），适时实施手术以改善或恢复机体功能，使其尽早康复。

三、结语

出生缺陷的预防可以通过染色体异常和遗传疾病的筛选，对致畸性传染病如人类免疫缺陷病毒和淋病筛查，进行疫苗接种，并限制或消除所有已知的致畸药物的使用（例如抗凝剂，视黄酸和沙利度胺），同时也要警惕新的致畸因素。胎儿的父母应该了解产前诊断的选择，包括羊膜穿刺术、绒毛膜绒毛取样、母体血清检测和超声诊断可以识别的遗传性疾病和严重的出生缺陷。母亲吸烟、饮酒或摄入咖啡因、吸毒、超重和肥胖等可能对妊娠产生不良影响。

出生缺陷的预防从一定程度是可行的，但也面临许多挑战。产科、儿科医生和相关的影像、检验医生及研究人员，以及出生缺陷领域的公共卫生从业人员应在出生缺陷预防中积极努力，协助政府制定切实可行的防治计划，加强对出生缺陷病因及其发病机制的探讨，完善出生缺陷监测，做好三级预防，才能实现减低预防出生缺陷率的目标，才能落实好我国“控制人口数量，提高人口质量”的基本国策。

第二节 遗传学诊断技术及适应证

产前遗传学诊断是现代医学科学的重大进步，其发展主要取决于两方面的条件：①取材技术的进步；②实验室检测技术的进步。1952 年，Bevis 首先报道采用羊膜腔穿刺取羊水评估 Rh 血型不合。1956 年，羊水细胞被用于检测胎儿性染色质。1966 年，Steele 等首先利用羊水细胞进行染色体核型检查。1968 年，Nadler 报道采用羊水细胞成功地产前诊断首例 21 三体综合征，从此，产前诊断进入了新纪元。20 世纪 70 年代后，羊膜腔穿刺技术开始广泛应用于产前诊断。1975 年，采用盲吸法获取绒毛检测性染色质取得成功。1983 年以后，由于脐带穿刺技术的发展，获取脐血进行产前诊断成为可能。

由于上述取材方法均为侵入性产前诊断技术，从 20 世纪 80 年代末至 90 年代初，人们开始探索无创性（非侵入性）产前诊断方法，首先从母血中分离富集胎儿细胞进行产前诊断，20 世纪 90 年代中后期，利用母血清中胎儿 DNA（脱氧核糖核酸）鉴定胎儿性别获得成功；近年来，开始研究利用母血清中的胎儿游离 DNA 进行胎儿染色体异常的产前筛查或诊断。随着辅助生殖技术的发展，产前遗传学诊断已经可以提前到胚胎种植前。

实验室诊断技术的进步极大地推动了产前诊断的发展。各种检测技术特别是分子生物学技术的发展，使得越来越多的胎儿疾病可以进行产前诊断。除了染色体核型检查，一些单基因遗传病和宫内感染等胎儿疾病都可以进行产前诊断。

一、侵入性产前诊断方法

（一）羊膜腔穿刺术

羊膜腔穿刺（amniocentesis）是应用历史最长、应用最广泛、最为安全的侵入性产前诊断技术。根据穿刺的时间，可以分为中期羊膜腔穿刺和早期羊膜腔穿刺。

1. 穿刺时机　羊膜腔穿刺产前诊断主要用于妊娠中期。传统认为妊娠 16 ~ 20 周最佳。此时羊水量为 170 ~ 200mL，每周增加 20 ~ 50mL。此时期羊膜腔空间相对较大，羊水中活细胞的比例约占 20%，有利于细胞培养和染色体制备。随着孕龄增长，羊水含胎儿细胞增多，但活细胞的比例则越来越少。因此，传统上认为大孕周的羊水细胞培养困难。但实际工作中发现，妊娠 16 ~ 17 周的羊水，由于其细胞含量低，培养的成功率相对 18 周以后有所降低。妊娠 24 ~ 30 周的羊水细胞培养成功率与 18 ~ 22 周没有明显差异，这是因为虽然活细胞的比例降低，但细胞的总基数增大，可持续培养并完成染色体制备的细胞总数没有下降。即便是妊娠 35 周以后，羊水细胞依然可以成功培养并完成染色体分析。但孕 28 周以后已进入围产期，进行产前诊断的意义存在争议，故临床应谨慎应用。

依据检验项目不同，可选择不同时间进行羊膜腔穿刺（表 2-1）。

表 2-1　各种检测项目羊膜腔穿刺取材最佳时间

检测项目	取材时间（孕周）	检测材料
羊水细胞培养	18 ~ 28	细胞
甲胎蛋白	15 ~ 20	羊水
胎儿成熟度	≥ 34	羊水或细胞
胎儿溶血	≥ 24	羊水
DNA 检测（亲权鉴定及遗传病检测）	≥ 15	细胞

2. 操作过程

（1）选择穿刺点：超声波检查确定胎儿存活，了解胎盘位置和羊水量。穿刺点一般选羊水平段较大部位，避开胎儿及脐带，尽量避开胎盘，若无法避开，穿刺点要避开胎盘血窦，尽量使穿刺路径所过胎盘最薄。消毒穿刺点及附近皮肤。

（2）进针：在屏幕上显示穿刺线，一般用 22G、15cm 套管穿刺针。进针宜快，最好一针直接进入羊膜腔，这样可避免子宫壁或胎盘出血，减少母体细胞污染。当穿过胎盘时快速进针尤为重要。

（3）抽取羊水：取出针芯，接注射器抽取羊水，弃去开始的 1 ~ 2mL 后，继续抽取 10 ~ 20mL 做羊水培养检查染色体，5mL 用于荧光原位杂交或其他分子遗传学检测，也可多抽取 2 ~ 5mL 检测羊水甲胎蛋白，或用经过离心的羊水上清液进行甲胎蛋白检测，沉淀的细胞进行细胞培养。

（4）出针：快速拔出穿刺针，超声波检查胎儿心率。

注意事项：术中观察抽取的羊水性质，妊娠中期正常的羊水呈淡黄色、透明。

3. 手术相关并发症　虽然妊娠中期羊膜腔穿刺是最安全的侵入性产前诊断操作，仍然存在母儿并发症。

（1）胎儿丢失：据多年来国外多个中心大样本量的统计，在排除了 2% 的胎儿自然背景丢失率后，超声波引导下进行羊膜腔穿刺技术的胎儿丢失率为 0.5% ~ 1%，一般认为在 0.5% 左右。实际上，有经验的人员操作羊膜腔穿刺，胎儿丢失率小于 0.1%。

（2）羊水溢漏：羊水溢漏发生率为 1% ~ 3%，经卧床休息后可自愈。

（3）羊膜绒毛膜炎：由于操作造成感染，可导致死胎。

极少见孕中期羊膜腔穿刺的母亲并发症。大样本量的研究证实，羊膜腔穿刺不增加先天性缺陷的发生率，但有报道同种免疫溶血性疾病发生率增加，故主张对 Rh 阴性血型孕妇羊膜腔穿刺后 72h 内注射抗 Rh D 免疫球蛋白。

4. 产前诊断应用范围　利用羊水细胞和羊水上清液可以对许多胎儿疾病进行产前诊断，主要有以下几种类型：

（1）羊水细胞：羊水细胞来源于胎儿细胞以及羊膜细胞。胎儿细胞多数是鳞状上皮，为脱落的表皮细胞；还有口腔黏膜、消化道、泌尿道和生殖道的内胚层上皮，其中绝大多数为死细胞，仅少数活细胞。利用活细胞进行培养，经培养的羊水细胞分作 3 类：成纤维细胞、上皮样细胞以及羊膜细胞。羊膜细胞生长最为旺盛，通常用作细胞遗传学诊断：羊水细胞可直接提取 DNA 进行分子生物学诊断，如单基因遗传病或染色体微缺失综合征的诊断，也可进行感染性疾病的诊断，如巨细胞病毒宫内感染等，也可直接或用经过培养的羊水细胞测定某些酶活性，诊断相应的代谢病。

（2）羊水上清液：羊水甲胎蛋白含量是诊断胎儿神经管缺陷（neural tube defect，NTD）十分有价值的指标。胎儿患开放性 NTD 时，肝脏合成的甲胎蛋白通过脑膜（脊膜）渗透到羊膜腔，致使羊水甲胎蛋白含量增高，可达正常的 3 ~ 30 倍。当羊水甲胎蛋白含量≥ 2.5MoM 时，可以监测出绝大部分的开放性 NTD，结合高分辨的超声波检查，可检测出 > 95% 的 NTD。此外，其他结构如脐膨出、内脏外翻等多种畸形和先天性肾病综合征时，羊水甲胎蛋白含量也会增高：通过检测羊水中乙酰胆碱酯酶可提高诊断的准确性，并能进一步鉴别 NTD 和腹壁缺损。羊水甲胎蛋白增高与胎儿畸形的关系见表 2-2。

表 2-2　羊水甲胎蛋白增高与胎儿畸形的关系

甲胎蛋白	升高程度（MoM）	胎儿畸形发生率（%）
轻度增高	2.0 ~ 4.9	25.0
中度增高	5.0 ~ 9.9	88.1
高度增高	≥ 10.0	97.7

检测羊水游离 T_4、TSH 或 rT_3 含量有助于诊断胎儿甲状腺功能低下。检测羊水 17 羟 - 孕酮含量有助于诊断先天性肾上腺皮质增生症。

除了能对遗传病、宫内感染进行诊断之外，羊膜腔穿刺技术还是产科临床重要的诊断性操作。采用分光光度法或直接检测羊水中胆红素的浓度有助于诊断胎儿溶血以及评估溶血严重程度；采用羊水细胞可以检测胎儿血型物质判断胎儿 ABO 血型（注：无法检测出非分泌型的 ABO 血型）或通过 DNA 检测判断 Rh 血型；也可直接检测羊水中的抗体滴度。妊娠晚期检测羊水中磷脂酰甘油或磷脂酰胆碱与鞘磷脂比值（L/S）可以评估胎肺成熟度，检测羊水其他成分可以评估胎儿其他器官的成熟度。

（二）绒毛活检术

由于绒毛组织位于胚囊之外且又具有和胚胎同样的遗传性，故早孕期绒毛活检（chorionic villi sampling，CVS）技术是产前诊断的一个重要突破。1975 年我国鞍钢医院妇产科首先报道经宫颈盲吸法进行绒毛活检成功预测了胎儿性别，20 世纪 80 年代中后期开始，CVS 技术逐渐普及，成为孕早期产前诊断的主要取材方法。

CVS 分为经腹 CVS（transabdominal CVS，TA-CVS）和经宫颈 CVS（transcervical CVS，TC-CVS）途径两种，两者均在超声引导下进行。经宫颈绒毛活检有可能发生标本污染，胎儿或母体感染等缺点。自 20 世纪 80 年代末期开始超声引导下经腹穿刺绒毛活检技术问世，该方法可有效防止标本污染及可能发生的感染，且经腹穿刺易于达到胎盘绒毛部位，不易发生经宫颈途径而导致的危险。目前该方法已逐渐取代了经宫颈绒毛活检。

1. 取样时间　多数主张在妊娠 10 ~ 13 周进行。如早于这一时期，胎盘绒毛太薄，超声下亦难将其与包绕它的蜕膜组织区分开，不易取得绒毛组织；亦有报道认为过早期绒毛活检有导致胎儿肢端发育障碍的风险。而孕 11 周后，由于胚胎迅速发育，经宫颈途径绒毛活检导管难以进入胎盘附着部位，但经腹绒毛活检不受孕期发展的限制。

2. 操作方法　孕妇排空膀胱，取仰卧位，术前 B 超常规观察胎心及胚胎发育情况，定位胎盘绒毛部位。腹部常规消毒，换取消毒穿刺探头选择穿刺点及角度，采用双针套管技术穿刺活检。双针套管活检系统由长 15cm、外径 1.2mm 的 18 号引导套针和 1 根 20cm，外径 0.8mm 的 20 号活检针组成。在超声引导下，先将引导套针经腹壁及子宫穿刺入胎盘绒毛边缘部分，拔出针芯，然后将活检针经引导套管针内送入胎盘绒毛组织，连接含 2 ~ 4mL 生理盐水的 10mL 注射器，以 5 ~ 10mL 负压上下移动活检针吸取绒毛组织。拔针后立即观察胎盘部位有无出血及胎心情况。如一次活检的绒毛量不够，可再次将活检针送入引导套针内进行抽吸，直到获取足够量的绒毛标本。

3. 手术相关并发症

（1）胎儿丢失：胎儿丢失率为 2.5% ~ 3%（包括背景丢失率），与操作者的经验有关。据美国和加拿大多中心的协作报告，在经验丰富的单位，手术相关胎儿丢失的风险与孕中期羊膜腔穿刺几乎相同。

（2）肢体缺失：对 CVS 是否增加肢体缺失的发生率一直有争议。1991 年，Firth 报道 539 例 CVS 后的婴儿中，5 例出现肢体缺失；其中 4 例为口 – 下颌骨 – 肢体发育不全综合征，另 1 例为末端肢体横截段缺失。5 例均为妊娠 55 ~ 66d 进行 CVS。其他几个小样本量的报告肢体缺失发生率增高，多数病例为妊娠 10 周前进行 CVS。后期多中心的研究以及 WHO 公布的大样本量的资料，均未能证实 CVS 增加肢体缺失的发生率。目前认为妊娠 10 周后有经验的中心进行 CVS 是安全的。

（3）感染：CVS 后绒毛膜羊膜炎的发生率约为 0.2%。TC–CVS 较容易发生感染。

（4）出血：术后阴道流血的发生率约 12%，与胎儿丢失无关。TC–CVS 术后经常出现少量阴道流血，一般无须处理。

4. 适应证

（1）高龄孕妇：35 岁以上的孕妇发生染色体不分离的机会比较高，如生育唐氏综合征患儿的机会 25 ~ 35 岁为 0.15%，35 岁以上为 1% ~ 2%。40 岁以上可达 3% ~ 4%。因此普遍认为大于 35 岁的孕妇应进行产前遗传学诊断。

（2）曾生育过染色体异常患儿：凡生育过一个染色体异常儿者，再次生育此种患儿的机会为 1/60，比正常孕妇大 10 倍以上。因此这类孕妇再次妊娠后应作产前诊断。

（3）夫妇之一染色体平衡易位的。

（4）有遗传病家族史，且致病基因已明确的。

（5）曾有不明原因的自然流产史、畸胎史、死产或新生儿死亡的孕妇。

（6）早孕期血清学及 B 超筛查高风险的。

5. 存在问题

（1）母体细胞污染：为了减少母体蜕膜细胞或母血细胞污染，绒毛取出后应由有经验的人员在显微镜下仔细分离蜕膜和血凝块，这对于进行 DNA 检测尤为重要。

（2）染色体嵌合型：1% ~ 3% 的绒毛产前诊断出现染色体核型异常，而羊水或脐血核型正常。这种现象为限制性胎盘嵌合体（confined placental mosaicism，CPM）。由于嵌合体的存在，对胎儿而言，绒毛染色体检查可以出现假阳性或假阴性的结果。对 CPM 的研究认为：它的出现一般不引起胎儿畸形，但可以出现胎儿生长受限、流产、死胎或死产。在一些 CPM 的病例，新生儿被证实为单亲二倍体。当发现胎盘染色体为嵌合型时，必须通过羊膜腔穿刺或脐带穿刺检查胎儿染色体核型。大样本的研究发现真正的染色体嵌合型占 0.06% ~ 1%。

（三）脐带穿刺

脐带穿刺曾称作脐静脉穿刺，但是在采血过程有时很难确定穿刺到脐动脉或脐静脉血。一些文献以“胎血取样”（fetal blood sampling）或“经皮脐血取样”（percutaneous umbilical blood sampling，PUBS）作为脐带穿刺的代名词。

脐带穿刺有两种技术：徒手穿刺技术和穿刺探头（或穿刺架）引导的穿刺技术。两种方法均在超声引导下进行。前者在凸阵探头指引下进行穿刺，而后者在穿刺探头（或穿刺架）引导下进行。采用何种方法取决于操作者的习惯。

1. 穿刺时机　脐带穿刺一般在妊娠18周后至分娩前均可进行，与羊膜腔穿刺比较，脐带穿刺难度较大，手术相关并发症亦较高。但是，由于可以直接获取胎儿血，既可进行快速染色体核型检查，又可直接诊断胎儿血液系统疾病。因此，这一技术在产前诊断取材技术中具有十分重要的地位。

2. 操作过程　首先超声波检查，了解胎儿情况以及胎儿心率，初步选择穿刺部位。腹部常规消毒皮肤、铺巾。探头用消毒手套或专用无菌探头套包裹，安装穿刺架，寻找拟穿刺的部位。一般选择脐带游离段，血管较平直或者血管横截面，避开胎盘及胎儿。因为胎动，选择的脐带游离段经常变位，所以需要快速有力进针，尽量一针能刺中血管若未刺中，可采用短促有力的手法继续穿刺血管。若针已经穿透血管则缓慢捻转提针至血管中。一旦刺中血管，抽出针芯后可见血液自行升入针的接口处，接上注射器，根据检测需要抽血 1 ~ 3mL。快速拔针。若入针偏离血管，可游离穿刺针，调整角度，尝试徒手穿刺，如果穿刺困难，可第二次进针。一般用 22G、15cm 长的套管穿刺针，针尖锋利且在超声波下能够显影；针体光滑且最好有刻度。术后超声波检查胎儿心率和脐血管穿刺点出血情况，注意有无脐带血肿形成。

3. 手术相关并发症　一般认为手术相关并发症发生在术后 2 周内。

（1）胎儿丢失：与绒毛取样和中期羊膜腔穿刺比较，脐带穿刺的胎儿丢失率较高，其发生很大程度取决于脐带穿刺的指征。大样本量的研究结果显示：在发育正常、无结构畸形的情况下，胎儿丢失的风险为 1% ~ 2%（除去 2% 的背景风险）。当生长受限或存在结构畸形时明显增高。以往的报道中，由于脐带穿刺的胎儿很多有严重畸形，其背景丢失率（background loss rate）亦比绒毛取样和羊膜腔穿刺高。手术成功率和胎儿丢失率均与操作者的经验有关。

（2）胎儿心动过缓：胎儿心动过缓为最常见的并发症，发生率为 3.1% ~ 12%，分为一过性（transient fetal bradycardia）以及延长性心动过缓。前者大多数在术后立即发生，不需要特殊处理，很快可自行恢复，预后良好；而后者持续可超过 10min，需较长时间才能恢复，可能预后不良甚至可能导致胎儿死亡，需要积极处理。这种情况常发生在原本已存在宫内缺氧的胎儿或生长受限儿、畸形儿、染色体异常儿。发生原因尚无定论，可能与穿刺引起迷走神经兴奋、脐带血管壁痉挛及穿刺部位血肿压迫引起的反射有关。穿刺脐动脉比穿刺脐静脉的发生率高。

心动过缓刚出现时很难判断其类型。虽然绝大多数为一过性，但是，若不及时处理，可能延误一部分延长性心动过缓的胎儿的抢救时机。因此，在不能排除延长性心动过缓的情况下，主张积极处理：①左侧卧位。②持续吸氧。③静脉注射葡萄糖，最好能推注高渗糖，可加维生素 C。④静脉滴注 5% 碳酸氢钠。⑤必要时阿托品 0.25mg 加入葡萄糖静脉注射，仍不能恢复可滴注维持。值得注意的是，注射阿托品恢复正常心率后，可能出现心动过速并且持续一段时间；母亲可能出现口干、心跳快等副作用。故建议阿托品用量宜小，时间不宜太长，一旦恢复正常心率即停药。⑥对出现延长性心动过缓的胎儿，即使恢复正常心率也要严密监测，少数情况下可以再次出现难以恢复的心率减慢甚至胎儿死亡。若胎儿无畸形、接近足月，估计无染色体异常，可考虑紧急剖宫产。

大多数的心动过缓经过改变体位和吸氧可得到缓解。仅少数需要进一步处理。如果采取一些措施，如避免孕妇空腹时穿刺，术中吸氧，对可能出现心动过缓的高危孕妇由有经验的医生进行操作，可降低其发生率。

（3）血管穿刺点出血：血管穿刺点出血十分常见，据报道可达 20% ~ 41%。但 80% 以上存 1min 内自然停止。多数认为出血与胎儿丢失无直接关系，也有人认为与不良预后有关。

（4）脐带血肿：由于血管穿刺点的出血进入华通胶而引起。发生率可达 17%，通常无症状，术后 1 周内吸收。超声波可见脐带穿刺部位强回声。少数可引起心动过缓。

（5）胎母输血：胎母输血的发生与胎盘位置有关：前壁胎盘时，由于穿刺针经过胎盘，胎母输血的发生率要明显高于后壁胎盘。由于输血量很少，一般可忽略不计。但是可能增加发生同种免疫性溶血的机会。因此，建议 Rh 阴性血型的孕妇术后 72h 内注射抗 Rh D 免疫球蛋白。

（6）感染：绒毛膜羊膜炎的发生率各中心报道不一。由此可以导致流产、死胎。

（7）其他并发症：个别报道引起早产，胎盘早剥。

4. 产前诊断应用范围

（1）同羊膜腔穿刺。

（2）胎儿血液系统疾病。

1）同种免疫性溶血：可直接检测胎儿血型，了解贫血程度。

2）其他原因贫血：甲型地中海贫血胎儿血红蛋白电泳出现 Bart 带，若血红蛋白 Bart 超过 50% 可诊断为纯合子。严重胎母输血、微小病毒 B19 感染导致的水肿胎，其血象可呈现贫血改变。

3）血小板减少症：血小板减少是确诊本病的指标。

（3）宫内感染：通过检测特异性的 IgM 抗体，可以诊断胎儿宫内感染。然而，IgM 阴性不能排除胎儿感染。

（4）快速染色体核型分析：脐血染色体培养仅需要 48 ~ 72h，而羊水培养需 7d 以上。在怀疑胎儿畸形而需要短期得知染色体核型时，脐带穿刺为最好的选择。但随着染色体微阵列技术及高通量测序技术的发展，无须细胞培养即可更快速明确胎儿是否存在染色体非整倍体异常及染色体微重复微缺失，故现在已很少需要脐带穿刺进行染色体疾病诊断。

（5）证实胎儿染色体核型：绒毛活检或羊水培养染色体检查可以出现假嵌合型，这往往需要通过脐血染色体核型检查以鉴别是否为真嵌合型。

（四）胎儿镜检查与胎儿活检

胎儿镜的应用已有超过 30 年的历史。按其功能分为诊断性胎儿镜（diagnostic fetoscopy）和手术性胎儿镜（operative fetoscopy）。前者用于妊娠早期和中期诊断胎儿体表畸形；后者用于对胎儿进行宫内治疗性操作，一般在妊娠中期后应用。20 世纪 80 年代初期，在诊断胎儿体表畸形方面，胎儿镜曾是一种有用的技术。它曾被用于诊断早孕、中孕超声波难于诊断的表型异常以及获取胎儿组织进行产前诊断，此外还用于胎儿宫内输血。10 余年来，妊娠中期胎儿镜诊断体表畸形已经被高分辨超声波检查代替。以前必须在胎儿镜下进行的胎儿活检，现在可以在超声波引导下进行。此外，由于分子生物学技术的发展，一些原来必须通过肉眼或组织学或者通过酶活性检测的代谢病，如今可以直接检测致病基因。孕中期胎儿镜的功能已经由诊断转向治疗领域，作为单纯诊断 T 具的胎儿镜几乎已成为历史。

胎儿活检（fetal biopsy，fetal tissue biopsies）的指征为：可能或潜在患有累及皮肤、肝脏、肌肉的致命性或严重致残疾病。偶尔也用于肿瘤等疾病的诊断。胎儿活检有两种方式：胎儿镜下活检和超声波引导下活检。超声波引导下活检包括：①超声引导下抽吸组织，如肝活检；②超声引导下“切取”技术，该技术包括采用活检枪或活检针进行肌肉活检、活检钳进行皮肤活检。

1. 皮肤活检　部分遗传性皮肤病能通过羊水、绒毛细胞检测到酶或基因缺陷；超声波对诊断多数严重的皮肤病显得无能为力，而肉眼观察以及取皮肤做组织学检查是诊断某些无法进行基因诊断的严重遗传性皮肤病的可靠途径。胎儿镜下皮肤活检的流产率为 2% ~ 5%。目前能够诊断的疾病：大疱性表皮松解症、白化病、严重的红斑样鱼鳞病、表皮松解性角化过度、小儿糖原贮积病 I 型（von Gierke 病）。

2. 肝活检　一些酶的活性仅在肝脏表达而不存羊水和绒毛细胞表达，通过肝活检可以做出诊断。肝活检可以在胎儿镜下进行，有报道在超声引导下进行。通过肝活检成功地进行诊断的疾病有：氨基甲酰磷酸合成酶缺乏、鸟氨酸氨甲酰基转移酶缺乏、I 型原发性高草酸盐尿症。现在这些疾病多数可以用绒毛、羊水或脐带血进行基因诊断。

3. 肌肉活检　虽然杜氏假肥大性肌营养不良（DMD）可以采取以绒毛、羊水或胎血做基因诊断，但检测不到基因突变的或 RNA（核糖核酸）水平突变的病例只能通过肌肉活检进行诊断。肌肉活检可不用胎儿镜，直接在超声引导下进行。操作过程同绒毛活检，先 B 超观察，选择穿刺部位，最好为臀部或腿部肌肉丰富处，将引导套针刺入胎儿皮下，拔出针芯，然后将活检针经引导套管针内送入肌肉组织，连接含 2 ~ 4mL 生理盐水的 10mL 注射器，以 5 ~ 10mL 负压上下移动活检针吸取肌肉组织。如一次活检的肌肉量不够，可再次将活检针送入引导套针内进行抽吸，直到获取足够量的肌肉组织标本。由于胎儿是活动的，选好位置后一定要进针迅速，快速完成。

4. 其他器官活检

（1）肾活检：能诊断胎儿肾发育不良的程度和类型以及遗传性肾脏疾病。由于基因诊断、超声波诊断技术以及胎儿肾功能评估技术的提高，肾活检可能被取代。目前通过胎儿血尿生化检查可以评估胎儿肾功能。

（2）肿瘤以及纵隔包块活检：有报道对胎儿肿瘤以及纵隔包块进行活检，主要的危险为难以控制的出血。尽管胎儿镜的可视技术和仪器得到改进，选择活检时仍须权衡利弊。

（3）胎儿镜检查的并发症：①羊膜腔内出血，发生率为 10% ~ 15%。当内镜穿过胎盘时发生率更高，出血可使检查受到限制。②胎儿丢失，约为 50%（4% ~ 8%）。③胎膜早破和羊水溢漏。④对胎儿镜的白光是否会引起胎儿视网膜损害仍有质疑。在鸡和羊的动物实验中未证实有损害。迄今未证实引起人类胎儿视力异常。

（4）疾病治疗：①对严重的胎儿溶血性贫血者行宫内输血；②对多胎妊娠中一胎畸形者可行胎儿镜减胎，畸形胎儿心脏穿刺、脐带结扎或凝固术；对于双绒双羊双胎的减胎常常在超声引导下即可完成；③严重心律失常的胎儿心脏植入起搏器；④胎儿脊柱裂修补；⑤膈疝气管内置球囊封堵术；⑥对脑积水者放置引流管，降低颅内压，防止脑组织受压造成进一步损伤萎缩；⑦对泌尿道梗阻者可放置引流管，缓解对肾脏的压迫保护肾功能等；⑧基因和干细胞治疗。

（五）采集经宫颈细胞产前诊断

妊娠期退化的绒毛细胞成分可以脱落到子宫腔而后进入宫颈管，采集经宫颈细胞（transcervicalcell，TCC）可获得滋养叶细胞及其成分，通过这种微创性操作可以进行产前诊断。1971 年，Shettles 等用棉棒从宫颈采集 TCC，通过荧光染色，发现一些细胞存在 Y 染色体。1992 年，Griffith-Jones 等采取棉棒和灌洗法获取 TCC，通过聚合酶链式反应（PCR）技术检测到 Y 染色体 DNA 序列，但假阳性率和假阴性率较高。1993 年，Adinolfi 等采用荧光原位杂交（FISH）技术，用于染色体探针检测 TCC，在排除了来自精子的 Y 染色体 DNA 污染的可能性后，证实了 TCC 中存在滋养叶细胞。TCC 的主要成分为母体细胞，在不同的研究中滋养叶细胞的含量差异很大，从 0.5% ~ 40%。

采集 TCC 有以下方法：①棉棒法，该法用棉棒在宫颈管内取材，获得的胎儿细胞很少；②抽吸法，采用注射器经宫颈管抽吸取材；③灌洗法，用 5 ~ 15mL 生理盐水灌洗宫颈管，此法可获取较多的胎儿细胞；④细胞刷法，与其他方法比较，此法可获取较多的胎儿细胞。取材最佳时间为 5 ~ 7 周以及 13 ~ 15 周。

从 TCC 中分离滋养叶细胞，去除母体细胞的污染是采用 TCC 进行产前诊断的关键。目前认为，在倒置显微镜下吸取滋养叶细胞团是有效的分离方法。除了可以判断性别，采用荧光原位杂交（FISH）技术还可以诊断染色体异常，PCR 技术诊断 Rh（D）血型。由于样本中存在大量的母体细胞，难以完全分离，TCC 多用于诊断父源性的常染色体显性遗传病。

与绒毛取样比较，虽然 TCC 取材时间稍早，创伤性较小，但由于标本处理较烦琐以及母体细胞污染等原因，导致其诊断的局限性，限制了在临床的应用。迄今，在妊娠早期取材技术中，绒毛取样仍然是其他技术无法取代的最佳方法。

二、非侵入性产前诊断方法

（一）孕妇外周血中胎儿细胞的分离与富集

1969 年 Walknowska 等在孕妇血中发现了胎儿细胞，而后的研究提示通过分离、富集这些细胞可以进行产前诊断。

孕妇外周血中的胎儿细胞有 4 种类型：有核红细胞、淋巴细胞、粒细胞、滋养叶细胞。目前认为有核红细胞是用于产前诊断的最佳细胞，这是因为这种细胞不存在于成人外周血中，在孕早期胎血中普遍存在；含量较多；细胞分裂快，寿命短（90d），不会受前次妊娠的影响；含有细胞核基因的全部成分，包含了胎儿的全部遗传信息；含有很多可用于分离的特殊的表面标记，便于富集。

妊娠33d开始可以从孕妇血中检测到胎儿细胞，随着孕龄增加，胎儿细胞数量增加。由于孕妇血中胎儿细胞含量很少，其与母血细胞之比约为1 ： 10^6，因此需要对胎儿细胞进行富集和分离。目前主要的分离方法有密度梯度离心法、荧光激活细胞分离法（FACS）、磁激活细胞分选法（MACS）、电流分离法（CFS）、免疫磁珠和抗体结合柱法、单细胞显微操作法、细胞培养富集法等。获得的胎儿细胞可用于基因诊断，或采用荧光原位杂交技术诊断染色体异常。

虽然利用母血中的胎儿细胞产前诊断是无创性的技术，但是，目前还不能取代传统的侵入性的取材技术在临床的广泛应用。

（二）母血中胎儿DNA/RNA在产前诊断中的应用

1997年，Lo YM（卢煜明）等发表在《柳叶刀》的文章报道，母体外周血中存在游离胎儿DNA（cell-free fetal DNA，cffDNA），这一发现为产前筛查及诊断策略开拓了新思路。在其后的10年间，不同实验室利用cffDNA成功地进行了胎儿性别、Rh血型不合、单基因病和胎儿染色体非整倍体等方面的检测，但由于方法复杂、质量控制欠满意、费用较高等问题，一直难以推广于临床。近年来，随着二代测序技术的发展，检测成本降低，无创产前检测（non-invasive prenatal testing，NIPT）在全球迅速得以应用，并逐渐得到相关行业学者的高度重视和广泛认可。NIPT指采集孕妇外周血，利用胎儿来源的游离核酸进行常见非整倍体筛查。我国NIPT则面临着多项挑战，如何充分理解并合理规范应用NIPT、我国产前筛查和产前诊断体系中NIPT该如何正确定位等，成为亟待解决的重要问题。

1. NIPT相关的指导意见　依据现有研究结果，国际上发表了一系列与NIPT相关的指导意见，客观中肯地评价了NIPT的优势、局限性和临床应用要点，强调了检测前后遗传咨询工作的重要性。

2012年12月，美国妇产科医师学院（American College of Obstetricians and Gynecologists，ACOG）联合母胎医学会（Society for Maternal-Fetal Medicine，SMFM）提出，通过产前筛查或诊断方法评价染色体非整倍体风险，适用于所有年龄的孕妇人群。NIPT可作为染色体非整倍体高危人群（包括年龄35岁及以上的高龄孕妇、超声提示胎儿存在染色体非整倍体风险、孕妇曾生育染色体三体患儿、夫妇之一为罗氏易位等）的初筛方法，或作为妊娠早期联合筛查、妊娠中期血清学筛查结果高危者的进一步检测方法。但需明确告知孕妇，NIPT风险评估仅限于21三体综合征、18三体综合征和13三体综合征，既不能取代产前诊断，也不能提供其他任何进一步的遗传相关信息；而且NIPT存在检测失败的可能。此外，对于低危孕妇及双胎妊娠孕妇尚缺乏相关数据，因此不适于采用NIPT作为直接筛查方法。

NIPT检测前应进行遗传咨询，明确上述利弊，孕妇应在知情同意的前提下，自愿选择NIPT，而不应作为临床常规检查项目。进行NIPT检测前，应详细了解孕妇是否存在遗传疾病家族史而需要其他特异检查，并通过超声检查明确为单活胎、胎儿有无结构异常及妊娠孕周。对NIPT结果的解释咨询亦十分重要。作为筛查项目，必然存在一定的假阳性，NIPT高风险病例有必要进行介入性产前诊断确诊；NIPT也可能出现假阴性结果。如果NIPT低危人群合并妊娠中期超声胎儿结构异常，仍应进行介入性产前诊断。此外，NIPT不能取代母体血清甲胎蛋白的检测和胎儿开放性神经管畸形的超声检测

2013年4月，国际产前诊断学会（International Societv for Prenatal Diagnosis，ISPD）针对包括NIPT在内的非整倍体筛查策略发布声明，强调了以下几点：①NIPT对13三体综合征的检测效率较低；②目前临床有效性的验证研究更多地集中于高龄和筛查（血清学筛查或超声筛查）高危的人群，在低危人群中尚未得到完全验证；③有限的数据表明，在低危人群中，实验失败率不会明显增高，假阳性率与高危人群类似；④当出现染色体嵌合时（包括限于胎盘的嵌合），结果的准确性会受到影响；⑤可能出现母体血浆样本中胎儿cffDNA不足，或其他原因造成的实验失败；⑥尚缺乏与该方法相关的质量控制和技术检测统一标准；⑦体重指数高的孕妇，其检测失败或结果不确定的风险增加；⑧妊娠晚期的孕妇，可能缺乏足够时间进行重复检测或产前诊断进行确诊。

2015年ACG的新版指南提到NIPT技术正在迅速变化，就其在筛查中使用的任何建议也将随之发展。

2015年ISPD新版指南指出NIPT可以用于中风险人群，同时对NIPT进行染色体微缺失微重复检测

也给出了积极肯定的建议，明确指出 NIPT 可以针对研究清楚的染色体微缺失微重复综合征进行检测。

妊娠早期超声检查也是重要的筛查项目。在 NIPT 广泛应用的现状下，NIPT 如何与超声检查结合也是学者们关注的问题。2014 年 6 月，国际妇产科超声学会（International Societv of Ultrasound in Obstetrics and Gynecology，ISUOG）更新了超声检查指南，强调 NIPT 不能替代妊娠早期超声检查。ISUOCJ 建议，在妊娠早期超声检查后，如需进一步评估胎儿染色体三体的风险，孕妇可选择以下方案：①结合颈项透明层厚度（nuchal translucency，NT）和（或）其他超声指标、母体血生化指标，评估风险值（受公共卫生资源配置等因素所限，不同国家地区所采用的风险切割值可能存在差异）；②如果孕妇为高龄或有染色体非整倍体生育史等因素，考虑直接进行介入性产前诊断；③选择 NIPT 作为评估风险的首选。但应明确，目前仍缺乏 NIPT 应用于低危人群的循证依据，其阳性预测值低于高危人群。

母体血清学筛查高风险或中风险的孕妇，NIPT 可作为备选的风险评估方法，替代介入性产前诊断；但极高危风险（风险值 > 1 ∶ 10）孕妇中，NIPT 可能仅覆盖 70% 的染色体异常，即使不伴有超声异常，仍建议行介入性产前诊断确诊。如果超声提示胎儿结构异常，无论 NIPT 结果是否正常，均应采用介入性产前诊断确诊。如果 NIPT 结果未提示高风险，则不必要针对 21 三体综合征、18 三体综合征和 13 三体综合征进行 NT 值和母血生化指标的风险评估，超声检查时也不必寻找与 21 三体综合征有关的软指标。

此外，ISUOG 强调，在孕妇进行 NIPT 前，应进行充分的遗传咨询。不同检测机构的质量控制评价可能存在差异，不应一概而论。对 NIPT 的客观评价应在公共资源资助下进行前瞻性研究。

2. NIPT 的研究热点　出现假阴性和假阳性结果的原因：NIPT 的应用已有大规模临床实践，其应用范围还在向更高分辨率水平不断拓展。但假阴性和假阳性的案例引起了研究者的注意。胎盘嵌合、母体恶性肿瘤、母体嵌合体、双胎中一胎停育等情况均可能是影响因素；孕周和胎儿 DNA 在母血中的含量也是影响结果的重要因素。因此，NIPT 高风险病例仍应采用介入性产前诊断进行确诊。

NIPT 与现有产前筛查和产前诊断模式的合理整合。目前，NIPT 仍主要针对具有高危因素的孕妇，以减少不必要的介入性产前诊断。多项研究均提示，NIPT 对 21 三体综合征、18 三体综合征和 13 三体综合征的筛查效率高于血清学筛查，能大大降低介入性产前诊断的工作量。但临界风险和低风险人群缺乏 NIPT 的相关临床数据，专家学者对此持保守观望态度。最新的 ISUOG 指南迈出了谨慎的一步，提出如果孕妇希望进行 NIPT 以进一步排除 21 三体综合征、18 三体综合征和 13 三体综合征风险，无论是否合并超声异常或血清学筛查高风险，都可尊重孕妇的意愿选择 NIPT。NIPT 能否作为所有人群的一线筛查方法，或作为其他筛查方法提示高风险后的进一步检测方法，目前尚无定论，还需要全面准确的卫生经济学评价。

3. 我国规范　2015 年 1 月 15 日，国家卫生与计划生育委员妇幼司发布《高通量基因测序产前筛查与诊断技术规范（试行）》，明确规定了 NIPT 的适用范围，同时确认了全国 108 家高通量测序技术临床应用试点机构。2016 年 10 月 27 日国家卫生计生委办公厅关于规范有序开展孕妇外周血胎儿游离 DNA 产前筛查与诊断工作的通知（国卫办妇幼发 [2016] 45 号）出台，废止试点机构的有关规定，同时发布新版《孕妇外周血胎儿游离 DNA 产前筛查与诊断技术规范》，主要包括开展孕妇外周血胎儿游离 DNA 产前筛查与诊断技术的基本要求、适用范围、临床服务流程、检测技术流程以及质量控制指标等内容。

（1）适用目标疾病：根据目前技术发展水平，孕妇外周血胎儿游离 DNA 产前筛查与诊断的目标疾病为 3 种常见胎儿染色体非整倍体异常，即 21 三体综合征、18 三体综合征、13 三体综合征。

（2）适用时间：孕妇外周血胎儿游离 DNA 检测适宜孕周为 12^{+0} ~ 22^{+6} 周。

（3）适用人群；①血清学筛查显示胎儿常见染色体非整倍体风险值介于高风险切割值与 111 000 之间的孕妇。②有介入性产前诊断禁忌证者（如先兆流产、发热、出血倾向、慢性病原体感染活动期、孕妇 Rh 阴性血型等）。③孕 20^{+6} 周以上，错过血清学筛查最佳时间，但要求评估 21 三体综合征、18 三体综合征、13 三体综合征风险者。

（4）慎用人群：有下列情形的孕妇进行检测时，检测准确性有一定程度下降，检出效果尚不明确；或按有关规定应建议其进行产前诊断的情形。包括：①早、中孕期产前筛查高风险。②预产期年龄 ≥ 35 岁。③重度肥胖（体重指数 > 40）。④通过体外受精一胚胎移植方式受孕。⑤有染色体异常胎儿分娩史，但除外夫妇染色体异常的情形。⑥双胎及多胎妊娠。⑦医师认为可能影响结果准确性的其他情形。

（5）不适用人群：有下列情形的孕妇进行检测时，可能严重影响结果准确性：①孕周 < 12 周。②夫妇一方有明确染色体异常。③ 1 年内接受过异体输血、移植手术、异体细胞治疗等。④胎儿超声检查提示有结构异常须进行产前诊断。⑤有基因遗传病家族史或提示胎儿罹患基因病高风险。⑥孕期合并恶性肿瘤。⑦医师认为有明显影响结果准确性的其他情形。

除外上述不适用情形的，孕妇或其家属在充分知情同意情况下，可选择孕妇外周血胎儿游离 DNA 产前检测。

三、产前诊断实验室技术

（一）核型分析

1. 概述　各种生物染色体的形态，结构和数目都是相对稳定的。染色体核型（karyotype）是一个细胞内的全部染色体按其大小和形态特征排列所构成的图像，对这种图像进行分析称为核型分析（图 2–1）。人类体细胞中共有 23 对染色体，22 对常染色体，一对性染色体。

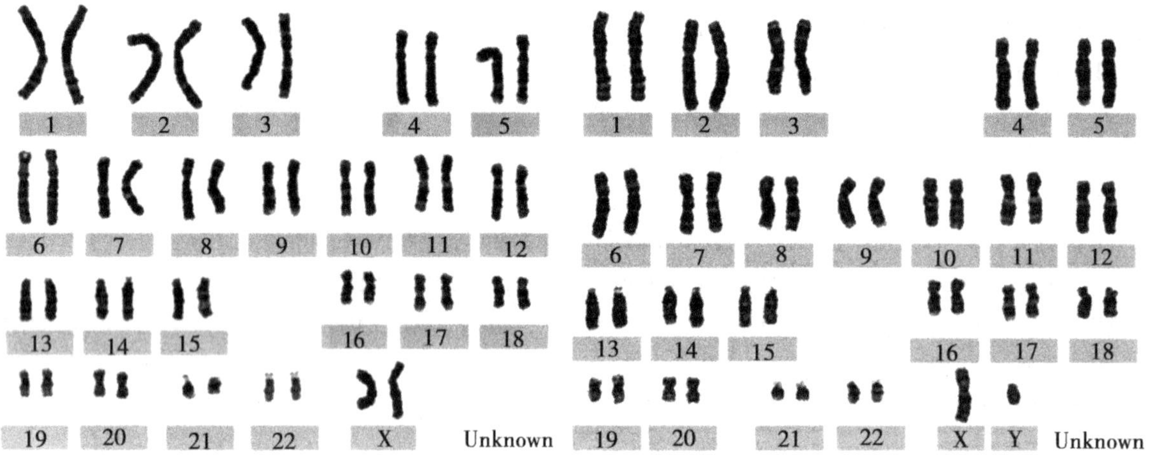

图 2–1　人类正常染色体核型

按照国际标准，正常核型的描述包括两部分：第一部分为染色体总数，第二部分为性染色体组成，两者之间用“，”隔开。如正常男性的核型为 46，XY。异常核型的描述除包括以上两部分外，还包括畸变情况，也是用“，”与前面部分隔开。

根据着丝粒位置和染色体大小，将 22 对常染色体由大到小依次命名为 1 至 22 号，并将人类染色体分为 7 组，分别用大写字母 A ~ G 表示。

A 组：包括 1 ~ 3 号染色体，1 号和 3 号为中央着丝粒染色体，2 号为亚中着丝粒染色体。

B 组：包括 4 ~ 5 号染色体，均为亚中着丝粒染色体。

C 组：包括 6 ~ 12 号和 X 染色体，均为亚中着丝粒染色体，X 染色体大小界于 7 号和 8 号染色体之间。

D 组：包括 13 ~ 15 号染色体，为近端着丝粒染色体，可以有随体。

E 组：包括 16 ~ 18 号染色体，16 号为中央着丝粒染色体，17 和 18 号为亚中着丝粒染色体。

F 组：包括 19 ~ 20 号染色体，为中央着丝粒染色体。

G 组：包括 21 ~ 22 号和 Y 染色体，为近端着丝粒染色体，21、22 号染色体可以有随体。Y 染色体的大小变异较大，大于 21 和 22 号染色体。

2. 命名原则　用各种染色体显带技术，使染色体沿其长轴显示出明暗或深浅相间的带纹，而每一号染色体都有其独特的带纹，这就构成了每条染色体的带型。

1971 年在巴黎召开的人类细胞遗传学会议上提出了区分每个显带染色体区、带的标准系统。1978 年的国际会议上，制定了《人类细胞遗传学命名的国际体制（international system for human cytogenetic nomenclature，ISCN）》，提出了统一的符号和术语。每条显带染色体根据 ISCN 规定的界标（landmark）

分为若干个区（region），每个区又包括若干带（band）。界标包括染色体两臂的末端，着丝粒和某些明显恒定的带。两相邻界标之间为区。每条染色体都是由一系列连贯的带组成，没有非带区。

区和带的命名原则包括：长、短臂分别命名区，各区分别命名带；用数字命名，从着丝粒向远端依次编号，靠近着丝粒的两个带分别为长、短臂的 1 区 1 带；作为界标的带为远端区第 1 带。

带型描述包括 4 部分：染色体序号，臂符，区号和带号，各部分之间无分隔符。如 1p13 表示 1 号染色体短臂 1 区 3 带。

3. 实验方法　选取对数生长期，状态良好，紧密度高，折光率好的细胞，将细胞数量培养至覆盖 60mm 平皿的四分之一时，加入秋水仙素（100μg/mL），终浓度为 0.1 ~ 0.2μg/mL，处理 1 ~ 2h。消化并收集细胞至离心管，吹打成单细胞悬液，5min 离心，弃上清。加入预热至 37℃的低渗溶液（0.075MKCL）5mL，吹打至均匀，37℃水浴 15 ~ 20min。加入 3mL 固定液（甲醇、冰乙酸，体积比为 3 ：1，现用现配），静置 30min，弃上清，再加入 1 ~ 2mL 固定液，吹打制成悬液，悬液呈微白色为宜。用滴管吸取细胞悬液，高空滴在冰冻玻片上，在酒精灯上过两次，置 80℃烤箱放置 2h。之后胰酶消化 30s，用吉姆萨染液染色 10min，清水洗净，风干。

细胞分裂中期是染色体的形态结构最典型的时期，通过显微镜摄影，将选取伸展良好，形态清晰，有代表性的细胞分裂相进行核型分析，该核型可以代表该个体的染色体组成。

4. 临床应用　核型分析是基于全部染色体水平的检测，染色体数目异常和结构异常，如缺失、扩增、易位、倒位等，染色体平衡易位和不平衡易位均可以检测。核型分析拥有其他方法无法取代的一些优势，依然是目前重要的细胞遗传学检测手段，其缺点在于必须用无菌操作获得的能够体外培养增殖的活细胞，操作复杂，对实验人员的要求比较高，而且分辨率有限，只能检测染色体上 5 ~ 10Mb 以上的片段突变，无法检测杂合性缺失 / 单亲二倍体。

（二）荧光原位杂交技术

1. 概述　荧光原位杂交（fluorescence in situ hybridization，FISH）的基本原理是利用已知核酸序列作为探针，以荧光素直接标记或以非放射性物质标记后与靶 DNA 进行杂交，再通过免疫细胞化学过程连接上荧光素标记物，最后在荧光显微镜下观察杂交信号，从而对标本待测核酸进行定量、定性及定位分析。

2. 实验方法

（1）样本玻片制备：离心收集细胞，去上清，胶原酶 B 消化，KCl 低渗溶液温育，预固定，固定，去上清制成细胞悬液，滴片并老化。

（2）玻片预处理：SSC 溶液漂洗，胃蛋白酶工作液浸泡 10min，SSC 溶液漂洗，置于梯度乙醇中脱水，自然干燥。

（3）变性杂交：探针配制，离心，将 10μl 探针混合物滴加于玻片杂交区域，立即加盖盖玻片，用橡皮胶封边，75℃共变性 5min，42℃杂交 16h。

（4）玻片洗涤：SSC 溶液漂洗，乙醇漂洗。

（5）复染：暗处自然干燥，DAPI 复染，暗处放置。

（6）结果观察与判断：随机计数 50 ~ 100 个羊水细胞，判断标准为：

正常：90% 以上的细胞显示正常信号类型；异常：60% 以上细胞出现异常信号类型；无法判读：扩大计数至 200 个细胞，以判断最后结果。

3. 临床应用　最常见的染色体非整倍体异常是第 21、18、13 和 X、Y 染色体数目改变。荧光原位杂交技术利用特异性探针，可在 1 ~ 2d 内对 21、18、13、X、Y 等常见的染色体数目异常进行快速诊断，且可靠性达 99.8% 以上。其假阳性或假阴性的发生率为 0.1% ~ 0.2%；与传统核型分析相符率达 99.8%。而且 FISH 技术操作简单，所需样本量少，诊断结果快，避免患者在焦虑中等待较长时间，让医生尽早做出诊断，制定诊疗方案。

此外，在染色体微缺失微重复疾病诊断中，FISH 依然是目前的“金标准”方法。如 22q11.2 微缺失微重复综合征的诊断。

FISH 技术的缺点在于其非全局性，即探针设计是针对特定 DNA 序列，一次只能检测有限的几个靶点。

（三）染色体微阵列

染色体微阵列分析（chromosomal microarray analysis，CMA）技术又被称为“分子核型分析”，也称为“基因芯片”技术，能够在全基因组水平进行扫描，可检测染色体不平衡的拷贝数变异（copy numher variant，CNV），尤其是对于检测染色体组微小缺失、重复等不平衡性重排具有优势。根据芯片设计与检测原理的不同，CMA 技术可分为两大类：基于微阵列的比较基因组杂交（array-based comparative genomic hybridization，aCGH）技术和单核苷酸多态性微阵列（single nucleotide polymorphism array，SNP array）技术。前者需要将待测样本 DNA 与正常对照样本 DNA 分别标记、进行竞争性杂交后获得定量的拷贝数检测结果，而后者则只需要将待测样本 DNA 与一整套正常基因组对照资料进行对比即可获得诊断结果。通过 aCGH 技术能够很好地检出 CNV，而 SNP array 除了能够检出 CNV 外，还能够检测出大多数的单亲二倍体（uniparental disomy，UPD）和三倍体，并且可以检测到一定水平的嵌合体。而设计涵盖 CNV 和 SNP 检测探针的芯片，可同时具有 CNV 和 SNP 芯片的特点。

近年来，CMA 技术在产前诊断领域中的应用越来越广泛，很多研究也证明了该技术具有传统胎儿染色体核型分析方法所无法比拟的优势。CMA 对非整倍体和不平衡性染色体重排的检出效率与传统核型分析方法相同，并具有更高的分辨率和敏感性，且 CMA 还能发现额外的、有临床意义的基因组 CNV，尤其是对于产前超声检查发现胎儿结构异常者，CMA 是目前最有效的遗传学诊断方法。基于上述研究结果，不少学者认为，CMA 技术有可能取代传统的核型分析方法，成为产前遗传学诊断的一线技术。但到目前为止，尚缺乏基于人群的大规模应用研究结果。

1. CMA 技术的临床应用适应证和禁忌证

（1）产前超声检查发现胎儿结构异常是进行 CMA 检查的适应证，建议在胎儿染色体核型分析的基础上进行，如核型分析正常，则建议进一步行 CMA 检查。

（2）对于胎死宫内或死产、需行遗传学分析者，建议对胎儿组织行 CMA 检测，以提高其病因的检出率。

（3）对于胎儿核型分析结果不能确定染色体畸变情况时，建议采用 CMA 技术进行进一步分析以明确诊断。

（4）CMA 应用于评估早、中孕期胎儿丢失原因的研究数据积累不足，暂不推荐使用。

（5）CMA 技术（特指具有 SNP 探针的平台）对于异常细胞比例≥ 30% 的嵌合体检测结果比较可靠，反之，对异常细胞比例 < 30% 的嵌合体结果不可靠。

2. 涉及 CMA 技术的产前诊断技术路线　对于产前超声检查发现有胎儿结构异常的患者，建议先行胎儿染色体核型分析和快速产前诊断。如结果异常，则可直接发放诊断报告；如结果正常，则应进一步行 CMA 技术检测。对重要的 CMA 异常结果，应采用 FISH 技术对其进行验证，并在必要时对父母的外周血进行检测。

3. 产前遗传咨询相关问题　虽然有关 CMA 技术在产前诊断中应用的研究结果令人鼓舞，但 CMA 也存在共同的局限性，主要表现在以下几个方面：①无法可靠地检出低水平的嵌合体。②无法检出平衡性染色体重排和大多数的基因内点突变。③ aCGH 检测平台无法检出三倍体。④ CMA 的阳性检出率仍然较低（并非所有病例都能发现具有临床意义的 CNV），对于超声检查发现结构异常但胎儿染色体核型正常的病例，目前 CMA 增加检出致病性 CNV 的比例 < 10%。⑤最主要的难点是对临床意义不明确的（遗传）变异（variants of uncertain significance，VOUS）的判读和解释，其中部分情况是罕见的新生突变，部分与突变基因的外显率有关，即胎儿有罹患某种遗传病的易感性，但并不一定发病，如自闭症。对胎儿父母样本进行检测、综合家系分析对 VOUS 结果的判读和解释有一定帮助。但在很多情况下，就目前对人类基因组的认识和数据库的积累，仍然无法对全部结果给出确切的临床性质判读。这种情况往往会导致孕妇及其家属的焦虑，甚至是错误的终止妊娠。⑥采用不同的 CMA 检测平台以及不同分辨率的芯片，对同一胎儿样本，也可能会得出不同的检测结果。这是 CMA 检测本身的技术特点所决定的，并非医务人员造成的误诊或漏诊。

基于 CMA 在产前诊断应用中存在上述问题，在对患者进行产前 CMA 检测前和检测后，进行恰当的遗传咨询十分重要，内容包括：

（1）产前遗传咨询：在进行产前 CMA 检测之前和检测之后必须进行相关的产前遗传咨询。

（2）咨询资质：产前遗传咨询应由有产前遗传咨询资质的专业医务人员担任。

（3）患者知情：CMA 检测前的咨询应详细解释 CMA 的优点和局限性，并让患者充分地知情同意，向患者明确指出：CMA 能够检出所有通过染色体核型分析能够检出的染色体不平衡变异，并可能发现其他的特定遗传性疾病，但不能检出所有的遗传性疾病，如低比例嵌合体、平衡性染色体重排、单基因突变等。所检出的特定疾病在不同患者间临床表现可能存在很大的变异，原因是与所累及基因的表现度和外显率不同有关。CMA 检测可能会发现 VOUS，可能需要对父母样本进行检测并辅以家系综合分析，协助对胎儿样本检测结果的判读。但在很多情况下，基于目前对人类基因组的认识和数据库的积累程度，仍然无法对某些检测结果进行判读和解释。CMA 检测可能会发现一些成人期迟发型疾病，这提示父母之一可能罹患同一疾病但尚未表现出临床症状。

（4）客观看待差异性结果：检测前的咨询应强调，采用不同的 CMA 检测平台以及不同分辨率的芯片，即使是针对同一胎儿样本分别进行检测，也可能会出现差异性结果。这是 CMA 检测本身的技术特点所决定的，并非医务人员造成的误诊或漏诊。

4. CMA 技术在产前诊断中的规范化应用

（1）产前诊断技术资质：根据 2002 年颁发的《产前诊断技术管理办法》的有关规定，开展产前诊断技术的医疗保健机构，是指经省级卫生行政部门许可开展产前诊断技术的医疗保健机构。强调利用 CMA 技术进行产前诊断，需在具有产前诊断技术资质的医疗机构内、由具有产前诊断技术资质的医务人员进行。

（2）产前遗传咨询资质：在进行产前 CMA 检测前和检测后，必须对患者进行相关的产前遗传咨询，根据 2002 年颁发的《产前诊断技术管理办法》的有关规定，从事产前诊断技术的卫生专业技术人员，必须经过系统的产前诊断技术专业培训，通过省级卫生行政部门的考核并获得从事产前诊断技术的“母婴保健技术考核合格证书”。

（3）签署知情同意书：在进行产前 CMA 检测之前，必须让患者签署有关的知情同意书。知情同意书上需详细说明 CMA 检测的优点和局限性。

（4）发放 CMA 检测报告：在实验室发放 CMA 检测报告时，应在报告上明确说明所使用的 CMA 检测技术平台以及该技术平台的检测内容和优缺点

（5）规范化操作：应遵循产前 CMA 检测的技术路线进行规范化操作，由于 CMA 技术不足以提供染色体重排类型方面的信息，其结果应得到核型分析和 FISH 等技术的验证。通过核型分析和中期核分裂象的 FISH 获得染色体异常的表述形式，阐明其发生机制，评估再次妊娠时发生染色体异常的风险，给患者提供全面的咨询。

目前，针对 CMA 技术的临床应用，在医务人员层面还缺乏正确客观的知识培训和宣教，导致了该技术在临床应用层面观点不一、流程混乱，不利于该技术在临床应用的长期健康发展。在专家层面，取得较一致意见的基础上应加强对普通医务人员的宣教和培训，规范该技术的临床应用。

5. 行政和法律层面的顾虑　产前诊断中存在较高的风险，其检测结果具有不确定性，需要高新技术的支撑。CMA 技术是非常重要的分子诊断技术，需要在临床应用实践中发展完善。但是在法律法规对其应用管理暂时缺位的情况下，应用 CMA 技术会对产前诊断医疗机构和从业人员造成相当大的压力甚至困扰，这不仅不利于这项技术的健康发展，也不利于对复杂遗传病患者和罕见胎儿异常的产前诊断服务。希望国家相关机构和部门能尽快解决该技术面临的一系列行政许可问题。同时，CMA 技术相关产品的厂商也应遵守中国对临床诊断医疗器械和体外诊断试剂的管理规定，第一时间申报进口注册或产品许可。这样才有利于国内医疗机构规范 CMA 技术的临床应用，保障患者的医疗安全并得到较高质量的产前诊断服务，规避医疗风险，为该项技术的临床应用奠定合理合法的基础。

第三章

妇科常见症状

第一节　白带

白带是指妇女外阴和阴道所排出的分泌物。由于分泌物多呈白色，故称白带。白带来源于妇女生殖道，有生理性和病理性之分。在正常情况下，妇女阴道和外阴经常有少量分泌物以保持其湿润，此为生理性白带。分泌物增多或性状异常则为病理性白带。虽然如此，妇女对白带的感觉往往因人而异，有的患者白带增多但无自觉不适，无意就医；另一些人则虽白带不多，仅因外阴部潮湿而惶惑不安，急于求治。故在诊治过程中，必须首先区分生理性和病理性白带，并对引起病理性白带的各种有关疾病进行鉴别，从而做出正确处理。

一、病史要点

应详细询问以下各点。

（1）白带异常出现的时间，与月经周期及性生活有无关系，是否已绝经。

（2）白带及其性状，有无腥臭或恶臭味。

（3）是否伴有外阴瘙痒、尿频、尿痛及其他症状如腹痛、停经或月经紊乱等。

（4）发病前是否使用过公用浴盆、浴巾、公用浴池、游泳或有不洁性生活史。

（5）家人或同居伴侣中有无类似的白带增多情况。

（6）目前是否放置宫内节育器。

（7）近期是否服用过雌激素类药物、阴道用药或药液灌洗阴道。

（8）其他有无全身性疾病如心力衰竭、糖尿病等慢性疾病。

二、体检及妇科检查重点

1. 外阴检查　注意外阴、大腿内侧及肛周部有无皮损、发红、水肿、湿疹或赘生物，观察前庭大腺开口处及尿道口有无充血、分泌物，挤压尿道旁腺时有无脓性分泌物外溢。

2. 阴道检查　观察白带是来源于外阴、阴道、宫颈抑或宫颈管内，注意白带的量、颜色和性状。检查阴道壁有无红肿、出血点、结节、溃疡或赘生物，宫颈有无充血、糜烂、肥大、撕裂、内膜外翻、息肉或赘生物以及颈管内有无块物突出。

3. 双合诊和三合诊检查　除阴道炎外，其他妇科疾病如子宫黏膜下肌瘤、子宫内膜癌、输卵管癌均可引起白带增多，故应常规进行双合诊和三合诊检查，了解子宫的位置与大小，特别是附件有无包块和压痛。

三、重要辅助检查

根据病史及检查所见白带特征和局部病变情况，可选用下述相应辅助诊断方法，以便做出确诊。

1. 悬滴法或培养法找阴道毛滴虫　用无菌棉签自阴道后穹部涂抹少许阴道分泌物，置入载玻片上预置的一小滴生理盐水中，立即在低倍显微镜下观察有无活动的滴虫；亦可将白带放入装有 2 ～ 3mL 生理盐水的小瓶中，混匀后取一小滴于玻片上进行观察。悬滴法未能找到滴虫者可采用培养法，但需时较长且操作繁复，一般极少采用。

2. 涂片法或培养法找念珠菌　取可疑白带作涂片，固定后用革兰染色，置油镜下观察，可见成群革兰阳性孢子和假菌丝。如涂片阴性，可用培养法找芽孢和菌丝。

3. 涂片法找线索细胞（clue cell）　取阴道分泌物置于涂片上，加数滴生理盐水均匀混合，通过革兰染色，在油镜下观察找寻线索细胞。所谓线索细胞即阴道复层扁平上皮脱落的表层细胞边缘黏附大量颗粒状物，以致细胞边缘原有棱角消失。此类颗粒状物即为阴道加德纳菌等厌氧菌，故在涂片找到线索细胞即为诊断细菌性阴道病的依据。

4. 氨试验　取阴道分泌物少许置玻片上，加入 10% 氢氧化钾溶液 1 ～ 2 滴，立即嗅到一种鱼腥味为氨试验阳性，多提示有细菌性阴道病存在。

5. 涂片法及培养法找淋球菌　淋球菌多藏匿于前庭大腺、尿道旁腺和宫颈腺体内，但以宫颈管内腺体的阳性率为最高。取材时先揩净宫颈表面分泌物，以小棉签置入颈管内 1.0 ～ 1.5cm 处，转动 1 ～ 2 周，并停留 1min，然后取出棉签作涂片或培养。涂片经革兰染色后，油镜下检验如见中性粒细胞内有成对革兰阴性双球菌为阳性，但涂片法阳性率低，故目前均主张对女性淋病的诊断应采用培养法。

6. 沙眼衣原体的检测　可取颈管分泌物吉姆萨染色，在光镜下观察找包涵体，但阳性率不高。培养法确诊可靠，因技术条件要求高，目前临床很少采用。以单克隆抗体荧光标记或用酶来直接检查标本中的沙眼衣原体抗原是一种快速诊断法，已有试剂盒。此外，亦可用间接血凝试验、荧光抗体试验或 ELISA 法检查血清中的抗体。

7. 支原体培养　可取颈管分泌物培养，检测支原体。但目前多认为支原体阳性诊断价值不大。

8. 宫颈刮片细胞学或 TCT 细胞学检查　应常规进行，可发现宫颈癌前病变或早期宫颈癌。TCT 法检查可靠性高，但价格较昂贵。

9. 活体组织检查　对宫颈、阴道或外阴等部位赘生物或有恶变可疑者均应取活检以明确诊断。如能在阴道镜检下对宫颈或阴道可疑病变部位取活检则更为准确。

10. 分段诊断性刮宫　凡分泌物来自颈管内或其以上部位者，应行分段诊断性刮宫，先刮颈管，后刮宫腔，将刮出组织分别送检。

四、生理性白带的鉴别

在对病理性白带进行鉴别前，临床上应首先认识正常妇女的生理性白带。

生理性白带是女性生殖器在适量内源性或外源性雌激素作用下所形成的分泌物，包括：①外阴双侧前庭大腺分泌的少量无色透明黏液，用以保持前庭部黏膜潮润，性兴奋可促使黏液分泌有所增加。②外阴部汗腺、皮脂腺的极少量分泌物。③阴道黏膜分泌物混有脱落的阴道扁平上皮细胞及正常寄生在阴道内的多种需氧和厌氧菌，一般以阴道杆菌为主。由于阴道上皮细胞内含有丰富的糖原，阴道杆菌可将糖原转化为乳酸，因而阴道分泌物呈酸性（pH 值 $\leqslant$ 4.5），其量可在性兴奋时显著增加。④宫颈管腺体分泌的碱性蛋清样高度黏性液体，其中混有极少量颈管柱状上皮细胞。⑤黄体晚期子宫内膜分泌的极少量碱性液。生理性白带呈白色糊状，高度黏稠，无腥臭味，量少，一般仅沉积于阴道后穹部，但其量和性状可随妇女的年龄及卵巢分泌激素的变化而有所改变。

1. 新生儿白带　胎儿的阴道和颈管黏膜受到胎盘分泌的雌激素影响而增生，出生前阴道内有较多分泌物积聚。出生后因其体内雌激素水平急剧下降，增生的上皮脱落并随阴道内积聚的分泌物排出体外，故新生儿在最初 10d 外阴有较多无色或白色黏稠分泌物；少数新生儿由于子宫内膜随雌激素水平下降而剥脱，还可出现撤退性出血，故其白带为粉红色或血性，甚至有少量鲜血流出。

2. 青春期白带　随着青春期的到来，卵巢的卵泡开始发育，在卵泡分泌的雌激素影响下，少女于初潮前 1 ～ 2 年开始常有少量黏液样白带，可持续至初潮后 1 ～ 2 年排卵性月经周期建立时为止。

3. 育龄期白带　育龄妇女在每次月经周期的排卵前2～3d内，由于体内雌激素水平逐渐上升达高峰，宫颈管腺体分泌的黏液增多，此时可出现稀薄透明的黏性白带；在月经来潮前2～3d，因盆腔充血，多有较黏稠的白带出现。

4. 妊娠期白带　在妊娠期，特别是从妊娠3～4个月开始，由于雌、孕激素水平显著上升，阴道壁的分泌物及宫颈腺体分泌的黏液均增加，往往有较多黏厚白带排出。

5. 产褥期白带　产后最初数天有较多血液排出，称血性恶露；继而排出物中有较多坏死内膜组织，内含少量血液，呈淡红色，称浆液性恶露；产后2～3周始排出的为退化蜕膜组织、宫颈黏液、阴道表皮细胞及细菌的混合物，色泽较白，称白色恶露，亦系产褥期白带，可持续至产后4～6周甚至更晚。

6. 外源性雌激素所致白带　使用己烯雌酚或雌激素制剂治疗闭经或功能失调性出血等妇科疾病可促使宫颈管和阴道分泌物增加而出现白带。

五、病理性白带的鉴别

（一）根据白带性状进行鉴别

1. 透明黏性白带　其性状与生理性白带相同，类似鸡蛋清，但量显著增多，远远超出正常生理范围，一般多见于慢性宫颈炎、颈管内膜外翻、卵巢功能失调、阴道腺病或宫颈高分化腺癌的患者。

2. 白色或灰黄色泡沫状白带　为滴虫性阴道炎的特征，可伴有外阴瘙痒。

3. 凝乳状白带　呈白色豆渣状或凝乳状，为念珠菌性阴道炎的特征。患者常伴有严重外阴瘙痒或灼痛。妊娠、糖尿病、长期使用抗生素、肾上腺皮质激素或免疫抑制剂为念珠菌感染的高危因素。

4. 脓性白带　色黄或黄绿、黏稠呈脓样，多有臭味，一般为化脓性细菌感染所致，常见于滴虫性阴道炎、急性或亚急性淋菌性宫颈炎和阴道炎、急性衣原体宫颈炎、萎缩性阴道炎，亦可见于子宫内膜炎、宫腔积脓或阴道内异物残留等情况。

5. 灰白色腥味白带　白带呈灰白色，稀薄，有腥臭味，特别是在性交后腥臭更剧。一般为细菌性阴道病所引起。

6. 血性白带　白带中混有血，应警惕子宫颈癌、子宫内膜腺癌等恶性肿瘤的可能性。但宫颈息肉、黏膜下肌瘤、萎缩性阴道炎亦可导致血性白带。放置宫内节育器引起者亦较多见。

7. 水样白带　持续流出淘米水样白带应考虑晚期宫颈癌、阴道癌或黏膜下肌瘤伴感染。阵发性排出淡黄色或淡红色水样液有输卵管癌的可能。输卵管积水患者偶有间歇性清澈的水样排液。

（二）引起白带增多的常见疾病

生殖系统不同部位的疾病均可引起白带增多，其中除因外阴疾病引起者诊断多无困难不予介绍外，其余将分别加以鉴别。

1. 滴虫性阴道炎　由阴道毛滴虫感染所致，为常见的阴道感染之一。除通过性交传播外，还可通过浴室、便器、共用浴巾、内衣裤间接传染。

（1）阴道分泌物异常增多，呈稀薄泡沫状或脓性。

（2）轻度外阴瘙痒。

（3）阴道壁充血，有时可见散在黏膜下红色出血点。

（4）阴道分泌物镜检可见活动毛滴虫。

2. 念珠菌性阴道炎　为目前我国最多见的阴道感染。正常妇女阴道内可寄生有白色念珠菌，当阴道内环境改变，如孕妇阴道内糖原增多、应用皮质激素或大量使用广谱抗生素等引起阴道内菌群失调后，念珠菌大量繁殖即可发病。

（1）阴道排出物为干酪或豆渣样、黏厚、无臭味。

（2）外阴、阴道严重瘙痒，外阴红肿，排尿时灼热感，性交可使症状加剧。

（3）检查时可见阴道内有豆渣样白色分泌物覆盖黏膜表面，擦净后见黏膜充血、水肿。

（4）阴道分泌物镜检找到念珠菌孢子和假菌丝。

3. 细菌性阴道病　是由阴道加德纳菌和其他厌氧菌及需氧菌混合感染引起的非特异性阴道炎。阴道分泌物增多、呈灰白色、稀薄、有腥臭味，性交后更明显，但亦可能无白带增多。检查可嗅到分泌物呈鱼腥味。分泌物稀薄，黏着于阴道壁，易擦去。阴道黏膜外观正常。阴道分泌物氨试验呈阳性，镜检下找到线索细胞。

以上 3 种常见阴道炎的鉴别方法，见表 3–1。

表 3–1 滴虫性阴道炎、念珠菌性阴道炎和细菌性阴道病的鉴别

项目	滴虫性阴道炎	念珠菌性阴道炎	细菌性阴道病
阴道分泌物性质	灰黄或黄绿色、大量、均质、黏度低，常成泡沫状	白色、凝乳状、黏稠，黏附于阴道壁	灰白色、均质、黏度低，易揩净
阴道分泌物 +10%KOH	偶有鱼腥臭味	无臭味	鱼腥臭味
阴道黏膜	普遍发红，宫颈或阴道壁可见点状出血斑	普遍发红	正常
阴道 pH 值	5.5 ~ 5.8	4.0 ~ 5.0	5.0 ~ 5.5
外阴红肿	不一定	常见	无
外阴瘙痒	轻至重度	剧烈	无
阴道分泌物涂片	活动毛滴虫	念珠菌包子和菌丝	线索细胞

4. 老年性阴道炎　又称萎缩性阴道炎，是由于雌激素水平过度低落和继发感染所致，常见于绝经后、卵巢切除后或盆腔放射治疗后的妇女。

（1）阴道有少量黄色或血性白带，伴阴部烧灼痛和性交痛。

（2）常伴有尿频、尿痛等不适。

（3）检查见阴道黏膜菲薄、充血、皱襞消失，有出血斑点，甚至表浅破损。

5. 阿米巴性阴道炎　常继发于肠道阿米巴病，原发于阴道者几乎没有。

（1）大量阴道分泌物，呈血性、浆液性或黄色脓性黏液，具有腥味。

（2）外阴、阴道因分泌物刺激而有疼痛、不适。

（3）患者曾有腹泻或痢疾史。

（4）检查可见外阴、阴道有溃疡，溃疡边缘隆起，基底有黄色坏死碎片，易出血。

（5）分泌物涂片检查或培养找到阿米巴滋养体，溃疡活检可找到原虫。

6. 阴道内异物残留　术后或产后阴道内残留纱布未取出或长期安放子宫托均可引起脓性白带，伴有奇臭。妇科检查时即能发现。

7. 阴道癌　原发性阴道癌少见，一般多继发于宫颈癌。因阴道无腺体，故大多为鳞状上皮细胞癌，极少数为腺癌。

（1）40 岁以上，特别是绝经后发病者为多。

（2）早期为无痛性阴道出血，晚期继发感染，有脓血性分泌物。

（3）检查病变多位于阴道上 1/3 的阴道壁，形态不一，表现为硬块、结节、溃疡或菜花状生长，接触性出血明显。

（4）取病变组织活检可证实，但必须排除宫颈癌的存在。

8. 急性宫颈炎　临床上淋球菌可引起急性宫颈炎和颈管内膜炎。此外，在产褥期内链球菌、葡萄球菌等化脓性细菌感染也可引起急性宫颈炎。

（1）阴道有大量脓性分泌物排出。

（2）宫颈充血、水肿，颈管内见大量黄绿色脓性分泌物。

（3）淋球菌感染时，常同时并发有阴道黏膜充血、水肿。

（4）若淋球菌由颈管上升，可引起急性淋球菌性输卵管炎。

9. 慢性宫颈炎（包括慢性宫颈管内膜炎）　宫颈阴道部黏膜为单层光滑呈鲜红色柱状上皮覆盖时仍为正常宫颈，一般无症状。但当其表面呈沙粒状甚至乳突状不平时则可导致白带增多，称慢性宫颈炎。

但必须通过宫颈刮片、阴道镜检甚至宫颈活检除外宫颈上皮内瘤变和早期宫颈浸润癌的存在。

（1）宫颈阴道部黏膜部分呈沙粒状或乳突状鲜红色，表面有较多黏稠白色分泌物覆盖。白带常规有白细胞，但无致病微生物发现。

（2）宫颈管外口处乳白色或黄白色黏液分泌物增多，不易拭净，一般为慢性宫颈管内膜炎。白带常规检查有白细胞增多，若找到淋球菌或细胞内衣原体包涵颗粒时，应分别确诊为慢性淋球菌宫颈炎或慢性衣原体宫颈炎。

10. 宫颈结核　一般是继发于子宫内膜结核和输卵管结核，患者多有肺结核史。

（1）早期有接触性出血。

（2）阴道有脓血性分泌物。

（3）妇科检查发现宫颈颗粒状糜烂或溃疡形成，亦可呈菜花状，接触性出血明显。但肉眼观察，难以与宫颈癌区分。

（4）宫颈活检镜下找到结核结节即可证实，并可除外宫颈癌。

11. 宫颈癌　多发生于40岁左右的妇女，但近年此病有年轻化趋势。以鳞状上皮细胞癌为多，少数为腺癌。

（1）早期宫颈癌有接触性出血。

（2）中、晚期宫颈癌特别是晚期宫颈癌有大量脓血性白带，奇臭。

（3）晚期宫颈鳞状上皮细胞癌外观呈结节状、菜花状或火山口状溃疡，质脆易出血。

（4）宫颈腺癌可能仅有宫颈呈桶状增大、质硬，表面光滑或轻度糜烂。

（5）宫颈黏液腺癌可分泌大量稀薄透明黏液性白带，需长期用卫生垫。

（6）宫颈组织活检是最后确诊方法。

12. 急性子宫内膜炎　一般多发生于产后、自然流产、人工流产或宫腔内安放节育器后。宫腔内有退化绒毛残留，更易诱发感染。

（1）有分娩或宫腔手术史，可能伴低热。

（2）宫腔分泌物多呈赭色。

（3）若无绒毛组织残留，一般在用抗生素治疗后分泌物会逐渐消失。

13. 子宫黏膜下肌瘤伴感染　一般见于脱出至颈管或阴道内的有蒂黏膜下肌瘤。

（1）患者月经量过多。

（2）阴道有大量脓性分泌物。

（3）妇科检查在阴道内或宫颈管口处见到球状质实块物，表面为坏死组织覆盖。块物有蒂与宫颈管或宫腔相连。

14. 慢性子宫内膜炎　子宫内膜炎大多为急性，慢性子宫内膜炎极少见，仅绝经后老年性子宫内膜炎可能为慢性。若宫腔内分泌物排出不畅时，可导致宫腔积脓。

（1）老年妇女宫颈管内有少量水样液体流出。

（2）若宫颈管粘连，液体流出不畅时，则宫腔积脓，子宫增大，B超见宫腔内有液性暗区。给予雌激素治疗和扩张宫颈管后，脓液排净，症状可消失。

（3）一般均应作分段诊断性刮宫排除子宫内膜癌。

15. 子宫内膜癌　近年发病率显著上升，多见于绝经前后妇女。

（1）早期有不规则阴道出血。

（2）晚期并发有血性白带。

（3）检查子宫增大。

（4）分段诊断性刮宫可明确诊断。

16. 输卵管积水　输卵管慢性炎症引起积水，但其远端完全阻塞。当积液较多时，经宫腔排出体外。

（1）患者有不育史。

（2）偶有阵发性阴道排液，排出液体多为水样。

（3）B 超检查在排液前可见到子宫附件处有液性暗区，排液后暗区消失。

17. 原发性输卵管癌　是罕见的疾病，一般好发于 40 ~ 60 岁妇女，多为单侧发病。

（1）间歇性腹痛和阴道排液，一般是每次腹痛后立即有阴道排液。

（2）排出的液体为淡黄色水样或为血性水液。

（3）妇科检查可扪及一侧附件有包块，一般为 3 ~ 6cm 直径不等。

（4）盆腔 B 超在子宫一侧附件处见到回声不均的液性包块。

（5）在排出的水液中偶可找到癌细胞。

第二节　下腹痛

下腹痛是妇科最常见的症状之一，其病因复杂，既可是妇科疾病所致，也可由内、外科及泌尿科疾病引起。因此，要全面考虑，详细询问病史，仔细进行腹部及盆腔检查，并进行必要的辅助检查。首先应排除妇科以外的疾病，如急性阑尾炎、肾结石绞痛、泌尿道感染、结肠炎等。临床上根据起病缓急，可分为急性下腹痛和慢性下腹痛。

一、病史要点

（1）腹痛起病的缓急，有无诱因。

（2）应了解腹痛的部位，最早出现或疼痛最明显的部位常提示为病变部位。注意疼痛的性质、程度及发展过程。剧烈绞痛提示可能有脏器缺血或扭转；持续性疼痛多为炎症。

（3）注意腹痛与月经的关系及婚姻、生育状况。

（4）注意腹痛的伴随症状及放射部位，如剧烈绞痛伴恶心、呕吐多为卵巢肿瘤蒂扭转；伴畏寒、发热提示有炎症；伴肛门坠胀、晕厥和休克提示腹腔内出血。

（5）既往有无盆腔手术史、类似腹痛发作史及治疗情况。

二、体检及妇科检查重点

1. 一般检查　首先应注意观察患者面部表情是否痛苦，面色是否苍白，同时检测患者的血压、脉搏、呼吸、体温、心肺等全身情况。如患者病情危重，有休克表现，提示有盆腔内出血的可能。

2. 腹部检查　观察腹部是否隆起、对称，有无手术瘢痕及腹壁疝；触诊应轻柔，从疼痛的远处开始，逐渐向疼痛的中心移动，注意有无肌紧张及反跳痛，有无腹部包块，压痛的程度及范围，压痛最明显处可能是病变所在，还应注意肝脾是否肿大；叩诊如有浊音或移动性浊音，提示腹腔内积液或积血可能，注意叩诊时肠曲鼓音所在位置，如有腹部包块则鼓音偏向一侧，如有腹腔积液或积血则鼓音位于腹中部；听诊注意肠鸣音有无增强或减弱。

3. 妇科检查　未婚女性注意处女膜是否完整，有无裂孔，无裂孔者是否呈紫蓝色膨出；阴道是否充血，有无异常分泌物，阴道后穹有无饱满感或触痛；宫颈有无举痛、颈管内是否有组织物；子宫位置、大小、形态、压痛、活动度及有无漂浮感；双附件有无增厚、压痛、肿块，如有肿块则注意其大小、形状、质地、压痛及活动度。

三、重要辅助检查

1. 血常规　红细胞及血红蛋白明显下降提示有腹腔内出血的可能，白细胞及中性粒细胞明显升高提示有炎症存在。

2. 血、尿 hCG　尿 hCG 阳性或血 hCG 升高提示腹痛与妊娠有关，如异位妊娠伴腹腔内出血。

3. 尿常规　脓尿提示为泌尿系统感染。

4. 阴道后穹穿刺或腹腔穿刺　如疑有腹腔内出血或盆腔感染伴盆腔积脓者，应作阴道后穹穿刺或腹腔穿刺，抽出不凝血者提示有腹腔内出血，抽出脓性液体应考虑化脓性炎症，必要时应将穿刺液涂片检查和细菌培养。

5. 盆腔 B 超检查　应常规行 B 超检查，了解子宫大小、形态及附件情况。B 超可以区分宫内、外妊娠，有无盆腔包块及包块性质。

6. 腹腔镜检查　根据诊断需要可行腹腔镜检查，在直视下诊断输卵管妊娠、输卵管炎症、脓肿或肿瘤。

7. 其他检查　根据需要可行血 CA125、AFP 测定、诊断性刮宫、CT 或 MRI 等检查。

四、急性下腹痛的鉴别诊断

急性下腹痛是妇科常见症状，起病急，发展快，病情重，病情变化迅速，延误诊断可能对患者造成严重后果。对急性下腹痛严重伴休克者，在重点询问病史和体检后，应迅速做出诊断，并行抢救。

（一）异位妊娠

这是妇科常见急腹症，95% 为输卵管妊娠。下腹痛是其主要症状，腹痛轻重不等，重者可伴失血性休克，抢救不及时可导致死亡。

（1）大多有停经史，停经时间在 12 周以内，以 6 ~ 8 周为多见。

（2）停经后有不规则阴道流血，出血量一般少于月经量。

（3）输卵管妊娠早期可有下腹隐痛，发生流产或破裂时，可出现急性下腹痛，常伴肛门坠胀。

（4）检查患者可有面色苍白，血压下降，脉搏快而弱，四肢冰冷等失血体征。

（5）腹部检查下腹压痛，反跳痛，但肌紧张不明显，出血多时可有腹部膨隆，移动性浊音阳性。

（6）妇检宫颈举痛，阴道后穹饱满，子宫饱满，可能有漂浮感，附件区可触及包块，压痛，界限不清，质软。

（7）血、尿 hCG 阳性。

（8）B 超检查见宫内无胚囊，子宫外可见胚囊或不均质回声包块，盆腹腔内有液性暗区。

（9）如有腹腔内出血可疑时，阴道后穹穿刺抽出不凝固血液即可确诊。

（二）急性盆腔炎

急性盆腔炎是妇女内生殖器官炎症的总称，包括急性子宫内膜炎及子宫肌炎、急性输卵管炎、输卵管卵巢炎、急性盆腔腹膜炎、盆腔脓肿等。腹痛是其主要症状之一。

（1）常于宫腔手术后、产后、流产后或经期及月经后发病。

（2）急性持续性下腹疼痛，伴畏寒、发热。阴道充血，分泌物增多，可呈脓性。

（3）妇检宫颈举痛明显，阴道后穹触痛，子宫及双侧附件区压痛，可能扪及盆腔压痛包块。

（4）血白细胞及中性粒细胞增高，部分可出现中毒颗粒，血细菌培养可能为阳性。

（5）B 超检查盆腔内可能有不规则包块。

（6）阴道后穹穿刺可抽出脓液，涂片见大量白细胞，培养可为阳性。

（三）卵巢肿瘤蒂扭转

卵巢肿瘤蒂扭转是妇科常见急腹症。多见于瘤蒂较长、瘤体中等大小、活动度大的卵巢肿瘤，如成熟型畸胎瘤。可见于任何年龄，但好发于生育期。

（1）以往可有类似下腹痛史。

（2）突然出现一侧下腹持续性剧烈疼痛，常在体位改变后发生，伴恶心、呕吐，疼痛可放射至同侧腰部、下肢及会阴部。若发病时间长，肿瘤坏死继发感染，患者可出现发热。

（3）检查发现患侧下腹压痛，有肌紧张及反跳痛，肿瘤大者下腹可扪及包块。

（4）妇检：在子宫旁可触及包块，张力较大，边界清楚，压痛剧烈，肿瘤蒂部压痛最明显。

（5）辅助检查可有血白细胞升高。盆腔 B 超见子宫一侧有肿块，形态规则，边界清楚。

（四）原发性痛经

一般见于青年女性，初潮时无痛经，多在月经来潮数次后出现。

（1）月经来潮第 1 ~ 2d 下腹阵发性痉挛痛或坠痛。剧痛时多难以耐受。

（2）盆腔检查：无器质性疾病。

（3）盆腔 B 超无异常发现。

（五）卵巢子宫内膜异位囊肿破裂

卵巢子宫内膜异位囊肿破裂为卵巢内膜异位囊肿内压力增高，使囊壁破裂，囊内容物流入腹腔，刺激腹膜所引起的急性下腹痛，多在经期或月经前后发病。

（1）性成熟期妇女，有痛经、不孕史。发病前曾诊断盆腔子宫内膜异位症。

（2）检查可有发热，全腹压痛、反跳痛、肌紧张。

（3）盆腔检查：子宫大小正常或稍增大，多固定后倾。双侧附件区增厚，压痛，可扪及不活动囊性包块。

（4）辅助检查：血白细胞及中性粒细胞升高。血、尿 hCG 阴性。B 超检查可见盆腹腔积液，盆腔内囊块。阴道后穹穿刺可抽出巧克力样液。

（六）卵泡囊肿或黄体囊肿破裂

成熟卵泡或黄体破裂时可有出血，出血多时可发生急性腹痛甚至伴休克，以黄体囊肿破裂为多见，常在经前（黄体期）或月经第 1 ~ 2d 发病；少数为卵泡破裂，一般在月经周期的中间（排卵期）发生。

（1）生育年龄妇女多见。

（2）突然出现一侧下腹痛：检查腹部有压痛、反跳痛，患侧明显，出血多时可有移动性浊音。

（3）妇科检查：阴道后穹饱满，宫颈举痛，子宫正常大小，附件区压痛，患侧明显。

（4）血、尿 hCG 阴性，B 超检查可见盆腹腔内有积液，阴道后穹穿刺可抽出不凝血。

（七）子宫穿孔

在人工流产、诊刮、清宫术、放环或取环术时，因器械损伤子宫，造成子宫甚至其他内脏穿孔，引起急性腹痛。

（1）在宫腔手术时发生急性下腹痛。

（2）术中器械进入子宫腔有无底感或超过原测子宫长度时，即应考虑为穿孔。

（3）穿孔时一般内出血少。如穿孔后损伤肠管、大网膜，则出现发热、全腹疼痛，腹肌紧张等全腹膜炎症状。如不及时剖腹探查，可导致感染性休克。

（八）卵巢肿瘤破裂

恶性肿瘤可因瘤细胞浸润卵巢包膜发生破裂。破裂后肿瘤内容物流入盆腔引起急性下腹痛。少数卵巢良性囊肿可因挤压、性交发生破裂。

（1）原有卵巢肿瘤史。

（2）突发剧烈的腹痛，多伴恶心、呕吐。

（3）检查腹肌紧张，压痛、反跳痛，叩诊有移动性浊音。

（4）妇科检查：扪及盆腔包块，压痛明显。

（九）子宫肌瘤

肌瘤一般不引起腹痛，子宫肌瘤红色变性或有蒂浆膜下肌瘤扭转时可出现急性剧烈下腹痛。

（1）有肌瘤病史。

（2）突然出现急性下腹痛，可有恶心、呕吐、发热。

（3）妇科检查：扪及盆腔包块，有压痛，结合 B 超检查不难诊断。

（十）人流术后宫腔粘连

人工流产术后因搔刮过度和（或）伴宫腔感染可引起宫颈管粘连或宫腔粘连、狭窄。继后月经来潮时，可因经血不能排出甚至倒流至腹腔，引起急性下腹痛。

（1）人工流产术后无月经来潮，但有阵发性下腹疼痛，伴肛门坠胀。

（2）检查下腹有压痛及反跳痛。

（3）妇科检查可见宫颈举痛。子宫增大，压痛。附件区压痛。

（4）宫腔探针不能顺利进入宫腔，当用力探入宫腔后即有暗红血液流出。

五、慢性下腹痛的鉴别诊断

慢性下腹痛又称盆腔疼痛，是妇女常见主诉之一。除生殖系统病变外，泌尿、肠胃系统病变，甚至单纯心理因素均可导致疼痛。因此，确诊下腹痛的病因有时是十分困难的，现仅列举妇科常见疾病所致下腹疼痛的有关鉴别方法。

（一）慢性盆腔炎

慢性盆腔炎是引起慢性下腹痛最常见的原因，常因急性盆腔炎未能彻底治愈，病程迁延所致，但也可无急性炎症的发病过程。慢性盆腔炎包括慢性输卵管炎、输卵管积水、输卵管卵巢囊肿、慢性盆腔结缔组织炎等。

（1）患者除长期腹部坠胀、疼痛及腰骶部酸痛不适外，还有不孕、白带增多及神经衰弱等表现。当抵抗力降低时，易有急性或亚急性盆腔炎发作。

（2）妇科检查：子宫多后倾、活动受限，宫旁组织增厚，部分患者可触及宫旁囊性包块，活动度差，轻压痛。

（3）已形成输卵管积水或输卵管卵巢囊肿时，B 超检查可见一侧或双侧附件包块，多为囊性，部分为混合性。

（二）盆腔子宫内膜异位症

绝大多数异位病灶发生在卵巢、直肠子宫陷凹、子宫骶韧带、乙状结肠及直肠的浆膜面或直肠阴道隔等部位。见于生育年龄妇女。

（1）主要表现为继发性进行性痛经、性交痛、月经失调、不孕等。

（2）妇科检查：子宫正常或稍大，常后倾固定，直肠子宫陷凹或宫骶韧带或子宫后壁下段可扪及触痛性结节，一侧或双侧附件处可触及囊块，不活动，多有压痛。

（3）B 超检查可见附件区有囊性肿块，腹腔镜检查发现盆腔内有紫蓝色结节或卵巢巧克力囊肿。

（三）子宫腺肌病

多见于经产妇，约 15% 患者并发盆腔子宫内膜异位症。

（1）继发性进行性痛经，一般经量增多，经期延长。

（2）妇科检查可见子宫增大，质硬，触痛，后壁体征明显。

（3）B 超提示子宫增大，但很少超过 3 个月妊娠大小。

（四）盆腔淤血综合征

由慢性盆腔静脉瘀血引起的一系列综合征。

（1）主要有下腹部坠痛、酸胀及骶臀部疼痛，伴有月经过多、经期延长、性交痛、白带增多等表现；亦可有尿频、尿痛及肛门坠胀、痔疮出血等膀胱、直肠刺激症状。久站、久坐后症状明显，平卧或抬高臀部后，症状减轻或消失。

（2）妇科检查可扪及子宫稍大或正常，多为后位，附件区可有压痛。

（3）腹腔镜或阴道彩色 B 超检查可明确诊断。

（五）结核性盆腔炎

（1）除腹痛外，多有长期发热、盗汗史。

（2）并发结核性腹膜炎时可扪及腹部柔韧感，压痛。腹腔积液征阳性。

（3）妇科检查：可在盆腔内触及与子宫粘连且形态不规则包块。

（4）血白细胞及中性粒细胞一般不升高。结核菌素实验阳性甚至强阳性。

（5）子宫内膜病理检查是诊断子宫内膜结核最可靠的依据。诊断困难时可行腹腔镜检查取活检证实。

（六）卵巢恶性肿瘤

卵巢恶性肿瘤是女性生殖器官 3 大恶性肿瘤之一，多见于绝经期前后的妇女，早期不易发现。

（1）早期一般无症状，一旦出现腹痛、下腹包块、食欲不振、消化不良、体重下降已属卵巢癌的晚期。

（2）腹部检查可能触及肿块，腹腔积液呈阳性。

（3）妇科检查可扪及盆腔结节性实质包块，固定，不活动。

（4）血 CA125 一般均 > 200ku/L。

（5）盆腔 B 超见囊实不均、界限不清的包块。

（七）术后粘连

术后粘连是下腹疼痛的原因之一，20% ~ 50% 盆腔术后慢性下腹疼痛患者与盆腔粘连有关。

（1）持续性腹部钝痛，伴阵发性加剧。重者可有不全甚至完全性肠梗阻以致出现剧烈腹痛。

（2）盆腔检查子宫活动度可能受限，宫旁组织增厚或扪及不规则包块。

（3）腹腔镜检查是诊断术后粘连腹痛的可靠手段。

（八）残留卵巢综合征

全子宫或次全子宫切除后，保留一侧或双侧卵巢后出现的下腹疼痛。

（1）一般见于因子宫肌瘤、盆腔子宫内膜异位症、子宫腺肌病或功能失调性子宫出血而行全子宫或次全子宫切除术后。

（2）子宫切除后将卵巢固定于阴道残端或宫颈残端者发生率较高。

（3）常伴有深部性交痛。

（4）妇科检查可能扪及有压痛的卵巢。

（5）B 超检查可发现卵巢增大。

（九）卵巢残余物综合征

由于盆腔内粘连严重，解剖不清，在手术切除子宫及双侧附件后，仍残留有少许卵巢皮质未能切净所导致的术后下腹痛。

（1）一般见于慢性盆腔炎、广泛粘连的子宫内膜异位症手术后，特别是有多次盆腔手术史，最终将双侧附件切除者。

（2）术后出现持续性下腹痛，亦可能为周期性下腹痛，但无发热。

（3）盆腔 B 超检查及妇科盆腔检查可能发现盆腔内有囊块。

（4）血雌激素水平 > 40pg/mL。

（5）有些患者周期服用避孕药可缓解疼痛。

第三节　阴道出血

阴道出血是指除正常月经以外的生殖系统出血。它是妇科疾病中较常见的症状之一。出血的部位可在外阴、阴道、子宫颈、宫体和输卵管，但以子宫出血最为常见。

一、病史要点

（一）仔细询问阴道出血的表现特征

（1）出血的时间和病程。

（2）出血量的多少。

（3）出血有无规律，是否为周期性或持续性或不规则的间歇性出血。

（4）与月经的关系，是否为月经中期出血，或月经前后出血，或与月经不能分辨。

（5）出血前有无停经及停经时限。

（二）伴随症状

（1）有无腹痛，出现的时间、部位、性质、程度以及是否向他处放射。

（2）发热。

（3）白带增多，出血前或出血间期白带的性状，有无恶臭等。

（4）有无尿路刺激症状和消化道症状，如腹胀、腹泻、肛门坠胀、排便困难等。

（5）腹部包块，发现的时间，包块的部位、大小、质地等。

（6）有无贫血的症状。

（三）诱因

阴道出血前有无外伤（尤其是骑跨伤）、性交、宫颈上药或物理治疗，精神创伤、环境变迁、服用避孕药或抗凝药物等。

（四）治疗情况

是否接受过内分泌药物治疗（药品名称、剂量、用药时间及效果）、诊断性刮宫或病灶活检（何时、何地及病检结果）。

（五）月经史

出血前的月经情况，有无痛经。已绝经者，应询问绝经年龄。

（六）婚育史

婚姻状况（有无性生活），孕产次，末孕时间，有无葡萄胎病史，是否避孕及避孕方式。

（七）过去疾病史

有无甲状腺功能亢进症、甲状腺功能减退、高血压、糖尿病、血液病和慢性心、肝、肾疾病等。

（八）家族史

有无糖尿病、高血压和恶性肿瘤史。

二、体检及妇科检查重点

1. 一般情况　除测量患者的体温、脉搏、呼吸、血压外，尚需注意患者的精神与营养状况、皮肤黏膜有无瘀斑、全身浅表淋巴结有无肿大。

2. 头、颈部　有无突眼、眼睑水肿和甲状腺肿大。

3. 胸部　按常规检查心、肺体征。

4. 腹部　是否膨隆，肝脾大小，有无包块及包块的部位、大小、质地、活动度、压痛等，有无移动性浊音。

5. 妇科检查　如下所述。

（1）外阴：注意有无充血、水肿、外伤、血肿或赘生物。

（2）阴道：黏膜是否充血或出血，有无溃疡、肿块或损伤。性交后发生阴道大出血者，应注意观察阴道后穹有无撕裂伤。

（3）宫颈：表面是否光滑，有无糜烂、息肉或赘生物，质地是否坚硬、有无触血，宫口是否扩张等。

（4）宫体：位置、大小、形态是否规则，质地、活动度等。

（5）双侧附件：有无增厚、压痛或包块（位置、大小、质地、是否活动、有无压痛），直肠子宫陷凹及骶韧带有无结节及压痛。

三、重要辅助检查

1. 实验室检查　血、尿常规检查（有阴道出血时，应查清洁尿）。生育年龄患者常需行尿或血 hCG 检测，以排除妊娠或与妊娠有关的疾病。根据情况有的尚需行甲状腺功能、肝功、肾功、凝血功能及性激素和促性腺激素测定。

2. 宫颈细胞学检查　有性交出血或宫颈有糜烂、息肉和触血者，需行此项检查，可协助诊断早期宫颈癌。

3. 超声诊断　如下所述。

（1）B 超（经腹或经阴道）：子宫出血者常需行盆腔 B 超检查，以了解子宫大小、形状，子宫内膜厚度，宫腔有无异常回声，附件有无包块及包块的性状，有无腹腔积液等。

（2）宫腔声学造影：当 B 超显示宫腔声像异常时，可行宫腔声学造影，即在 B 超下向宫腔注入无菌生理盐水 5 ~ 30mL，以增加宫腔声像对比度，可清楚显示宫腔是否规则、光滑、有无黏膜下子宫肌瘤和子宫内膜息肉或癌肿。

（3）多普勒彩色血流显像：可协助诊断子宫及盆腔包块病变的性质。

4. 活组织检查　如下所述。

（1）外阴、阴道和宫颈的病灶，可直接取活检，以明确诊断。怀疑绒癌者，切忌活检，因可发生难以控制的病灶大出血。

（2）子宫出血者，为明确诊断或止血，常需行诊断性刮宫（一般限于已婚患者），刮出组织必须行病理检查。怀疑子宫内膜癌者，行分段诊刮，即先刮宫颈管，再探宫腔深度和刮取子宫内膜组织，然后分别标明标本来源后，送病理检查，以协助诊断子宫内膜癌的临床分期。

5. 内镜检查　如下所述。

（1）宫腔镜检查：当B超显示宫腔回声异常，或拟诊功血久治无效时，需行宫腔镜检查，以明确宫腔有无病变，如黏膜下肌瘤、内膜息肉、癌肿等。

（2）腹腔镜检查：妇检或B超发现盆腔包块，或拟诊多囊卵巢综合征、子宫内膜异位症者，行腹腔镜检查可明确诊断。

四、鉴别诊断

（一）幼儿期阴道出血

（1）生殖系统恶性肿瘤：如阴道或宫颈的葡萄状肉瘤、卵巢颗粒细胞瘤等。

（2）外阴、阴道炎。

（3）外伤（外生殖器）。

（4）性早熟。

（5）阴道异物。

（二）青春期阴道出血

（1）无排卵性功血：最常见。

（2）血液病。

（3）甲状腺功能亢进症。

（4）生殖系统恶性肿瘤。

（5）外阴、阴道损伤。

（三）生育期阴道出血

（1）与妊娠有关的疾病：如流产、宫外孕、葡萄胎等。

（2）炎症：急性阴道炎、宫颈炎和子宫内膜炎，宫颈糜烂、息肉，慢性盆腔炎，子宫内膜结核等。

（3）肿瘤：子宫肌瘤、子宫颈癌、子宫内膜癌、滋养细胞瘤、子宫肉瘤、卵巢颗粒细胞瘤、卵泡膜细胞瘤和阴道恶性肿瘤等。

（4）子宫内膜异位症和子宫腺肌症。

（5）生殖器官损伤。

（6）功能失调性子宫出血。

（7）多囊卵巢综合征。

（8）IUD出血：放置宫内节育器引起的子宫出血。

（四）围绝经期和绝经后的阴道出血

（1）功能失调性子宫出血。

（2）肿瘤：子宫颈癌、子宫内膜癌、生殖系统肉瘤、卵巢颗粒细胞瘤和卵泡膜细胞瘤、外阴癌、阴道癌、绒癌和输卵管癌等。

（3）炎症：老年性阴道炎、萎缩性子宫内膜炎、尿道肉阜等。

五、常见疾病的诊断要点

（一）流产

（1）通常为已婚育龄妇女。

（2）出血前先有停经，且停经时间多在3个月以内。

（3）出血量初始较少，随流产过程发展而增多。

（4）伴不同程度的下腹痛。

（5）子宫颈着色，子宫增大变软。

（6）尿和血 hCG 增高。

（7）B 超示宫腔内有妊娠囊。

（8）各类型流产的鉴别，见表 3-2。

表 3-2　各种类型流产的鉴别诊断

临床表现	先兆流产	难免流产	不全流产	完全流产
阴道出血量	少	增多	大量	减少，渐停止
下腹胀痛	无或轻微	加剧	减轻	消失
组织物排出	无	无	有（部分）	有（全部）
宫颈口	闭	扩张	扩张或组织物堵塞	闭
子宫大小	与孕周相符	相符或稍小	小于孕周	接近正常
B 超	宫腔内见孕囊和胚胎心管搏动	有或无心管搏动	宫腔异常回声	宫腔无异常回声

（二）输卵管妊娠

（1）常有慢性盆腔炎或不孕史。

（2）出血量少，但持续不净。

（3）多数病例出血前先有6周左右的停经史，部分患者可无停经。

（4）伴一侧下腹痛：有内出血时可出现肛门坠胀。

（5）如内出血多时，可有血压下降，脉搏增快等休克的表现，体检时下腹压痛，肌紧张不明显，移动性浊音阳性。

（6）妇科检查：宫颈常有举痛，子宫大小正常或稍增大变软，一侧附件可扪及包块或压痛。

（7）血 hCG 增高。

（8）B 超：宫腔内无妊娠囊，宫旁可见低回声区，若其中见胚芽和心管搏动可确诊。

（9）诊断性刮宫：刮出组织病检多为蜕膜或呈 A-S 反应的子宫内膜，未见绒毛组织。

（10）阴道后穹穿刺：若抽出暗红色不凝血或少许陈旧血块可协助诊断。

（三）葡萄胎

（1）出血前已停经3个月左右。

（2）表现为不规则的间歇性出血，出血量时多时少，大量出血时常有水泡样组织排出。

（3）一般无明显腹痛。

（4）子宫明显增大变软，大多数较停经月份大。

（5）血 hCG 增高，明显高于相应妊娠月份的正常值范围。

（6）B 超显示扩大的宫腔内充满弥漫光点和小囊状液性暗区。宫旁的一侧或两侧有时可见中等大小多房囊肿（卵巢黄素囊肿）。

（四）子宫肌瘤

（1）多为中年妇女。

（2）主要表现为经期延长和经量增多，月经周期正常。

（3）病程长，患者常有不同程度的贫血。

（4）子宫增大，形状多不规则，质中等，包块较大时可在下腹部扪及。妇科检查时若向上推动包块，宫颈可随之上升。

（5）子宫黏膜下肌瘤从宫颈脱出后，窥视阴道可见一鲜红色包块，表面光滑，质中等。包块蒂部周围可扪及一圈扩张的宫颈，宫体轮廓清楚可及，此点可与子宫内翻鉴别。

（6）B超可协助诊断：诊断小的黏膜下肌瘤常需行宫腔声学造影或宫腔镜检查。

（五）子宫腺肌病

（1）多为中年妇女。

（2）继发性痛经，疼痛程度多呈进行性加剧。

（3）经量增多伴经期延长。

（4）子宫增大，一般不超过3个月妊娠大小，质硬。

（5）B超子宫增大，肌壁增厚，常以后壁为甚，回声不均，有的在增厚的肌壁内可见小的无回声区。

（六）子宫肉瘤

（1）多为50岁左右的围绝经期妇女。

（2）不规则阴道出血，量可多可少。

（3）子宫增大、质软，宫口常扩张，有的可见息肉样或葡萄样赘生物从宫口脱入阴道。由于病程发展迅速，不久可在下腹部扪及增大的子宫包块，常伴有压痛。

（4）B超显示子宫包块内回声不均，常因肿瘤局部坏死出血，而出现不规则的液性暗区，包块与子宫肌壁界限不清。彩超显示包块血流较丰富，子宫动脉血流阻力指数（RI）与脉冲指数（PI）均明显降低。

（5）诊断性刮宫或取宫颈口脱出组织病检可确诊。若肿瘤局限于肌壁内，尚未累及子宫内膜层，则诊刮取不到肿瘤组织，对诊断无意义。

（七）滋养细胞肿瘤（侵蚀性葡萄胎和绒毛膜癌）

（1）曾有葡萄胎、流产或分娩史。

（2）不规则阴道出血，量时多时少。

（3）常伴下腹胀痛。

（4）伴肺转移者，可出现咳嗽、咯血、胸痛，甚至呼吸困难。

（5）妇科检查：子宫增大、质硬，表面可有结节或包块突出。当肿瘤浸润子宫浆膜时，局部常有压痛。并发阴道转移者，常于阴道侧壁和下段前壁见紫蓝色或紫红色结节突起，由于病灶内常有出血和坏死，故质地偏硬。当结节破溃后可发生阴道大出血。

（6）血hCG明显增高：通常葡萄胎清宫后9周下降至正常，少数在14周转阴，如果超过上述时限，就可能为侵蚀性葡萄胎。分娩、流产或异位妊娠后1个月，hCG维持在较高水平，或一度下降后又上升，已排除妊娠物残留、再次妊娠、持续性异位妊娠后，可能为绒癌。

（7）肺转移者：胸部X线平片可见多个棉球状阴影，少数可为单个孤立的病灶影。

（8）B超和彩超检查：子宫增大。若为侵蚀性葡萄胎，肌壁间可见蜂窝状无回声区和弥散光点。绒癌的包块可位于子宫肌壁间，为高回声团块，边界清但无包膜；彩超显示有丰富的血液信号和低阻力型血液频谱。

（9）葡萄胎清除后半年内发病者，多为侵蚀性葡萄胎，1年后发病者多为绒癌。无葡萄胎病史者应诊断为绒癌。

（八）宫颈癌

（1）多为35～50岁的妇女。

（2）出血表现：初为性交出血，继而发展为不规则阴道出血，晚期当肿瘤坏死、脱落，可发生大量出血。

（3）白带增多：肿瘤继发感染后，白带呈淘米水样，有恶臭。

（4）妇科检查：早期宫颈病灶如糜烂，有触血，以后可见菜花样赘生物突出；有的宫颈增大如桶状，质硬。癌肿组织坏死、脱落后，局部形成溃疡或空洞。

（5）早期诊断：靠宫颈细胞学检查、阴道镜检查和宫颈活检，宫颈有赘生物者，直接取组织病检可确诊。

（九）子宫内膜癌

（1）患者多为 50 ~ 60 岁。

（2）主要为绝经后不规则阴道出血，未绝经者表现为经期延长，经量增多。

（3）子宫增大，一般不超出 2 个月妊娠大小，质稍软。

（4）B 超示宫腔回声异常，绝经者子宫内膜厚度常达到或超出 5mm。

（5）分段诊刮病检可确诊。

（十）原发性输卵管癌

（1）多为已绝经妇女。

（2）常有慢性输卵管炎和不孕史。

（3）阴道血性排液或少量出血。

（4）常有一侧下腹胀痛。

（5）妇科检查于一侧宫旁扪及包块，表面较光滑。包块增大后可在腹部扪及。

（6）收集阴道排液行细胞学检查，可发现腺癌细胞。

（7）B 超显示子宫一侧有包块，其内回声不均，可见液性暗区（输卵管管腔积液）。

（8）腹腔镜检查可见输卵管增粗，有时伞部可见菜花样赘生物。

（十一）卵巢颗粒细胞瘤

（1）可见于任何年龄的妇女，但以 45 ~ 55 岁患者为多。

（2）表现为月经紊乱或不规则阴道出血。

（3）幼儿患者伴性早熟。

（4）妇科检查：已绝经者阴道仍较红润，无明显萎缩。子宫稍增大，宫旁一侧可扪及实性包块，形状较规则，边界清楚，表面光滑，多数可活动。

（5）B 超显示子宫外包块为较均质的低密度回声，间有无回声的液性暗区。

（6）内分泌测定：E_2 明显增高，FSH、LH、T 均正常，P 在卵泡期水平。

（十二）子宫内膜异位症

（1）生育年龄的妇女。

（2）表现为月经前后少量出血，或经期延长、经量增多。

（3）常伴痛经、不孕及性交痛。

（4）妇科检查：子宫多后倾，活动受限，宫旁可扪及囊性包块，多为双侧，壁较厚，且因粘连而固定。骶韧带可扪及结节并有压痛。异位病灶位于直肠阴道隔者，常于阴道后穹处扪及瘢痕样小结节突出，质硬且有压痛，月经期结节表面的阴道壁黏膜可呈紫蓝色或有出血点。

（5）B 超：卵巢子宫内膜囊肿的典型图像为子宫的后上方一侧或双侧有囊性包块，囊内为均匀分布的细小弱回声光点，多为单房。若囊内有新鲜出血时，也可出现液性暗区。

（6）腹腔镜检查可明确诊断。

（十三）老年性阴道炎

（1）均为绝经多年的老年妇女。

（2）表现为脓血性白带或少量出血。

（3）常伴外阴灼热或微痒。

（4）妇科检查：阴道黏膜萎缩充血，常伴点状或片状出血，宫颈及宫体萎缩。

（5）取阴道分泌物检查：未发现念珠菌、滴虫及淋球菌。

（十四）IUD出血

（1）放置IUD的患者阴道出血，在除外其他疾病时，可能为IUD所致。

（2）多数表现为月经前后点滴出血或不规则出血。

（3）可伴腰酸乏力，下腹胀痛。

（十五）无排卵型功血

（1）多为青春期和绝经前期妇女。

（2）表现为月经周期紊乱，经期延长，量多少不定。常先停经数周，继而阴道持续出血，量较多。

（3）除继发贫血外，无其他症状。

（4）妇科检查：子宫大小正常或稍大。

（5）B超：盆腔无异常发现。少数于一侧卵巢上有一壁薄的单房囊肿，一般小于5cm直径（卵泡囊肿）。

（6）诊刮：已婚患者经前或出血6h内诊刮，子宫内膜为增生期、单纯性增生或复杂性增生。

（7）宫腔镜检查可排除宫腔内器质性疾病。

（十六）排卵型功血

（1）多发生于生育期妇女。

（2）患者有排卵，但黄体功能异常。

（3）常见有两种类型，黄体功能不足者表现为月经周期缩短，不孕。

（4）妇科检查：子宫大小正常。

（5）B超盆腔无异常发现。

（6）诊刮：黄体功能不足者表现为分泌期腺体呈分泌不良。

（7）反应落后2日，子宫内膜不规则脱落者表现为月经第5～6日。

（8）诊刮可见到呈分泌反应的内膜。

（9）或早孕时流产：子宫内膜不规则脱落者表现为月经周期正常。

（10）经期延长，经量增多。

（11）宫腔镜检查可排除宫腔内器质性疾病。

第四章

女性生殖系统炎症

女性生殖系统炎症包括下生殖道的外阴、阴道、宫颈及盆腔内的子宫、输卵管、卵巢、盆腔腹膜、子宫旁结缔组织所发生的炎症。根据炎症所在部位的不同而表现出不同的症状，其主要临床表现为外阴瘙痒、疼痛，甚至溃烂，以及阴道分泌物增多、宫颈充血、下腹部及腰骶部疼痛等症状。急性盆腔炎还可引起弥漫性腹膜炎、败血症、感染性休克，严重者可危及生命。

第一节　外阴及阴道炎症

外阴及阴道炎症是妇科最常见疾病之一。外阴暴露于外，外阴阴道又毗邻尿道、肛门，易受阴道分泌物、经血、尿液和粪便刺激，局部比较潮湿，同时生育年龄妇女性生活频度增加，容易受到损伤及外界微生物感染。幼女及绝经后妇女阴道上皮菲薄，局部抵抗力低，易受感染。

正常健康妇女，由于解剖学及生物化学特点，阴道对病原体的入侵有自然防御功能。近年的研究认为，阴道微生态体系与女性生殖系统正常生理功能的维持和各种炎症的发生、发展，以及治疗转归均直接相关。当阴道的自然防御功能遭到破坏，则病原体易于侵入，导致阴道炎症。

外阴及阴道炎临床上以白带的性状发生改变以及外阴瘙痒为主要临床特点，性交痛也较常见，感染累及尿道时，可有尿痛、尿急、尿频等症状。

一、特异性外阴炎

由一般化脓性细菌引起的外阴炎称为非特异性外阴炎（non-specific vulvitis），多为混合型细菌感染，常见病原菌有金黄色葡萄球菌、乙型溶血性链球菌、大肠杆菌、变形杆菌、厌氧菌等。临床上分为单纯性外阴炎、毛囊炎、外阴脓疱病、外阴疖病、蜂窝组织炎及汗腺炎等。

（一）单纯性外阴炎

1. 病因　常见的致病菌为大肠杆菌。当宫颈或阴道炎症时，阴道分泌物流出刺激外阴可致外阴炎；经常受到经血、阴道分泌物、尿液、粪便刺激，如不注意保持外阴皮肤清洁容易引起外阴炎，其次糖尿病患者尿糖刺激、粪瘘患者粪便刺激，以及尿瘘患者尿液长期浸渍，也易导致外阴炎。此外，不透气的尼龙内裤、经期使用卫生巾导致局部透气性差，局部潮湿，均可引起。

2. 临床表现　炎症多发生在小阴唇内、外侧或大阴唇甚至整个外阴部。急性期主要表现外阴皮肤黏膜瘙痒、疼痛、烧灼感，在活动、性交、排尿、排便时加重。妇科检查可见外阴充血、肿胀、糜烂，常见抓痕，严重者可形成溃疡或湿疹。慢性炎症可使皮肤增厚、粗糙、皲裂，甚至苔藓样变。

3. 治疗　治疗原则为：保持外阴局部清洁、干燥；局部可使用抗生素；重视消除病因。

（1）急性期：避免性交，停用引起外阴皮肤刺激的药物，保持外阴清洁、干燥。

（2）局部治疗：可应用0.1%聚维酮碘液或1 ∶ 5 000高锰酸钾溶液坐浴，每日2次，每次15 ~ 30分钟。坐浴后局部涂抗生素软膏或紫草油。也可选用中药水煎熏洗外阴部，每日1 ~ 2次。

（3）病因治疗：积极治疗宫颈炎、阴道炎。如发现糖尿病、尿瘘、粪瘘应及时治疗。

（二）外阴毛囊炎

1. 病因　为细菌侵犯毛囊及其所属皮脂腺引起的急性化脓性感染。常见致病菌为金黄色葡萄球菌、表皮葡萄球菌及白色葡萄球菌。多见于外阴皮肤摩擦受损或手术前备皮后，外阴局部不洁或肥胖表皮摩擦受损可诱发此病。

2. 临床表现　阴道皮肤毛囊口周围红肿、疼痛，毛囊口可见白色脓头，中央有毛发通过。脓头逐渐增大呈锥状脓疱，相邻的多个小脓疱融合成大脓疱，严重者伴外阴充血、水肿及明显疼痛。数日后结节中央组织坏死变软，出现黄色小脓栓，再过数日脓栓脱落，脓液排出，炎症逐渐消退，但常反复发作，可变成疖病。

3. 治疗

（1）保持外阴清洁、干燥，勤换内裤，勤洗外阴。

（2）局部治疗：病变早期可用 0.1% 聚维酮碘液或 1 ∶ 5 000 高锰酸钾溶液坐浴。已有脓包形成者，可消毒后针刺挑破，脓液流出，局部涂上抗生素软膏。

（3）全身治疗：病变较广泛时，可口服头孢类或大环内酯类抗生素。

（三）外阴疖病

1. 病因　主要由金黄色葡萄球菌或白色葡萄球菌感染引起。潮湿多汗、外阴皮肤摩擦受损后容易发生。此外，糖尿病、慢性肾炎、长期应用糖皮质激素及免疫抑制剂、营养不良等患者易患本病。

2. 临床表现　多发生在大阴唇的外侧面。开始时毛囊口周围皮肤轻度充血肿痛、红点，逐渐形成增高于周围皮肤的紫红色硬结，皮肤表面紧张，有压痛，硬结边缘不清楚，常伴腹股沟淋巴结肿大，以后疖肿中央变软，表面皮肤变薄，并有波动感，继而中央顶端出现黄白色点，不久溃破，脓液排出后疼痛减轻，红肿消失，逐渐愈合。多发性外阴疖病可引起患处疼痛剧烈而影响日常生活。

3. 治疗

（1）保持外阴清洁、干燥，勤换内裤，勤洗外阴。

（2）局部治疗：早期可用 0.1% 聚维酮碘液或 1 ∶ 5 000 高锰酸钾溶液坐浴后局部涂上抗生素软膏，以促使炎症消散或局限化，也可红外线照射、50% 酒精湿敷减轻疼痛，促进炎症消散，促使疖肿软化。

（3）全身治疗：有明显炎症或发热者应口服或肌内注射抗生素，必要时脓液培养及根据药敏选择药物治疗。

（4）手术治疗：当疖肿变软，有波动感，已形成脓肿时应立即切开引流并局部换药，切口适当大以便脓液及坏死组织能流出，切忌挤压以免炎症扩散。

（四）外阴急性蜂窝组织炎

1. 病因　为外阴皮下、筋膜下、肌间隙或深部蜂窝组织的一种急性弥漫性炎症。致病菌以 A 族 B 型溶血性链球菌为主，其次为金黄色葡萄球菌及厌氧菌。炎症多由于皮肤或软组织损伤，细菌入侵引起。少数也可由血行感染。

2. 临床表现　发病较急剧，常有畏寒、发热、头痛等前驱症状。急性外阴蜂窝组织炎特点是病变不易局限化，迅速扩散，与正常组织无明显界限。浅表的急性蜂窝组织炎局部明显红肿、剧痛，并向四周扩大形成红斑，病变有时可出现水疱甚至坏疽。深部的蜂窝组织炎局部红肿不明显，只有局部水肿和深部压痛，疼痛较轻，但病情较严重，有高热、寒战、头痛、全身乏力、白细胞计数升高，双侧腹股沟淋巴结肿大、压痛。

3. 治疗

（1）全身治疗：早期采用头孢类或青霉素类抗生素口服或静滴，体温降至正常后仍需持续用药 2 周左右。如有过敏史者可使用红霉素类抗生素。

（2）局部治疗：可采用热敷或中药外敷，如不能控制应作广泛多处切开引流，切除坏死组织，伤口用 3% 过氧化氢溶液冲洗和湿敷。

二、前庭大腺炎

前庭大腺炎(bartholinitis)是前庭大腺的炎症,生育年龄妇女多见。前庭大腺位于两侧大阴唇下 1/3 深部,其直径约为 0.5 ~ 1.0cm,它们的腺管长约 1.5 ~ 2.0cm,腺体开口位于小阴唇内侧近处女膜处。由于解剖位置的特殊性,在性交、分娩等情况下,病原体易侵入引起前庭大腺炎。

1. 病因　主要致病菌有葡萄球菌、大肠杆菌、链球菌、肠球菌、淋球菌及厌氧菌等,近年来,随着性传播疾病发病率增加,淋球菌、沙眼衣原体所致前庭大腺炎有明显增高趋势。常为混合感染。

2. 临床表现　前庭大腺炎可分为三种类型:前庭大腺导管炎、前庭大腺脓肿和前庭大腺囊肿。炎症多为一侧。

(1)前庭大腺导管炎:初期感染阶段多为导管炎,表现为局部红肿、疼痛及性交痛、行走不便,检查可见患侧前庭大腺开口处呈白色小点,有明显触痛。

(2)前庭大腺脓肿(bartholin abscess):导管开口处闭塞,脓性分泌物不能排出,细菌在腺体内大量繁殖,积聚于导管及腺体中,逐渐扩大形成前庭大腺脓肿。患者诉患侧外阴部肿胀,疼痛剧烈,甚至发生排尿痛,行走困难。检查时患侧外阴红肿热痛,可扪及肿块,如已形成脓肿,则触知肿块有波动感,触痛明显,多为单侧,脓肿大小为 3 ~ 6cm 直径,表面皮肤变薄,脓肿继续增大,可自行破溃,症状随之减轻;若破口小,脓液引流不畅,症状可反复发作。部分患者伴随发热等全身症状,白细胞计数增高,患侧腹股沟淋巴结肿大等。

(3)前庭大腺囊肿(bartholin cyst):炎症急性期后,脓液被吸收,腺体内的液体被黏液代替,成为前庭大腺囊肿。也有部分患者的囊肿不是因为感染引起,而是因为分娩过程中,会阴侧切时,将腺管切断,腺体内的液体无法排出,长期积累到一定程度后,就会引起前庭大腺囊肿。囊性肿物小时,患者多无症状,肿物增大后,外阴患侧肿大。检查时见外阴患侧肿大,可触及囊性肿物,与皮肤有粘连,该侧小阴唇被展平,阴道口被挤向健侧,囊肿较大时可有局部肿胀感及性交不适,如果不及时治疗,一旦合并细菌感染,又会引起前庭大腺脓肿。也有的患者是因为前次治疗不彻底,以后机体抵抗力降低时,细菌乘机大量繁殖,又形成新的脓肿。这个过程可以多次反复,形成恶性循环。

3. 诊断　大阴唇下 1/3 部位发生红、肿、硬结,触痛明显,甚至行走困难,就应该考虑前庭大腺炎。一般为单侧,与外阴皮肤有粘连或无粘连,可自其开口部压挤出的分泌物作病原微生物检查及抗生素的敏感试验。根据肿块的部位、外形、有无急性炎症等特点,一般都可确诊。必要时可以穿刺进行诊断,脓肿抽出来的是脓液,而囊肿抽出来的是浆液。

4. 治疗

(1)在前庭大腺炎早期,可以使用全身性抗生素治疗。由于近年淋球菌所致的前庭大腺炎有增加的趋势,所以在用药前最好挤压尿道口,或者取宫颈管分泌物送细菌培养,并做细菌药物敏感试验。在药敏试验结果出来之前,根据经验选择抗生素药物。一般而言,青霉素类药物疗效较好;也可以根据情况,使用局部热敷或理疗,促使炎症消退。同时应保持外阴局部清洁卫生。

一旦形成了脓肿,单纯使用抗生素是无效的,应该切开引流。手术时机要选择波动感最明显的时候。一般在大阴唇内侧下方切开,切口不要过小,要使脓液能够全部彻底地排出来。脓液排出后,炎症开始消退时,用 0.1% 聚维酮碘液或 1 ∶ 5 000 高锰酸钾溶液坐浴。

(2)对于前庭大腺囊肿的治疗,囊肿造口术方法简单、损伤小,造口术切口选择在囊肿的下方,让囊液能够全部流出来,同时用引流条以防造口粘连,用 0.1% 聚维酮碘液或 1 ∶ 5 000 高锰酸钾溶液坐浴。预后一般都比较好,前庭大腺的功能也可以得到很好的保存。

三、外阴溃疡

(一)病因

外阴溃疡(vulvar ulcer)常见于中、青年妇女,按其病程可分为急性外阴溃疡与慢性外阴溃疡两种。溃疡可单独存在,也可以使多个溃疡融合而成一大溃疡。外阴溃疡多为外阴炎症引起,如非特异性外阴炎、单纯疱疹病毒感染、白塞病、外阴结核、梅毒性淋巴肉芽肿，约有1/3外阴癌在早期表现为溃疡。

（二）临床表现

外阴溃疡可见于外阴各个部位，以小阴唇和大阴唇内侧为多，其次为前庭黏膜及阴道口周围。

1. 急性外阴溃疡

（1）非特异性外阴炎：溃疡多发生于搔抓后，可伴有低热及乏力等症状，局部疼痛严重。溃疡表浅，数目较少，周围有明显炎症。

（2）疱疹病毒感染：起病急，接触单纯疱疹性病毒传染源后一般有2～7天的潜伏期后出现发热等不适，伴有腹股沟淋巴结肿大和疱疹。溃疡大小不等，底部灰黄，周围边际稍隆起，并高度充血及水肿。初起为多个疱疹，疱疹破溃后呈浅表的多发性溃疡，有剧痛，溃疡多累及小阴唇，尤其在其内侧面。溃疡常在1～2周内自然愈合，但易复发。

（3）白塞病：急性外阴溃疡常见于白塞病，因口腔、外阴及虹膜睫状体同时发生溃疡，故又称眼－口－生殖器综合征。其病因不明确，病变主要为小动静脉炎。溃疡可广泛发生于外阴各部，而以小阴唇内外侧及阴道前庭为多。起病急，常反复发作。临床上分为3型，可单独存在或混合发生，以坏疽型最严重。

1）坏疽型：多先有全身症状，如发热乏力等。病变部位红肿明显，溃疡边缘不整齐，有穿掘现象，局部疼痛重。溃疡表面附有多量脓液，或污黄至灰黑色的坏死伪膜，除去后可见基底不平。病变发展迅速，可形成巨大蚕食性溃疡，造成小阴唇缺损，外表类似外阴癌，但边缘及基底柔软，无浸润。

2）下疳型：较常见。一般症状轻，病程缓慢。溃疡数目较多、较浅。溃疡周围红肿，边缘不整齐。常在数周内愈合，但常在旧病灶痊愈阶段，其附近又有新溃疡出现。

3）粟粒型：溃疡如针头至米粒大小，数目多，痊愈快。自觉症状轻微。

（4）性病：如梅毒、软下疳及性病性淋巴肉芽肿均可引起外阴溃疡。

2. 慢性外阴溃疡

（1）外阴结核：罕见，偶继发于严重的肺、胃肠道、内生殖器官、腹膜或骨结核。好发于阴唇或前庭黏膜。病变发展缓慢。初起常为一局限性小结节，不久即溃破为边缘软薄而穿掘的浅溃疡。溃疡形状不规则，基底凹凸不平，覆以干酪样结构。病变无痛，但受尿液刺激或摩擦后可有剧痛。溃疡经久不愈，并可向周围扩展。

（2）外阴癌：外阴恶性肿瘤在早期可表现为丘疹、结节或小溃疡。病灶多位于大小阴唇、阴蒂和后联合等处，伴或不伴有外阴白色病变。癌性溃疡与结核性溃疡肉眼难以鉴别，需做活组织检查确诊。

对急性外阴溃疡的患者应注意检查全身皮肤、眼、口腔黏膜等处有无病变。诊断时要明确溃疡的大小、数目、形状、基底情况，有时溃疡表面覆以一些分泌物容易漏诊。故应细心认真查体，分泌物涂片培养，血清学检查或组织学病理有助于诊断。

（三）治疗

因病因往往不是很明确，故治疗上主要以对症治疗为主。

1. 全身治疗　注意休息及营养，补充大量维生素B、维生素C；也可口服中药治疗。有继发感染时应考虑应用抗生素。

2. 局部治疗　应用0.1%聚维酮碘液或1∶5 000高锰酸钾溶液坐浴。局部抗生素软膏涂抹。急性期可给以皮质类固醇激素局部应用缓解症状。注意保持外阴清洁干燥，减少摩擦。

3. 病因治疗　尽早明确病因，针对不同病因进行治疗。

四、外阴前庭炎综合征

外阴前庭炎综合征（vulvar vestibulitis syndrome）好发于性生活活跃的妇女，多数既往有反复细菌或尖锐湿疣感染史。1987年，Friedrich将该综合征定义为：①触摸外阴前庭部，或将阴茎插入阴道，或将栓剂送入阴道时，患者即感严重疼痛；②压迫外阴前庭部时，局部有压痛；③前庭部呈现出不同程度的红斑。

其特征是患者主诉当阴道撑开时，发生插入疼痛、不适，触诊时局部有红斑，用棉签轻轻压迫处女膜环上的腺体开口或阴道后系带时有点状疼痛。性交时疼痛异常，甚至在性交后 24 小时内都感到外阴部灼热疼痛，严重者不能有正常的性生活。一般而言，凡病变 3 个月之内者属急性；超过 3 个月者属慢性。

（一）病因

尚不清楚，可能存在以下因素：

1. 感染：可能与人类乳头状瘤病毒在外阴前庭部的亚临床感染有关，此外，与阴道加德纳菌、念珠菌和解脲支原体感染也可能有一定关系。

2. 异常神经纤维增生。

3. 阴道痉挛、阴道 pH 的改变、外阴某些疾病治疗之后的反应、尿道的压力与变异等有关。

（二）临床表现

严重性交疼痛，持续 1 ~ 24 小时，导致性交畏惧感。外阴前庭部位疼痛，压痛明显，女性可见前庭部位充血、肿胀。

（三）治疗

1. 保守治疗　主要针对原发性疾病进行抗感染治疗或抗真菌治疗，特异性外阴炎如白色念珠菌，应给予抗真菌药物治疗。

2. 尖锐湿疣　可参照性传播疾病的治疗。

3. 前庭切除术　于外阴部沿处女膜内侧边缘作一切口，同时沿黏膜皮肤交界处向会阴方向作一平行切口，两切口于 3 点及 9 点处吻合，前庭后部深入 5mm 做切除术。切口行间断缝合，14 天拆线，术后 21 天开始用扩张器（2cm），逐渐扩大阴道口至 4cm，大部分患者术后疼痛可缓解。

五、外阴接触性皮炎

（一）病因

外阴部皮肤接触刺激性物质或过敏物质而发生的炎症。如接触了较强的酸碱类物消毒剂，阴道冲洗剂，以及一些染色衣物、劣质卫生巾或过敏性药物等，均可发生外阴部的炎症。

（二）临床表现

外阴部接触一些刺激性物质后在接触部位感觉灼热感、疼痛、瘙痒，检查见局部出现皮肤潮红、皮疹、水疱，重者可发生坏死及溃疡，过敏性皮炎发生在接触过敏物质的部位。

（三）治疗

根据病史及临床表现诊断不难，须尽快除去病因，避免用劣质卫生巾及刺激性物质如肥皂，避免搔抓等。对过敏性皮炎症状严重者可口服开瑞坦、阿司咪唑或肾上腺皮质激素类药物，局部用生理盐水洗涤或用 3% 硼酸溶液冷敷，其后擦炉甘石洗剂。如有继发感染可涂擦抗生素软膏如金霉素软膏或 1% 新霉素软膏等。

六、外阴结核

（一）病因

外阴结核病在临床上非常少见，多由血行传播而得，极少由性接触感染而致。

（二）临床表现

外阴结核好发于阴唇或前庭黏膜，分为溃疡及增生两型。病变发展较为缓慢，初期常为局限性小结节，不久溃破成浅表溃疡，形状不规则，溃疡基底部被干酪样物质覆盖。病变可扩散至会阴、尿道及肛门，并使阴唇变形。外阴及阴道结核均不引起疼痛，但遭受摩擦或尿液刺激则可发生剧痛。增生型外阴结核者外阴肥厚、肿大，似外阴象皮病，患者常主诉性交疼痛、小便困难。

（三）诊断

在身体其他部位有结核者，外阴部又发现经久不愈的慢性溃疡，应怀疑外阴结核。除根据病史及溃疡的特征外，主要靠分泌物涂片找结核杆菌，动物接种或进行活组织检查。少数结核性外阴溃疡病例，身体其他部位并无结核病灶，则须与一般性外阴溃疡、梅毒性溃疡、软性下疳、外阴癌等相鉴别。

（四）治疗

确诊后，即应进行全身及局部抗结核治疗及支持疗法，以增强抵抗力。局部应保持干燥、清洁，并注意混合感染，针对处理。

七、外阴阴道假丝酵母菌病

因假丝酵母菌性阴道炎症多并发外阴炎，现称为外阴阴道假丝酵母菌病（vulvovaginal candidiasis，VVC）。据统计，约 75% 妇女一生中曾患过此病。

（一）病因

假丝酵母菌有许多种，外阴阴道假丝酵母菌病中 80% ~ 90% 病原体为白假丝酵母菌，10% ~ 20% 为光滑假丝酵母菌、近平滑假丝酵母菌、热带假丝酵母菌等，白假丝酵母菌为条件致病菌。白假丝酵母菌呈卵圆形，由芽生孢子及细胞发芽伸长形成假菌丝，假菌丝与孢子相连成分枝或链状。白假丝酵母菌由酵母相转为菌丝相，从而具有致病性。假丝酵母菌通常是一种腐败物寄生菌，可生活在正常人体的皮肤、黏膜、消化道或其他脏器中，经常在阴道中存在而无症状。白带增多的非孕妇女中，约有 30% 在阴道内有此菌寄生，当阴道糖原增加、酸度升高时，或在机体抵抗力降低的情况下，便可成为致病的原因，长期应用广谱抗生素和肾上腺皮质激素，可使假丝酵母菌感染大为增加。因为上述两种药物可导致机体内菌群失调，改变了阴道内微生物之间的相互制约关系，抗感染的能力下降。此外，维生素缺乏（复合维生素 B）、严重的传染性疾病和其他消耗性疾病均可成为假丝酵母菌繁殖的有利条件。妊娠期阴道上皮细胞糖原含量增加，阴道酸性增强，加之孕妇的肾糖阈降低，常有营养性糖尿，小便中糖含量升高而促进假丝酵母菌的生长繁殖。

（二）传染途径

虽然 10% ~ 20% 的健康妇女阴道中就携带有假丝酵母菌，并且生活中有些特殊情况下可以诱发阴道假丝酵母菌感染，所以假丝酵母菌是一种条件致病菌。但很多时候也能够从外界感染而来。当女性与假丝酵母菌培养阳性的男性有性接触时，其被感染率为 80%；与患有假丝酵母菌病的妇女有性接触的男性中，约 1/2 的人会被感染。也就是说，假丝酵母菌病可以通过性行为传播，这就是女方患假丝酵母菌病时，其配偶也要同时接受治疗的原因。另外，间接接触传染也是一条传播途径。接触被假丝酵母菌患者感染的公共厕所的坐便器、浴盆、浴池座椅、毛巾，使用不洁卫生纸，都可以造成传播，当被感染者外阴阴道的假丝酵母菌达到一定数量时，即可发生假丝酵母菌病。

（三）临床分类

VVC 分为单纯性 VVC 和复杂性 VVC。单纯性 VVC 是指发生于正常非孕宿主、散发的、由白假丝酵母菌引起的轻度 VVC。复杂性 VVC 包括复发性 VVC（RVVC）、重度 VVC 和妊娠 VVC、非白假丝酵母菌所致的 VVC 或宿主为未控制的糖尿病、免疫功能低下者。RVVC 是指妇女患 VVC 经过治疗后临床症状和体征消失，真菌检查阴性后又出现症状，且经真菌学证实的 VVC 发作一年内有症状 4 次或以上。复发原因不明，可能与宿主具有不良因素如妊娠、糖尿病、大剂量抗生素应用、免疫抑制剂应用、治疗不彻底、性伴侣未治疗或直肠假丝酵母菌感染等有关。美国资料健康妇女中复发性外阴阴道假丝酵母菌病的发生率为 5% ~ 20% 左右。重度 VVC 是指临床症状严重，外阴或阴道皮肤黏膜有破损，按 VVC 评分标准评分≥ 7 分者（表 4-1）。

（四）临床表现

最常见的症状是白带增多、外阴及阴道内有烧灼感，伴有严重的瘙痒，甚至影响工作和睡眠。部分患者可伴有尿频、尿急、尿痛及性交痛等症状。典型患者妇科检查时可见白带呈豆腐渣样或凝乳状，白色稠厚，略带异味，或带下夹有血丝，阴道黏膜充血、红肿，甚至溃疡形成。部分患者外阴因瘙痒或接触刺激出现抓痕，外阴呈地图样红斑。约 10% 患者携带有假丝酵母菌，而无自觉症状。

表 4-1 VVC 评分标准

项目	评分			
	0	1	2	3
瘙痒	无	偶有发作可被忽略	能引起重视	持续发作坐立不安
疼痛	无	轻	中	重
充血、水肿	无	> 1/3 阴道壁充血	1/3 ~ 2/3 阴道壁充血	> 2/3 阴道壁充血抓痕、皲裂、糜烂
分泌物量	无	较正常增多	量多、无溢出	量多，有溢出

注：< 7 分：轻、中度 VVC；≥ 7 分：重度 VVC。

（五）诊断

典型病例诊断不困难，根据病史、诱发因素、症状、体征和实验室检查诊断较易。实验室取阴道分泌物涂片检查即可诊断。

1. 悬滴法　取阴道分泌物置于玻璃片上，加 1 滴生理盐水或 10% 氢氧化钾，显微镜下检查找到芽孢及真菌菌丝，阳性检出率 30% ~ 60%。如阴道分泌物 pH > 4.5，见多量白细胞，多为混合感染。

2. 染色法　取阴道分泌物用革兰染色，阳性检出率达 80%。

3. 培养法　取分泌物接种于培养基上，查出真菌可确诊，阳性率更高，但不常规应用。部分患者有典型的临床表现，而显微镜检查阴性或反复复发，如阴道分泌物 pH < 4.5，未见大量白细胞、滴虫及线索细胞者，临床怀疑耐药菌株或非白假丝酵母菌感染时，采用培养法 + 药敏，可明显提高诊断准确性同时指导进一步敏感药物治疗。

（六）治疗

1. 去除诱因　仔细询问病史了解存在的诱因并及时消除，如停用广谱抗生素、雌激素、口服避孕药等。合并糖尿病者则同时积极予以治疗。停用紧身化纤内裤，使用棉质内裤，确诊患者的毛巾、内裤等衣物要隔离洗涤，使用开水热烫，以避免传播。真菌培养阳性但无症状者无须治疗。

2. 改变阴道酸碱度　真菌在 pH5.5 ~ 6.5 环境下最适宜生长繁殖，因此改变阴道酸碱度形成不适宜其生长的环境。使用碱性溶液擦洗阴道或坐浴，不推荐阴道内冲洗。

3. 药物治疗

（1）咪唑类药物。

1）克霉唑：又称三苯甲咪唑，抗菌作用对白色念珠菌最敏感。普遍采用 500mg 克霉唑的乳酸配方单剂量阴道给药，使用方便、疗效好，且孕妇也可使用。单纯性 VVC 患者首选阴道用药，推荐使用单剂量 500mg 给药。另有克霉唑阴道栓 100mg/d，7 天为一疗程；200mg/d，3 天为一疗程。

2）咪康唑：又称双氯苯咪唑。阴道栓剂 200mg/d，7 天为一疗程或 400mg/d，3 天一疗程治疗单纯性 VVC。尚有 1.2g 阴道栓剂单次给药疗效与上述方案相近，亦有霜剂可用于外阴、尿道口、男性生殖器涂抹，以减轻瘙痒症状及小便疼痛。

3）布康唑：阴道霜 5g/d，3 天为一疗程。体外抑菌试验表明对非白假丝酵母菌如光滑假丝酵母菌等，其抑菌作用比其他咪唑类强。

4）益康唑：抗菌谱广，对深部、浅部真菌均有效。50mg 阴道栓每日连续 15 天或 150mg/d 3 天为一疗程。其治疗时患者阴道烧灼感较明显。

5）酮康唑：口服的广谱抗真菌药，200mg 每日一次口服，5 日一疗程。疗效与克霉唑等阴道给药相近。

6）噻康唑：2% 阴道软膏单次给药，使用方便、不良反应小、疗效显著。

（2）三唑类药物。

1）伊曲康唑：抗真菌谱广，餐后口服生物利用度最高，吸收快，口服后 3 ~ 4 小时候血药浓度达峰值。单纯性 VVC 患者可 200mg 每日 2 次治疗 1 天或 200mg 每日一次口服治疗 3 天，药物治疗浓度可持续 3 天。

对于复发性外阴阴道假丝酵母菌病患者，主张伊曲康唑胶囊口服治疗。

2）氟康唑：这是唯一获得 FDA 许可的治疗假丝酵母菌感染的口服药物。药物口服胶囊生物利用度高，在阴道组织、阴道分泌物中浓度可维持 3 天。对于单纯性 VVC，氟康唑 150mg 单剂量口服可获得满意治疗效果。无明显肝毒性，但需注意肾功能。

3）特康唑：只限于局部应用治疗，0.4% 霜剂，5g/d 阴道内给药 7 日；0.8% 霜剂，5g/d 阴道内给药 3 日；栓剂 80mg/d 阴道内给药 3 日。

（3）多烯类：制霉菌素 10 万 U/ 枚，每日阴道用药 1 枚，连续 14 日治疗单纯性 VVC。药物疗程长、使用频繁，患者往往顺应性差。

4. 2006 年美国疾病控制中心（CDC）推荐

（1）单纯性 VVC：首选阴道用药，短期局部用药（单次用药和 1 ~ 3 天的治疗方案）可有效治疗单纯性 VVC。局部用药唑类药物比制霉菌素更有效，完成唑类药物治疗方案的患者中，80% ~ 90% 的患者症状缓解且阴道分泌物真菌培养结果阴性。不推荐性伴侣接受治疗。

（2）重度 VVC：首选口服药物，症状严重者，局部应用低浓度糖皮质激素软膏或唑类霜剂。口服用药：伊曲康唑：200mg，2 次 / 天，共 2 天；氟康唑胶囊：150mg，顿服，3 天后重复 1 次；阴道用药，在治疗单纯性 VVC 方案基础上，延长疗程（局部使用唑类药物 7 ~ 14 天）。

（七）随访

对 VVC 在治疗结束后 7 ~ 14 天和下次月经后进行随访，两次阴道分泌物真菌学检查阴性为治愈。对 RVVC 在治疗结束后 7 ~ 14 天、1 个月、3 个月、6 个月各随访 1 次。

（八）预防

对初次发生外阴阴道假丝酵母菌病者应彻底治疗；检查有无全身疾病如糖尿病等，及时发现并治疗；改善生活习惯如穿宽松、透气内裤，保持局部干燥及清洁；合理使用抗生素和激素类药物。可试使用含乳杆菌活菌的阴道栓调节阴道内菌群平衡。

（九）临床特殊情况的思考和建议

1. 复发性外阴阴道假丝酵母菌病（RVVC）治疗　治疗前需尽量消除所有的诱因或易发因素，患者性伴侣也应做生殖器真菌培养和做适当抗真菌治疗。RVVC 患者尽量做抗真菌培养和药物敏感试验，明确诊断并鉴别不常见菌属，尤其光滑假丝酵母菌。根据分泌物培养和药物敏感试验选择药物。

最佳治疗方案尚未确定。治疗原则包括强化治疗和巩固治疗。强化治疗可在口服或局部用药方案中任选一种，具体方案如下：

（1）口服用药：伊曲康唑：200mg，2 次 / 天，共 2 ~ 3 天；氟康唑胶囊：150mg，顿服，3 天后重复 1 次。

（2）阴道用药：咪康唑栓 400mg，每晚一次，共 6 天；咪康唑栓 200mg，每晚一次，共 7 ~ 14 天；克霉唑栓 500mg，3 天后重复 1 次；克霉唑栓 100mg，每晚一次，共 7 ~ 14 天。

（3）巩固治疗：在强化治疗达到真菌学治愈后，给予巩固治疗半年。目前国内外没有成熟的方案，可选择：

1）口服用药：氟康唑胶囊 150mg/ 周，共 6 个月（首选治疗方案）；伊曲康唑 100mg，每日 2 次，共一周，每月一次，共 6 个月；酮康唑 100mg/d，共 6 个月。

2）阴道用药：咪康唑栓 400mg，每日一次，每月 3 ~ 6 天，共 6 个月；克霉唑栓 500mg，每月一次，共 6 个月。

抗真菌巩固治疗可有效降低 RVVC 发生，但仍有 30% ~ 50% 女性患者终止治疗后又复发。

2. 妊娠合并外阴阴道假丝酵母菌病治疗　妊娠是外阴阴道假丝酵母菌病的易发因素，与其雌激素升高、阴道上皮细胞糖原增加、改变阴道微环境、pH 改变和免疫因素等有关。在一项多中心研究中，共 13 914 例孕妇，发现妊娠合并假丝酵母菌感染率约为 22%，但未发现阴道为假丝酵母菌与早产有相关性。对于无症状的 VVC 孕妇是否需要治疗目前无统一意见。多数学者认为为避免流产、早产、胎膜早破及新生儿感染等，有阴道炎症状和体征的孕妇应予以治疗。

妊娠合并外阴阴道假丝酵母菌病对抗真菌药物治疗起效较慢且因妊娠持续存在疾病容易复发。目前临床治疗孕妇VVC的药物有克霉唑和制霉菌素霜或栓（B类药物）、咪康唑栓和伊曲康唑及氟康唑（C类药物）。早孕期以阴道用药为宜，应忌用口服抗真菌药物，首选克霉唑500mg，单次阴道用药，治愈率在80%左右，也可每周用药一次，连续2～3次，延长治疗时间可提高临床疗效及治愈率。妊娠4个月后可使用咪康唑栓，但仍需在医师指导下进行。性伴侣无须治疗。

3. 联合乳酸杆菌制剂的治疗　乳酸杆菌生长受抑制，假丝酵母菌大量增殖是VVC发生和复发的重要原因，恢复阴道内微生态平衡成为临床治疗RVVC的新思路。2003年Metts等学者应用含嗜酸杆菌的阴道栓剂治疗RVVC，能有效降低其复发率。近年我国也有活的乳酸杆菌的微生态制剂面市（定菌生胶囊），在抗真菌治疗之后辅助定菌生帮助阴道内正常菌群的恢复，对预防VVC的复发有帮助，同时对于细菌性阴道病和滴虫性阴道炎也有较好的疗效，值得推广。但临床观察的例数有限，需进一步深入研究。

八、滴虫性阴道炎

滴虫性阴道炎（trichomonal vaginitis）是由阴道毛滴虫引起的性传播疾病之一，常与其他性传播疾病同时存在，女性发病率10%～25%。除了性交传播，经过公共卫生用具、浴室、衣物等可间接传染。

（一）病因

滴虫阴道炎是由阴道毛滴虫引起的常见阴道炎。阴道毛滴虫适宜在温度25～40℃、pH5.2～6.6的潮湿环境中生长，在pH5以下或7.5以上的环境中生长受抑制。滴虫生活史简单，只有滋养体而无包囊期，滋养体生命力较强，能在3～5℃生活21天，在46℃生存20～60分钟，在半干燥环境生存约10小时，在普通肥皂水中也能生存45～120分钟。月经前后阴道内pH发生变化，月经后接近中性，隐藏在腺体和阴道皱襞中的滴虫常得以繁殖而引起炎症发作。

（二）临床表现

25%～50%患者感染初期无症状，称为带虫者。潜伏期为几天到4周。当滴虫消耗阴道细胞内糖原、改变阴道酸碱度、破坏其防御机制，在月经前后易引起阴道炎症。

主要症状为阴道分泌物增多，多为稀薄、泡沫状，滴虫可无氧酵解碳水化合物，产生腐臭气味，故白带多有臭味，分泌物可为脓性或草绿色；可同时合并外阴瘙痒或疼痛、性交痛等。如合并尿路感染可有尿急、尿频、尿痛及血尿等症状。阴道检查可见阴道黏膜、宫颈阴道部明显充血，甚至宫颈有出血斑点，形成“草莓样”宫颈。阴道毛滴虫能吞噬精子，并阻碍乳酸生成，影响精子在阴道内存活而导致不孕。

（三）诊断

根据病史、临床表现及分泌物观察可做出临床诊断。取阴道分泌物检查可确诊。取分泌物前24～48小时避免性交、阴道灌洗或局部用药；窥阴器不涂抹润滑剂；分泌物取出后应及时送检，冬天需注意保暖，以避免滴虫活动性下降后影响检查结果。

1. 悬滴法　取温生理盐水一滴于玻璃片上，在阴道后穹隆处取分泌物少许混于生理盐水玻片上，立即在低倍显微镜下观察寻找滴虫。镜下可见波状运动的滴虫和增多的白细胞。敏感性为60%～70%。

2. 涂片染色法　将分泌物涂在玻璃片上，待自然干燥后用不同染液染色，不仅能看见滴虫，还能看到并存的假丝酵母菌甚至癌细胞等。

3. 培养法　对可疑患者，多次阴道分泌物镜下检查未检出滴虫者，可采用培养法。

（四）治疗

因滴虫阴道炎可同时合并尿道、尿道旁腺、前庭大腺滴虫感染，单纯局部用药不易彻底治愈，故需同时全身用药。

1. 全身用药　甲硝唑2g单次口服或替硝唑2g单次口服；或甲硝唑400mg，每日2次，连服7日。口服药物的治愈率为90%～95%。单次服药方便，但因剂量大，可出现不良反应如胃肠道反应、头痛、皮疹等。甲硝唑用药期间及停药24小时内、替硝唑用药期间及停药72小时内禁止饮酒，哺乳期用药不宜哺乳。治疗失败者可采用甲硝唑2g/d口服，连服3～5日。

2. 阴道局部用药　阴道局部药物治疗可较快缓解症状，但不易彻底消灭滴虫，停药后易复发。因滴虫适宜环境为 pH5.2 ~ 6.6，阴道用药前先使用 1% 乳酸或 0.5% 醋酸等酸性洗液清洗阴道改变阴道内酸碱度，同时可减少阴道内恶臭分泌物，再使用甲硝唑栓（阴道泡腾片）或替硝唑栓（阴道泡腾片）200mg，每日一次，7 日为一疗程。

3. 性伴侣的治疗 滴虫性阴道炎主要通过性交传播，故患者性伴侣多有滴虫感染，但可无症状，为避免双方重复感染，故性伴侣应同时治疗。

4. 滴虫性阴道炎 常在月经期后复发，可考虑下次月经干净后再巩固治疗一疗程。治疗后应在每次月经干净后复查分泌物，经连续检查 3 次阴性后方为治愈。

5. 顽固性滴虫性阴道炎 治疗后多次复查分泌物仍提示滴虫感染的顽固病例，可加大甲硝唑剂量及应用时间，1g 口服，每日 2 次，同时阴道内放置 500mg，每日 2 次，连续 7 ~ 14 日。部分滴虫对甲硝唑有耐药者，可选择康妇栓，每日 1 枚塞阴道，7 ~ 10 天为一疗程；严重者，每日早晚 1 次阴道塞康妇栓，7 天为一疗程。

6. 妊娠合并滴虫性阴道炎 曾认为甲硝唑在妊娠 3 个月内禁用，因动物实验甲硝唑可能有致畸作用。但最近有国外研究显示人类妊娠期应用甲硝唑并未增加胎儿畸形率，妊娠期可应用。美国疾病控制中心推荐妊娠合并滴虫性阴道炎治疗为甲硝唑 2g 顿服。国内有学者提出治疗方案首选甲硝唑 200mg，每日 3 次，共 5 ~ 7 天；甲硝唑 400mg，每日 2 次，共 5 ~ 7 天。治疗失败者：甲硝唑 400mg，每日 3 次，7 天。性伴侣需同时治疗：甲硝唑或替硝唑 2g 顿服。应用甲硝唑时需与孕妇及其家属详细说明，知情同意后再使用。

（五）预防

滴虫可通过性生活传播，且性伴侣多无症状。故应双方同时治疗，治疗期间禁止性生活。内衣裤、毛巾等应高温消毒或用消毒剂浸泡，避免重复感染。注意保持外阴清洁、干燥。注意消毒公共浴池、马桶、衣物等传播中介。

九、细菌性阴道病

（一）病因

细菌性阴道病（bacterial vaginosis，BV）是阴道内正常菌群失调所致的一种混合感染。正常阴道内以产生过氧化氢的乳杆菌占优势，通过产生乳酸从而保持阴道内较低的酸碱度，维持正常菌群平衡。当细菌性阴道病时，乳杆菌减少，而阴道加德纳菌与厌氧菌及人型支原体大量繁殖。阴道加德纳菌生活最适 pH6.0 ~ 6.5，温度 35 ~ 37℃。该菌单独也可引起 BV，但多与其他厌氧菌共同致病。临床及病理特征无炎症改变及白细胞浸润。其发病可能与妇科手术、多次妊娠、频繁性生活及阴道灌洗使阴道内 pH 偏碱有关。口服避孕药有支持乳酸杆菌占优势的阴道环境的作用，对 BV 有一定防护作用。

（二）临床表现

多见于生育期妇女，15 ~ 44 岁，10% ~ 40% 患者无临床症状，有症状者主要表现为阴道分泌物增多，有鱼腥味，尤其性交后加重，少数患者伴有轻度外阴瘙痒。分泌物呈鱼腥臭味是由于厌氧菌大量繁殖的同时可产生胺类物质所致。检查见阴道黏膜无充血、红肿的炎症表现，分泌物特点为有恶臭味，灰白色、灰黄色，均匀一致，稀薄，易从阴道壁拭去。

BV 常与滴虫性阴道炎、宫颈炎、盆腔炎同时发生。BV 可引起宫颈上皮不典型增生、盆腔炎、异位妊娠和不孕。孕期合并 BV 可引起胎膜早破、早产、绒毛膜羊膜炎、产褥感染及新生儿感染。

（三）诊断

下列 4 项中有 3 项阳性即可临床诊断为细菌性阴道病。

（1）均质、稀薄、白色阴道分泌物，常黏附于阴道壁上。

（2）线索细胞阳性：取少许阴道分泌物于玻片上，加一滴生理盐水混合，高倍显微镜下观察见线索细胞，白细胞极少。线索细胞即阴道脱落的表层细胞于细胞边缘贴附颗粒状物，即各种厌氧菌，尤其是加德纳菌，细胞边缘不清。

（3）阴道分泌物 pH ＞ 4.5。

（4）胺臭味试验阳性：取少许阴道分泌物于玻片上，加一滴 10% 氢氧化钾溶液，产生烂鱼肉样腥臭气味，系因胺遇碱释放氨所致。

阴道分泌物性状取决于临床医师的分辨能力，因而特异性、敏感性不高。阴道 pH 是一个较敏感的指标，但正常妇女在性交后、月经期也可有阴道 pH 的升高，特异性不高。氨试验的假阳性可发生在近期有性生活的妇女。线索细胞阳性是临床诊断标准中最为敏感和特异性。BV 为正常菌群失调，细菌定性培养在诊断中意义不大。

（四）治疗

治疗原则：①无症状患者无须治疗；②性伴侣不必治疗；③妊娠期合并 BV 应积极治疗；④子宫内膜活检、宫腔镜、取放 IUD 术、子宫输卵管碘油造影、刮宫术等须行宫腔操作手术者术前发现 BV 应积极治疗。

1. 硝基咪唑类抗生素　甲硝唑为首选药物。甲硝唑抑制厌氧菌生长，不影响乳杆菌生长，是较理想的治疗药物。甲硝唑 500mg，每日 2 次，口服连续 7 日；或 400mg，每日 3 次，口服连续 7 日。甲硝唑 29 顿服的治疗效果差，目前不再推荐应用。甲硝唑栓 200mg，每晚 1 次，连续 7 ~ 10 日。替硝唑 1g，每日 1 次口服连续 5 天；也可 29 每日 1 次连续 2 天。

2. 克林霉素　300mg，每日 2 次，口服连续 7 日。治愈率约 97%，尤其适用于妊娠期患者（尤其孕早期）和对甲硝唑无法耐受、过敏或治疗失败者。另有含 2% 克林霉素软膏阴道涂布，每次 5g 连续 7 日。

3. 乳酸杆菌栓剂　阴道内用药补充乳酸杆菌，通过产生乳酸从而升高阴道内酸度，抑制加德纳菌及厌氧菌生长，使用后 BV 复发率较单纯适用甲硝唑治疗低，临床值得推广。

4. 其他药物　氨苄西林具有较好杀灭加德纳菌等，但也有杀灭乳酸杆菌作用，治疗效果较甲硝唑差。

5. 合并滴虫、假丝酵母菌感染的阴道炎　聚甲酚醛阴道栓 1 枚，每日 1 次，连续 6 日。

（五）临床特殊情况的思考和建议

1. 妊娠期细菌性阴道病的治疗　孕期合并 BV 可引起胎膜早破、早产、绒毛膜羊膜炎、产褥感染及新生儿感染，故有症状的孕妇及无症状的高危孕妇（胎膜早破史、早产史）建议治疗，在早产高危人群中进行孕期筛查和治疗可降低早产发生率。

推荐治疗方法甲硝唑 200mg，每日 3 次，口服连续 7 日；或克林霉素 300mg，每日 2 次，口服连续 7 日。不主张阴道给药，性伴侣无须治疗。Iams 学者建议，孕 20 周前细菌性阴道病孕妇的治疗应尽量使用克林霉素。

2. 细菌性阴道病复发的有关问题　BV 治疗后 3 个月内其复发率可高达 30%，其原因与病原菌持续感染、通过性生活再次传染、阴道内环境重建失败可能有关。但 Wolson J 学者认为，对于反复发作或难治的细菌性阴道病，同时治疗其性伴侣、阴道内使用乳酸杆菌对其复发并无益处。Sanchez S 等学者尝试应用甲硝唑联合制霉菌素阴道用药（含甲硝唑 500mg+ 制霉菌素 100 000U，每日 1 次，连续 5 天），对降低 BV 的复发率取得较好疗效。Sobel JD 等学者则采用延长治疗时间（甲硝唑栓 200mg，每日 1 次连续 10 天后改每周 2 次连续 4 个月）治疗反复发作或难治的细菌性阴道病，虽疗效显著，但疗程长、费用高。重复使用克林霉素或甲硝唑能获得治疗效果，但最佳的治疗时间及剂量无统一标准，需进一步大样本研究指导临床用药。

十、萎缩性阴道炎

（一）病因

萎缩性阴道炎（atrophic vaginitis）常见于绝经前后、药物或手术卵巢去势后妇女。自然绝经患者又称为老年性阴道炎。主要因为卵巢功能衰退，雌激素水平下降，阴道黏膜萎缩、变薄，上皮细胞内糖原减少，阴道内 pH 增高，多为 pH 5.0 ~ 7.0，局部抵抗力减低，当受到刺激或被损伤时，其他致病菌入侵、繁殖引起炎症。

（二）临床表现

主要为外阴瘙痒、灼热不适伴阴道分泌物增多，阴道分泌物多稀薄呈水样，感染病原菌不同，也可呈泡沫样、脓性或血性。部分患者有下腹坠胀感，伴有尿急尿频尿痛等泌尿系统症状。部分患者仅有泌尿系统症状，曾以尿路感染治疗而效果不佳。

阴道检查可见阴道皱襞减少、消失，黏膜萎缩、变薄并有充血或点状出血，有时可见浅表溃疡。分泌物多呈水样，部分脓性有异味，如治疗不及时，阴道内溃疡面相互粘连，甚至阴道闭锁，分泌物引流不畅者继发阴道或宫腔积脓。

（三）诊断

根据绝经、卵巢手术、药物性闭经或盆腔反射治疗病史及临床表现诊断不难，应取阴道分泌物检查以排除滴虫、假丝酵母菌阴道炎。妇科检查见阴道黏膜红肿、溃疡形成或血性分泌物，但必须排除子宫恶性肿瘤、阴道癌等，常规行宫颈细胞学检查，必要时活检或分段诊刮术。

（四）治疗

原则上为抑制细菌生长，应用雌激素，增强阴道抵抗力。

1. 保持外阴清洁、干燥　分泌物多时可 1% 乳酸冲洗阴道。

2. 雌激素制剂全身给药　补佳乐每日 0.5 ~ 1mg 口服，每 1 ~ 2 个月用地曲孕酮 10mg 持续 10 天；克龄蒙每日 1 片（含戊酸雌二醇 2mg，醋酸环丙孕酮 1mg）；诺更宁（含雌二醇 2mg，醋酸炔诺酮 1mg）每日 1 片。如有乳癌及子宫内膜癌者慎用雌激素制剂。

3. 雌激素制剂阴道局部给药　0.5% 己烯雌酚软膏或倍美力阴道软膏局部涂抹，0.5g 每日 1 ~ 2 次，连用 7 天。

4. 抑制细菌生长　阴道局部给予抗生素如甲硝唑 200mg 或诺氟沙星 100mg，每日一次，连续 7 ~ 10 日。

5. 注意营养　给予高蛋白食物，增加维生素 B 及维生素 A 量，有助于阴道炎的消退。

（五）临床特殊情况的思考和建议

激素替代治疗可治疗萎缩性阴道炎，且可改善一系列更年期症状，但长时间激素应用可导致子宫内膜增生、增加药物的不良反应，如何减少相关并发症及不良反应成了现今学者们研究的方向。2007 年 Simon 等学者尝试以每天 0.3mg 雌激素口服剂量持续 3 个月治疗萎缩性阴道炎，明显改善患者的临床症状。2008 年 Gloria 等学者完成一项随机对照研究，共收纳 230 名患有萎缩性阴道炎的绝经后妇女，分别给予 10μg、25μg 雌二醇及安慰剂，每日 1 次塞阴道持续 3 个月。给予雌激素替代治疗的两组患者在 2 周后其主观症状均得到明显改善，但两组间无统计学差异。3 个月后共 52 名患者（其中 9 名为安慰组，18 名为 10μg 雌二醇组，25 名为 25μg 雌二醇组）均给予 25μg 雌二醇每日 1 次塞阴道持续 52 周，疗程完成后行子宫内膜活检，均未提示子宫内膜异常增生或恶变。

十一、婴幼儿外阴阴道炎

（一）病因

婴幼儿阴道炎（infant vaginitis）多合并外阴炎，多见于 1 ~ 5 岁幼女。因其卵巢未发育，外阴发育差，阴道细长，阴道上皮内糖原少，阴道内 pH6.0 ~ 7.5，抵抗力差，阴道自然防御功能尚未形成，容易受到其他细菌感染。另婴幼儿卫生习惯差，年龄较大者有阴道内误放异物而继发感染。病原菌常见大肠杆菌、葡萄球菌、链球菌等。

（二）临床表现

主要症状为阴道内分泌物增多，呈脓性，有异味。临床上多为母亲发现婴幼儿内裤有脓性分泌物而就诊。分泌物刺激可致外阴瘙痒，患儿多有哭闹、烦躁不安、用手搔抓外阴。检查可见外阴充血、水肿或破溃，有时可见脓性分泌物至阴道内流出。慢性外阴炎见小阴唇发生粘连甚至阴道闭锁。

（三）诊断

根据病史、体征及临床表现诊断不难，同时需询问其母亲有无阴道炎病史。取阴道分泌物做细菌学检查或病菌培养。怀疑阴道内有异物者需行肛门检查以确定，必要时需在麻醉下进行。

（四）治疗

治疗原则：①便后清洗外阴，保持外阴清洁、干燥，减少摩擦；②针对病原体选择相应口服抗生素治疗，必要时使用吸管吸取抗生素溶液滴入阴道内；③对症处理：如有蛲虫者给予驱虫治疗；阴道内异物者，应及时取出；小阴唇粘连者可外涂雌激素软膏后多可松解，严重者应分离粘连后外用抗生素软膏。

第二节 宫颈炎症

宫颈炎（cervicitis）是妇科常见疾病。在正常情况下，子宫颈是预防阴道内病原菌侵入子宫腔的重要防线，因子宫颈可分泌黏稠的分泌物形成黏液栓，抵抗病原体侵入子宫腔。但宫颈同时容易受到性生活、分娩、经宫腔操作等损伤，长期阴道炎症，宫颈外部长期浸在分泌物内，也易受病原体感染，从而发生宫颈炎。

一、急性宫颈炎

急性宫颈炎（acute cervicitis）多发生于感染性流产、产褥感染、宫颈急性损伤或阴道内异物并发感染。

（一）病因

急性宫颈炎多由性传播疾病的病原菌如淋病奈瑟菌及沙眼衣原体感染所致，淋病奈瑟菌感染时约50%合并沙眼衣原体感染。葡萄球菌、链球菌、大肠杆菌等较少见。此外也有病毒感染所致，如单纯疱疹病毒、人乳头瘤病毒、巨细胞病毒等。临床常见的急性宫颈炎为黏液脓性宫颈炎（mucopurulent cervicitis，MPC），其特点为宫颈管或宫颈管棉拭子标本上，肉眼可见脓性或黏液脓性分泌物；棉拭子擦拭宫颈管容易诱发宫颈管内出血。黏液脓性宫颈炎的病原体主要为淋病奈瑟菌及沙眼衣原体。但部分MPC的病原体不清。沙眼衣原体及淋病奈瑟菌均感染宫颈管柱状上皮，沿黏膜面扩散引起浅层感染，病变以宫颈管明显。

（二）病理

急性宫颈炎的病理变化可见宫颈红肿，宫颈管黏膜水肿，组织学表现见血管充血，宫颈黏膜及黏膜下组织、腺体周围见大量中性粒细胞浸润，腺腔内见脓性分泌物。

（三）临床表现

白带增多是急性宫颈炎最常见的、有时是唯一的症状，常呈脓性甚至脓血性白带。分泌物增多刺激外阴而伴有外阴瘙痒、灼热感，以及阴道不规则出血、性交后出血等。由于急性宫颈炎常与尿道炎、膀胱炎或急性子宫内膜炎等并存，不同程度出现下腹部不适、腰骶部坠痛及尿急、尿频、尿痛等膀胱刺激症状。急性淋菌性宫颈炎时，可有不同程度的体温升高和白细胞增多；炎症向上蔓延可导致上生殖道感染，如急性子宫内膜炎、盆腔结缔组织炎。

妇科检查可见宫颈充血、水肿、黏膜外翻，宫颈有触痛、触之容易出血，可见脓性分泌物从宫颈管内流出。淋病奈瑟菌感染的宫颈炎，尿道、尿道旁腺、前庭大腺可同时感染，而见充血、水肿甚至脓性分泌物。沙眼衣原体性宫颈炎可无症状，或仅表现为宫颈分泌物增多，点滴状出血。妇科检查可见宫颈外口流出黏液脓性分泌物。

（四）诊断

根据病史、症状及妇科检查，诊断并不困难，但需明确病原体，应取宫颈管内分泌物做病原体检测，可选择革兰染色、分泌物培养＋药物敏感试验、酶免疫法及核酸检测。革兰染色对检测沙眼衣原体敏感性不高；培养法是诊断淋病的金标准，但要求高且费时长，而衣原体培养其方法复杂，临床少用；酶免疫法及核酸检测对淋病奈瑟菌及衣原体感染的诊断敏感性及特异性高。

诊断黏液脓性宫颈炎：在擦去宫颈表面分泌物后，用小棉拭子插入宫颈管内取出，肉眼观察棉拭子上见白色或黄色黏液脓性分泌物，将分泌物涂片作革兰染色，如光镜下平均每个油镜中有10个以上或高倍视野有30个以上中性粒细胞，即可诊断MPC。

诊断需注意是否合并上生殖道感染。

（五）治疗

急性宫颈炎治疗以全身治疗为主，需针对病原体使用有效抗生素。未获得病原体检测结果可根据经验性给药，对于有性传播疾病高危因素的年轻妇女，可给予阿奇霉素19单次口服或多西环素100mg，每次2次口服，连续7日。已知病原体者针对使用有效抗生素。

1. 急性淋病奈氏菌性宫颈炎　原则是及时、足量、规范、彻底。常用药物：头孢曲松，125mg 单次肌内注射；或头孢克肟，400mg 单次口服；大观霉素，49 单次肌内注射。因淋病奈氏菌感染半数合并沙眼衣原体感染，故在治疗同时需联合抗衣原体感染的药物。

2. 沙眼衣原体性宫颈炎　四环素类、红霉素类及喹诺酮类常用药物。多西环素，100mg 口服，每日 2 次，连用 7 日。阿奇霉素，1g 单次口服；红霉素，500mg，每日 4 次，连续 7 日（红霉素，250mg，每日 2 次，连续 14 日）。氧氟沙星，300mg 口服，每日 2 次，连用 7 日；左氧氟沙星，500mg，每日 1 次，连用 7 日。

3. 病毒性宫颈炎　重组人 α 干扰素栓抑制病毒复制同时可调节机体的免疫，每晚 1 枚，6 天为 1 疗程，有促进鳞状上皮化生，而达到治疗效果。

4. 其他　一般化脓菌感染宫颈炎最好根据药敏试验进行抗生素的治疗。合并有阴道炎者如细菌性阴道病者需同时治疗。疾病反复发作者其性伴侣亦需治疗。

二、宫颈炎症相关性改变

（一）宫颈柱状上皮异位

子宫颈上皮在女性一生中都在发生变化，青春期、妊娠期和绝经期尤为明显，并且受外源女性甾体激素的影响，受宫颈管和阴道内微环境及 pH 的影响。性生活特别是高危性行为女性中由原始柱状和早期或中期鳞状化生上皮构成的移行带的变化有相关性。随着循环中雌激素和孕激素水平升高，阴道微环境的酸性相对更强，造成宫颈外翻，暴露出宫颈管柱状上皮末端，导致翻转即原始柱状上皮暴露增加，此现象也称为“宫颈柱状上皮异位”。

1. 临床表现　常表现为白带增多，而分泌物增多可刺激外阴不适或瘙痒。若继发感染时白带可为黏稠的或脓性的，有时可带有血丝或少量血液，有时会出现接触性出血，也可出现下腹或腰背部下坠痛。

检查见宫颈表面呈红色黏膜状，是鳞状上皮脱落，为柱状上皮所代替，上皮下血管显露的结果。柱状上皮与鳞状上皮有清楚的界限，因非真正“糜烂”，可自行消失。

临床常根据宫颈柱状上皮异位的面积将其分成轻、中、重度。凡异位面积小于子宫颈总面积 1/3 者为轻度，占 1/3 ~ 1/2 者为中度，超过 1/2 总面积者为重度。

2. 治疗　有症状的宫颈柱状上皮异位可行宫颈局部物理治疗。常用的方法：

（1）电凝（灼）法（electrocoagulation）：适用于宫颈柱状上皮异位面较大者。将电灼器接触糜烂面，均匀电灼，范围略超过糜烂面。电熨深度约 0.2cm，过深可致出血，愈合较慢；过浅影响疗效。深入宫颈管内 0.5 ~ 1.0cm，过深易导致宫颈管狭窄、粘连。电熨后创面喷洒呋喃西林粉或涂以金霉素甘油。术后阴道出血可用纱布填塞止血，24 小时后取出。此法简便，治愈率达 90%。

（2）冷冻疗法：系一种超低温治疗，利用制冷剂快速产生低温而使柱状上皮异位面冻结、坏死而脱落，创面修复而达到治疗目的。制冷源为液氮，快速降温为 -196℃。治疗时根据糜烂情况选择适当探头。为提高疗效可采用冻 - 溶 - 冻法，即冷冻 1 分钟，复温 3 分钟、再冷冻 1 分钟。其优点是操作简单，治愈率约 80%。术后很少发生出血及颈管狭窄。缺点是术后阴道排液多。

（3）激光治疗：是一种高温治疗，温度可达 700℃以上。主要使柱状上皮异位组织炭化、结痂，待痂脱落后，创面为新生的鳞状上皮覆盖达到修复治疗目的。一般采用二氧化碳激光器，波长为 10.6μm 的红外光。其优点除热效应外，还有压力、光化学及电磁场效应，因而在治疗上有消炎（刺激机体产生较强的防御免疫机能）、止痛（使组织水肿消退，减少对神经末梢的化学性与机械性刺激）及促进组织修复（增强上皮细胞的合成代谢作用，促进上皮增生，加速创面修复），故治疗时间短，治愈率高。

（4）微波治疗：微波电极接触局部病变组织，快速产生高热效应，使得局部组织凝固、坏死，形成非炎性表浅溃疡，新生鳞状上皮覆盖溃疡面而达到治疗目的，且微波治疗可出现凝固性血栓形成而止血。此法出血少，无宫颈管粘连，治愈率约 90%。

（二）宫颈息肉（cervical polyp）

可能是炎症的长期刺激导致宫颈管黏膜局部增生，由于子宫具有排异作用，使增生的黏膜逐渐往宫颈口突出，形成宫颈息肉。镜下宫颈息肉表面覆盖一层柱状上皮，中心为结缔组织，伴充血、水肿及炎性细胞浸润。宫颈息肉极易复发，恶变率低。

1. 临床表现　常表现为白带增多或白带中带有血丝或少量血液，有时会出现接触性出血。也可无任何症状。

检查时见宫颈息肉为一个或多个，色红，呈舌状，直径一般 1cm，质软而脆，触之易出血，其蒂细长，多附于宫颈外口。

2. 治疗　宫颈息肉应行息肉摘除术，术后标本常规送病理检查。

（三）宫颈腺囊肿（Naboth's cysts）

子宫颈鳞状上皮化生过程中，使柱状上皮的腺口阻塞，或其他原因致腺口阻塞，而导致腺体内的分泌物不能外流而潴留于内，致腺腔扩张，形成大小不等的囊形肿物。其包含的黏液常清澈透明，也可能由于合并感染而呈混浊脓性。腺囊肿一般小而分散，可突出于子宫颈表面。小的仅有小米粒大，大的可达玉米粒大，呈青白色，常见于表面光滑的子宫颈。

（四）宫颈肥大（cervical hypertrophy）

可能由于炎症的长期刺激，宫颈组织反复发生充血、水肿，炎性细胞浸润及结缔组织增生，致使子宫颈肥大，严重者可较正常子宫颈增大 1 倍以上。

第三节　盆腔炎性疾病

盆腔炎性疾病（pelvic inflammatory disease，PID）是病原体感染导致女性上生殖道及其周围组织（子宫、输卵管、卵巢、宫旁组织及腹膜）炎症的总称（ascending infection of the upper genital），包括子宫炎、输卵管炎、卵巢炎、输卵管卵巢炎、盆腔腹膜炎及盆腔结缔组织炎，以输卵管炎、输卵管卵巢炎最常见。PID 大多发生于性活跃期妇女，月经初潮前、绝经后或未婚者很少发生 PID，若发生往往是邻近器官炎症的扩散。PID 可引起弥漫性腹膜炎、败血症、感染性休克，严重者可危及生命。既往 PID 被分为急性或慢性盆腔炎两类，但慢性盆腔炎实际为 PID 的后遗症，如盆腔粘连、输卵管阻塞，从而导致不孕、异位妊娠、慢性盆腔疼痛，目前已摒弃慢性盆腔炎的称呼。PID 严重影响妇女身体健康，增加家庭及社会经济负担。可喜的是美国疾病控制中心的近年数据显示：与 20 世纪 70 年代至 80 年代每年 1 000 000 例 PID 相比，近年发病率减少 22%，每年 PID 大约 780 000 例。

（一）输卵管卵巢炎、盆腔腹膜炎、盆腔结缔组织炎

在 PID 中以输卵管炎（salpingitis）最常见，因此在临床上有时将急性输卵管炎等同于 PID，代表内生殖器的急性感染。由于解剖结构邻近的关系，输卵管炎、卵巢炎以及盆腔腹膜炎甚至结缔组织炎往往同时并存，相互影响。

1. 发病机制

（1）病原体：PID 的病原体可达 20 多种，主要有两个来源：①内源性病原体：99% 的 PID 是由于阴道或宫颈的菌群上行性感染引起，包括需氧菌和厌氧菌，以两者混合感染多见。主要的需氧菌和兼性厌氧菌有溶血性链球菌、金黄色葡萄球菌、大肠埃希菌和厌氧菌。厌氧菌有脆弱类杆菌、消化球菌、消化链球菌。厌氧菌的感染容易引起盆腔脓肿。②外源性病原体：主要为性传播疾病的病原体，如淋病奈瑟菌、沙眼衣原体、支原体，前两者只感染柱状上皮及移行上皮，尤其衣原体感染常导致严重输卵管结构及功能破坏，并引起盆腔广泛粘连。在美国，40% ~ 50% 的 PID 是由淋病奈瑟菌引起，10% ~ 40% 的 PID 可分离出沙眼衣原体。在我国，淋病奈瑟菌或沙眼衣原体引起的 PID 明显增加，但目前缺乏大宗流行病学资料。性传播疾病可同时伴有需氧及厌氧菌感染，可能是淋病奈瑟菌或衣原体感染造成输卵管损伤后容易继发需氧菌和厌氧菌感染。其他病原体包括放线菌、结核杆菌、病毒（如巨细胞病毒、腮腺炎病毒）以及寄生虫亦可引起盆腔炎性疾病。

（2）感染途径。

1）沿生殖道黏膜上行蔓延：病原体经宫颈、子宫内膜、输卵管黏膜至卵巢及腹腔，是非妊娠期、非产褥期 PID 的主要感染途径。淋病奈瑟菌、衣原体及葡萄球菌常沿此途径扩散。

2）经淋巴系统蔓延：病原体经外阴、阴道、宫颈及宫体创面的淋巴管侵入盆腔结缔组织及生殖器其他部分，是产褥感染、流产后感染及宫内节育器放置后感染的主要感染途径。链球菌、大肠埃希菌、厌氧菌多沿此途径蔓延。

3）经血循环传播：病原体先侵入人体的其他系统，再经液循环感染生殖器，为结核菌感染的主要途径。

4）直接蔓延：腹腔其他脏器感染后，直接蔓延到内生殖器引起相应器官的感染，如阑尾炎可引起右侧输卵管炎。

2. 病理

（1）急性输卵管炎、卵巢炎、输卵管卵巢脓肿：急性输卵管炎症因病原体传播途径不同而有不同的病变特点。炎症经子宫内膜向上蔓延时，首先为输卵管内膜炎，输卵管黏膜血管扩张、瘀血，黏膜肿胀，间质充血、水肿及大量中性多核白细胞浸润，黏膜血管极度充血时，可出现含大量红细胞的血性渗出液，称为出血性输卵管炎，炎症反应迅即蔓延至输卵管壁，最后至浆膜层。输卵管壁的红肿、粗大，近伞端部分的直径可达数厘米。管腔内的炎性分泌物易经伞端外溢导致盆腔腹膜炎及卵巢周围炎。重者输卵管内膜上皮可有退行性变或成片脱落，引起输卵管管腔粘连闭塞或伞端闭塞，如有渗出物或脓液积聚，可形成输卵管积脓（pyosalpinx），肿大的输卵管可与卵巢紧密粘连而形成较大的包块，临床上称之为附件炎性包块。若病原体通过子宫颈的淋巴管播散至子宫颈旁的结缔组织，首先侵及输卵管浆膜层再到达肌层，输卵管内膜受侵较轻或不受累。病变以输卵管间质为主，由于输卵管管壁增粗，可压迫管腔变窄，轻者管壁充血、肿胀，重者输卵管肿胀明显、弯曲，并有炎性渗出物，引起周围组织的粘连。

卵巢表面有白膜，很少单独发炎，卵巢多与输卵管伞端粘连，发生卵巢周围炎，也可形成卵巢脓肿，如脓肿壁与输卵管粘连穿通形成输卵管卵巢脓肿（tubo-ovarian abscess）。

（2）急性盆腔腹膜炎：盆腔腹膜的受累程度与急性输卵管炎的严重程度及其渗出物多少有关。盆腔腹膜受累后，充血明显，并可渗出含有纤维蛋白的浆液，而形成盆腔脏器的粘连，渗出物积聚在粘连的间隙内，可形成多个小的脓肿，或积聚于子宫直肠陷凹内形成盆腔脓肿。

3. 临床表现　可因炎症轻重及范围大小而有不同的临床表现。衣原体感染引起PID常无明显临床表现。炎症轻者无症状或症状轻微。常见症状为阴道分泌物增多、下腹痛、不规则阴道流血、发热等；下腹痛为持续性，活动或性交后加重。若病情严重可有寒战、高热、头痛、食欲缺乏。月经期发病可有经量增多、经期延长。若有腹膜炎，则出现消化系统症状如恶心、呕吐、腹胀、腹泻。若有脓肿形成，可有下腹包块及局部压迫刺激症状；包块位于子宫前方可出现膀胱刺激症状如排尿困难、尿频，若引起膀胱肌炎，可出现尿痛等；若包块位于子宫后方可有直肠刺激症状；若在腹膜外可导致腹泻、里急后重和排便困难。若有输卵管炎的患者同时有右上腹部疼痛，应怀疑有肝周围炎存在。

PID患者体征差异大，轻者无明显异常发现，或妇科检查仅发现宫颈举痛或宫体压痛或附件区压痛。严重病例呈急性病容，体温升高，心率增快，下腹有压痛、反跳痛及肌紧张，叩诊鼓音明显，肠鸣音减弱或消失。盆腔检查：阴道内可见脓性分泌物；宫颈充血、水肿，若见脓性分泌物从宫颈口流出，说明宫颈管黏膜或宫腔有急性炎症。穹隆触痛明显，须注意是否饱满；宫颈举痛；宫体稍大有压痛，活动受限；子宫两侧压痛明显，若为单纯输卵管炎，可触及增粗的输卵管，压痛明显；若为输卵管积脓或输卵管卵巢脓肿，可触及包块且压痛明显，不活动；宫旁结缔组织炎时，可扪及宫旁一侧或两侧片状增厚，宫旁两侧宫骶韧带高度水肿、增粗，压痛明显；若有盆腔脓肿形成且位置较低时，可扪及后穹隆或侧穹隆有肿块且有波动感，三合诊能协助进一步了解盆腔情况。

若有输卵管炎的症状及体征同时有右上腹部疼痛，考虑肝周围炎存在，即被称为Fitz-Hugh-Curtis综合征。

4. 实验室检查及辅助检查　外周血白细胞计数仅在44%的患者中升高，非特异性；炎症标志物如CRP及血沉的敏感性为74% ~ 93%，特异性为25% ~ 90%。

阴道分泌物生理盐水涂片检查：每高倍视野中3 ~ 4个白细胞，对上生殖道感染高度敏感为87% ~ 91%，涂片中未见白细胞时，阴性预测值可达94.5%。

阴道超声：特异性为97% ~ 100%，但敏感性较低，为32% ~ 85%，但若是超声无异常发现，并不能因此就排除盆腔炎性疾病的诊断。

5. 诊断　根据病史、临床症状、体征及实验室检查可做出初步诊断。但由于PID的临床表现差异大，临床诊断准确性不高。

目前尚无单一的病史、体格检查或实验性检查对盆腔炎性疾病的诊断既高度敏感又特异。2006年美国疾病与预防控制中心（CDC）制定的盆腔炎性疾病临床诊断标准如下：

（1）基本标准：宫体压痛，附件区压痛或宫颈触痛。

（2）附加标准：体温超过38.3℃（口表），宫颈或阴道异常黏液脓性分泌物，阴道分泌物生理盐水涂片见到白细胞，实验室证实的宫颈淋病奈瑟菌或衣原体阳性，红细胞沉降率升高，C-反应蛋白升高。

（3）特异标准：子宫内膜活检证实子宫内膜炎，阴道超声或磁共振检查显示充满液体的增粗输卵管，伴或不伴有盆腔积液、输卵管卵巢肿块，腹腔镜检查发现盆腔炎性疾病征象。

基本标准为诊断PID所必需，附加诊断标准有利于提高PID诊断的特异性，特异标准基本可诊断PID，但除超声外，均为有创检查或费用较高，特异标准仅适用于一些有选择的病例。腹腔镜被认为是诊断PID的金标准，具体包括：①输卵管表面明显充血；②输卵管壁水肿；③输卵管伞断或浆膜面有脓性渗出物。腹腔镜诊断输卵管炎的准确率高，并能直接采取感染部位的分泌物行细菌培养，但仅针对抗生素治疗无效以及需要进一步明确诊断的患者，所以临床应用有一定的局限性。

PID诊断明确后应进一步明确病原体。宫颈管分泌物及后穹隆穿刺液的涂片、培养及核酸扩增检测病原体，虽不及剖腹或腹腔镜直接采样行分泌物检测准确，但临床较实用。

6. 鉴别诊断　需与急性阑尾炎、卵巢囊肿扭转、异位妊娠、盆腔子宫内膜异位症等鉴别。

（1）急性阑尾炎：右侧急性输卵管卵巢炎易与急性阑尾炎混淆。一般而言，急性阑尾炎起病前常有胃肠道症状，如恶心、呕吐、腹泻等，腹痛多初发于脐周围，然后逐渐转移并固定于右下腹。检查时急性阑尾炎仅麦氏点压痛，左下腹不痛，体温及白细胞增高的程度不如急性输卵管卵巢炎。急性输卵管卵巢炎的腹痛则起于下腹左右两侧。右侧急性输卵管卵巢炎常在麦氏点以下压痛明显，妇科检查宫颈举痛，双附件均有触痛。偶有急性阑尾炎和右侧急性输卵管卵巢炎两者同时存在。如诊断不确定，应尽早剖腹探查。

（2）卵巢肿瘤蒂扭转：卵巢囊肿蒂扭转可引起急性下腹痛伴恶心、甚至呕吐。扭转后囊腔内常有出血或伴感染，则可有发热，故易与输卵管卵巢炎混淆。仔细询问病史及进行妇科检查，并借助B超可明确诊断。

（3）异位妊娠或卵巢黄体囊肿破裂：异位妊娠或卵巢黄体囊肿破裂均可发生急性下腹痛并可能有低热，但异位妊娠常有停经史，有腹腔内出血，甚至出现休克，尿hCG阳性，而急性输卵管卵巢炎多无这些症状。卵巢黄体囊肿仅限于一侧，块物边界明显。

（4）盆腔子宫内膜异位症：患者在经期有剧烈下腹痛，多合并不孕病史，须与输卵管卵巢炎鉴别，妇科检查子宫可增大，盆腔有结节状包块，可通过B超及腹腔镜检查做出诊断。

7. 治疗　治疗的目的首先是减轻急性期症状，减少远期并发症；而保留生育能力是盆腔炎性疾病治疗中的另一个重要目标。

治疗原则：选择广谱抗生素，联合抗厌氧菌药物治疗，根据药敏试验选择最有效的抗生素，疗程应持续14日。美国CDC推荐对于符合PID基本诊断标准的性活跃期妇女应立即开始经验性治疗，兼顾杀灭淋病奈瑟菌或沙眼衣原体，同时对性伴侣进行积极治疗。2006年美国CDC推荐的PID治疗方案如下：

（1）门诊治疗：若患者症状轻微，一般情况良好，能耐受口服抗生素，具备随访条件，可在门诊给予治疗。

常用方案：①氧氟沙星400mg，口服，每日2次，或左氧氟沙星500mg，口服，每日1次，同时加甲硝唑400mg，每日2 ~ 3次，连用14日。②头孢西丁钠2g，单次肌内注射，同时口服丙磺舒，然后改为多西环素100mg，每日2次，连用14日；或选用其他第三代头孢菌素如头孢曲松钠与多西环素、甲硝唑合用。

（2）住院治疗：若患者一般情况差，病情严重，伴有发热、恶心、呕吐或有盆腔腹膜炎；或输卵管卵巢脓肿；或门诊治疗无效；或不能耐受口服抗生素；或诊断不明确，均应住院给予抗生素为主的综合治疗。

1）支持治疗：卧床休息，半卧位有利于炎症局限，加强营养，补充液体，注意维持水电解质平衡。避免不必要的妇科检查以免引起炎症扩散。

2）抗生素治疗：建议静脉途径给药收效快，常用的配伍方案如下：

A. 第二代头孢菌素或相当于第二代头孢菌素的药物及第三代头孢菌素或相当于第三代头孢菌素的药物：如头孢西丁钠 1 ~ 2g，静脉注射，每 6 小时 1 次。头孢替坦二钠 1 ~ 2g，静脉注射，每 12 小时 1 次。其他可选用头孢呋辛钠、头孢唑肟、头孢曲松钠、头孢噻肟钠。第二代头孢菌素及第三代头孢菌素多用于革兰阴性杆菌及淋病奈瑟菌感染的治疗。若考虑有支原体或衣原体感染，应加用多西环素 100mg，12 小时 1 次口服，持续 10 ~ 14 日。对不能耐受多西环素者，可服用阿奇霉素，每次 500mg，每日 1 次，连用 3 日。对输卵管卵巢脓肿的患者，加用克林霉素或甲硝唑，可更有效对抗厌氧菌。

B. 克林霉素与氨基糖苷类药物联合方案：克林霉素 900mg，每 8 小时 1 次，静滴；庆大霉素先给予负荷量（2mg/kg），然后给予维持量（1.5mg/kg），每 8 小时 1 次，静滴。临床症状、体征改善后继续静脉应用 24 ~ 48 小时，克林霉素改口服，每次 450mg，每日 4 次，连用 14 日；或多西环素 100mg，每日 2 次口服，连用 14 日。

C. 喹诺酮类药物与甲硝唑联合方案：氧氟沙星 400mg，每 12 小时 1 次，或左氧氟沙星 500mg，静滴，每日 1 次。甲硝唑 500mg，静滴，每 8 小时 1 次。

D. 青霉素与四环素类药物联合方案：氨苄西林 / 舒巴坦 3g，静注，每 6 小时 1 次，加多西环素 100mg，每日 2 次口服，连用 14 日。

3）手术治疗：主要适用于抗生素治疗不满意的输卵管卵巢脓肿等有盆腔脓肿形成者。

4）中药治疗：主要为活血化瘀、清热解毒。

根据美国疾病预防和控制中心（CDC）推荐的治疗方案，临床治愈率达 90%。若治疗失败，则可能因为依从性差、误诊或盆腔包块形成，需要进一步检查。对合并炎性包块的患者，如抗生素治疗无效，应立即考虑手术治疗。对放置宫内节育器的患者，抗生素治疗后建议将其取出。PID 患者在治疗期间应被告知禁止性生活，所有近 60 天内有性接触的性伴侣都应进行衣原体及淋病奈瑟菌的检查，并进行经验性治疗。门诊治疗的患者应于 48 ~ 72 小时复诊以评估疗效、患者的依从性。

（二）子宫内膜炎

子宫内膜炎（endometritis）虽常与输卵管炎同时存在，但子宫内膜炎具有某些独特的临床特征。

1. 病因　子宫内膜炎多与妊娠有关，如产褥感染及感染性流产；与宫腔手术有关如黏膜下肌瘤摘除、放置宫内节育器及剖宫产中胎盘人工剥离等。子宫内膜炎特殊的高危因素包括近 30 天内阴道冲洗、近期宫内节育器的放置等。病原体大多为寄生于阴道及宫颈的菌群，细菌突破宫颈的防御机制侵入子宫内膜而发生炎症。

若宫颈开放，引流通畅，可很快清除宫腔内的炎性分泌物。各种引起宫颈管狭窄的原因如绝经后宫颈萎缩、宫颈物理治疗、宫颈锥形切除等，可使炎症分泌物不能向外引流或引流不畅，而形成宫腔积脓。

2. 临床表现　主要为轻度发热、下腹痛、白带增多，妇科检查子宫有轻微压痛。炎症若未及时治疗，则向深部蔓延而感染肌层，在其中形成小脓肿，可形成子宫肌炎、输卵管卵巢炎、盆腔腹膜炎等，甚至可导致败血症而有相应的临床表现。

3. 诊断　子宫内膜炎的症状和体征比较轻微，容易被忽视。因此有时可能需要行子宫内膜活检来协助诊断。子宫内膜活检是诊断子宫内膜炎的金标准，组织学的诊断标准为 120 倍的视野下子宫内膜间质中至少有一个浆细胞以及 400 倍视野下浅表子宫内膜上皮中有 5 个或更多的白细胞。

4. 治疗　子宫内膜炎的治疗同输卵管炎患者的门诊治疗方案，持续 14 天。2006 年美国疾病预防和控制中心（CDC）推荐的治疗方案如下：①氧氟沙星 400mg，口服，每日 2 次，或左氧氟沙星 500mg，口服，每日 1 次，连用 14 日；②头孢曲松钠 250mg 单次肌内注射，多西环素 100mg，每日 2 次，连用 14 日。若患者有细菌性阴道病，加甲硝唑 500mg，每日 2 次，连用 14 日。

若宫颈引流不畅，或宫腔积留炎性分泌物时，需在大剂量抗生素治疗的同时清除宫腔内残留物、分泌物或扩张宫颈使宫腔分泌物引流通畅。若怀疑有感染或坏死的子宫黏膜下肌瘤或息肉存在时，应摘除赘生物。

（三）输卵管卵巢脓肿、盆腔脓肿

输卵管卵巢脓肿和盆腔脓肿是盆腔炎性疾病最严重的并发症。输卵管积脓、卵巢积脓、输卵管卵巢脓肿也属于盆腔脓肿，但各有特点。亦有相同之处。输卵管卵巢脓肿（tubo-ovarian abscess）是输卵管、卵巢及其周围组织的化脓性包块。在需要住院治疗的 PID 患者中约 1/3 形成输卵管卵巢脓肿。盆腔脓肿（pelvic abscess）多由急性盆腔结缔组织炎未及时治疗或治疗不彻底而化脓形成。这种脓肿可局限于子宫的一侧或双侧，脓液流入于盆腔深部，甚至可达直肠阴道隔中。

1. 临床表现　患者多有高热及下腹痛，常以后者为主要症状。亦有部分患者发病迟缓，缓慢形成脓肿，症状不明显，甚至无发热。Landers 等发现 50% 的输卵管卵巢脓肿有寒战及发热，常常伴有恶心，阴道分泌物增多，以及不规则阴道流血；但值得注意的是约 35% 的输卵管卵巢脓肿患者无发热。妇科检查可在子宫一侧或两侧扪及包块，或在子宫后方子宫直肠陷凹处触及包块，并向后穹隆膨隆，有波动感和触痛明显。此外直肠受脓肿刺激可有排便困难、排便疼痛及便意频数等。常伴外周血白细胞计数升高。但 Landers 等发现，23% 的患者白细胞计数正常。

脓肿可自发破裂引起严重的急性腹膜炎甚至脓毒血症、败血症以致死亡。偶见盆腔脓肿自发穿破阴道后穹隆或直肠，此时患者症状可迅速缓解。

2. 诊断　典型的临床表现为盆腔疼痛、包块形成以及发热、白细胞计数增多。

超声和 CT 是最常见的协助诊断输卵管卵巢脓肿的影像学检查手段。超声作为一种简便、无创的辅助检查手段能有效辨认输卵管卵巢脓肿，超声的影像图为一侧或双侧附件结构消失，可见囊性或多房分隔的包块，其中无法辨认输卵管或卵巢，斑点状液体与积聚在腹腔及子宫直肠陷凹的脓液有关。

与超声（75% ~ 82%）相比，CT 具有更好的敏感性（78% ~ 100%），但价格相对昂贵。CT 中可见增厚、不规则及回声增强的脓肿壁，多房，囊内液稠厚，同时可发现输卵管系膜增厚，肠壁增厚。

3. 治疗　盆腔脓肿建议住院治疗，警惕脓肿破裂的症状。输卵管卵巢脓肿以往多行经腹全子宫及双附件切除术，近 30 年来随着广谱抗生素的发展，初步治疗从手术治疗转变为抗生素治疗。抗生素的选择强调针对感染的病原体，应能渗透入脓腔，且疗程更长。大多数研究提示保守性药物治疗的成功率约 70% 或更高，某些研究的结果为 16% ~ 95%。药物治疗的成功率被认为与脓肿的大小有关，Reed 等在 119 例输卵管卵巢脓肿的研究中发现脓肿直径大于 10cm 者 60% 以上患者需要进一步手术治疗，而脓肿直径 4 ~ 6cm，约少于 20% 的患者需要手术治疗。文献报道，老年输卵管卵巢脓肿患者对抗生素的敏感性差。是否需要手术治疗除了需要评估抗生素的治疗效果外，还取决于临床症状和是否有脓肿破裂。约 25% 的输卵管卵巢脓肿经药物保守治疗失败将采取手术治疗。手术治疗仅限于脓肿破裂者或抗生素治疗不敏感者，可行手术切除脓肿或脓肿切开引流，原则以切除病灶为主。手术指征如下：

（1）药物治疗无效：盆腔脓肿或输卵管卵巢脓肿经药物治疗 48 ~ 72 小时，体温持续不降，患者中毒症状加重或包块增大者，白细胞计数持续升高，应及时手术。

（2）脓肿持续存在：经药物治疗病情有好转，继续控制炎症数日（2 ~ 3 周），包块未消失，但已局限，应手术切除。

（3）脓肿破裂：突然腹痛剧烈，寒战、高热、恶心、呕吐、腹胀，腹部拒按或有中毒性休克表现，考虑脓肿破裂应立即剖腹探查。

多数学者认为对于抗生素治疗 48 ~ 72 小时无效者应积极手术切除脓肿，手术中注意操作轻柔，避免损伤肠管或脓液溢入腹腔内。因输卵管卵巢脓肿常发生于年轻妇女，应努力保留生育功能，可行输卵管卵巢脓肿造口术；为防止复发，可行一侧附件切除术联合有效抗生素治疗，尽可能保留卵巢功能；对于无生育要求的年龄较大患者，应行全子宫及双附件切除术减少复发。

随着影像学检查技术的进步以及引流技术的提高，盆腔脓肿的手术治疗发生了很大的改变。对复杂的盆腔脓肿可采取腹腔镜下脓肿抽吸引流，减少脓肿切除导致的周围组织的损伤。对位置已达盆底的脓肿常采用阴道后穹隆切开引流，可自阴道后穹隆穿刺，如能顺利吸出大量脓液则在局部切开排脓后插入引流管，如脓液明显减少可在3日后取出引流管。此种方法对盆腔结缔组织炎所致的脓肿，尤其是子宫切除术后所形成的脓肿效果好。一旦脓液全部引流，患者即可达到治愈。但如形成腹腔脓肿，即使引流只能达到暂时缓解症状，常需进一步剖腹探查切除脓肿。据报道，在积极抗生素和手术治疗后因为盆腔脓肿破裂引起的死亡率为5% ~ 10%。

目前对于穿刺引流后的不孕和异位妊娠发生率尚难以定论。有资料表明若脓肿未破裂，药物治疗联合24小时内腹腔镜下脓肿引流，日后妊娠率为32% ~ 63%，明显较脓肿行单纯药物治疗（4% ~ 15%）或脓肿破裂后行保守性手术者（25%）增加，因此，腹腔镜下脓肿引流术术后恢复快，且缩短住院时间，可减少日后不孕的发生。

（四）盆腔炎性疾病后遗症

约1/4的盆腔炎性疾病会发生一系列后遗症，即盆腔炎性疾病后遗症（sequelae of PID）。主要因为组织的结构破坏、广泛粘连、增生及疤痕形成，导致输卵管阻塞、积水、输卵管卵巢囊肿，盆腔结缔组织增生导致主韧带、宫骶韧带增生、变厚，子宫固定，从而引起不孕、异位妊娠及慢性盆腔疼痛及盆腔炎性疾病的反复发作。有PID病史的患者日后异位妊娠的风险增加6 ~ 10倍，不孕的发生率为6% ~ 60%不等，慢性盆腔痛的风险增加4倍。根据后遗症的不同选择不同的治疗方案。不孕患者则需辅助生育技术协助生育。但对慢性盆腔痛则无有效的治疗方法。对输卵管积水者可行手术治疗。

（五）预防措施

国外关于PID的高危因素包括患有性传播性疾病，年轻（15 ~ 24岁），既往PID病史，多个性伴侣，细菌性阴道病，宫腔手术史以及月经期性生活、IUD、阴道冲洗、吸烟及吸毒史等。因此相关预防措施包括宣传安全的性行为，适当的避孕方法，以及卫生保健措施如月经期避免性生活。积极治疗下生殖道感染如细菌性阴道病，常规衣原体筛查有助于明显减少PID的发生。淋病奈瑟菌和衣原体感染的患者和阴道毛滴虫感染患者应同时行性传播性疾病的检查。但老年患者并不一定存在同盆腔炎性疾病的高危因素，多与生殖道恶性肿瘤、糖尿病及伴随的消化道疾病如阑尾炎有关。

临床特殊情况的思考和建议：

（1）Fitz-Hugh-Curtis综合征：即急性输卵管卵巢炎伴发肝周围炎，发生率为1% ~ 30%，在不孕患者中多见，在衣原体及淋球菌感染相关的盆腔炎性疾病中比较常见。临床表现为右上腹或右下胸部痛，颇似胆囊炎或右侧胸膜炎的症状。其病理特点是在腹腔镜或剖腹探查直视下可见到肝脏包膜有纤维素样斑，横膈浆膜面有小出血点，而最典型的表现是在肝脏表面和横膈间见琴弦状粘连带。当盆腔炎性疾病患者出现右上腹部疼痛，CT提示肝包膜形成时应考虑肝周围炎。

（2）开腹或腹腔镜下切除盆腔脓肿的比较：约25%的盆腔脓肿患者抗生素治疗失败仍需采取手术治疗。因盆腔组织充血、水肿，互相粘连，手术中易导致周围组织损伤，尤其是肠管、膀胱的损伤，既往多主张开腹行脓肿切除更安全。但近年来随着腹腔镜的广泛应用和操作技能的提高，腹腔镜下盆腔脓肿切除术逐渐增多，与开腹手术相比，众多的资料表明两组手术时间、手术并发症、手术风险、安全性类似，但腹腔镜组切口愈合不良明显减少，术后体温恢复快，康复快，住院时间短。且PID多发生于年轻患者，腹腔镜手术对日后的生育能力影响小。因此手术可根据病变情况及医生的经验选择经腹手术或腹腔镜手术。首选腹腔镜下脓肿切除术，但相关人员必须具备娴熟的腹腔镜操作技术。

（3）行盆腔脓肿穿刺引流或切除的思考：多数学者认为对于抗生素治疗无效的盆腔脓肿主张行脓肿切除术，尽可能去除病灶，减少脓肿复发。但因此手术风险将明显增加。随着更多有效抗生素的诞生，影像学技术的进步，以及穿刺、引流技术的提高，盆腔脓肿的手术治疗方式发生了很大的改变，药物治疗联合超声或CT引导下脓肿穿刺、引流以及腹腔镜下脓肿引流应用逐渐增加，治愈率达85%以上，而并发症明显减少。但选择脓肿穿刺、引流或切除术，仍应根据脓肿位置、波动感、大小，结合药物治疗的敏感性采取最合适的手术方式，原则以切除病灶为主。术中谨慎分离，轻柔操作。手术时可能肠管损伤等严重并发症时并非一定需切除输卵管或卵巢。

第五章

妇科内分泌疾病

第一节　异常子宫出血与功能性子宫出血

一、正常子宫出血（月经）

（一）月经的临床表现

正常有排卵的育龄妇女在一个卵巢周期的末期，如果所排出的卵子未受精，则黄体退化，血内雌、孕激素水平随之而下降，出现子宫内膜脱落出血，临床上表现为月经。对月经的正规描述至少应包括以下4个要素：①周期的长度；②周期的规律性；③经期出血的天数；④经期出血量。关于此4要素的正常范围各处报道略有出入。有报道WHO基于对6 375份欧洲健康育龄妇女全年月经日记数据库的分析，育龄妇女正常月经周期长度的第5～95百分位为24～38天一次，并与年龄相关，初潮后5年内及绝经前5年内变异较大。12个周期长度之间的差异在2～20天以内为月经规律（可能由于存在无症状的多囊卵巢综合征者）；经期长度的第5～95百分位为4.5～8天。以碱性正铁血红蛋白法客观地测定每次月经的失血量平均为5～80mL。中华医学会妇产科分会（2009）功血诊治指南中正常周期长度为24～35天，经期长度为2～7天，经期失血量为20～60mL。经血内含有坏死脱落的子宫内膜组织碎片及组织液，内膜碎片可生成大量的纤溶酶使经血液化而不凝，有防止子宫腔粘连的作用，月经出血停止后宫腔内不留瘢痕。但出血量多时仍可有大小不等的血块。

围月经期可出现一些症状，如下腹轻微疼痛、坠胀，乳房胀痛，尿频、腹泻、情绪波动等。

（二）正常子宫内膜出血及修复的机理

每个月经周期中，受卵巢性激素的影响，子宫内膜发生一系列规律的形态变化。月经周期各期子宫内膜腺上皮、间质细胞及肌层皆有两种雌激素受体（ER）表达，增殖期高于分泌期，分泌期ER局限于基底层腺体及血管平滑肌细胞。ERα 的表达高于ERβ。两种孕激素受体（PR）在人子宫内也有共表达，其高峰出现在晚增殖期。内膜腺细胞在早泌期前以PR-A占主导，中泌期后以PR-B更为重要。内膜间质则为PR-A主导。

正常子宫内膜出血的过程包括内膜上部2/3（即功能层）的崩解、脱落、修复、重建。雌、孕激素水平的降低怎样引起了子宫出血，其机理尚未完全阐明。已知涉及内膜局部一系列复杂的细胞、分子、血管的变化。

1. 血管痉挛学说

（1）Markee的经典研究：是对经前及经期子宫内膜微血管改变与出血机理认识的基础。他将兔的子宫内膜移植于雌性猕猴眼前房内，直接观察了月经出血前子宫内膜及其微血管的顺序变化。发现经前2～5天血内雌、孕激素水平下降后，腺体分泌耗竭及间质水肿消退，子宫内膜厚度减低，血管受压引起血流淤滞、血管扩张，内膜缺血缺氧。在出血前4～24小时，内膜螺旋动脉和小动脉有节段性的痉挛性收缩，导致功能层血流灌注更加不足，缺血缺氧及局灶性坏死，血管壁也受损；当血管扩张及血流再灌注时，引起血细胞外渗，先形成小血肿；在基底层与功能层之间形成裂隙，随后上述改变广泛化，内膜遂崩解而脱落；小动脉断裂引起出血。但基底层保留，以备再生。

（2）前列腺素及溶酶体学说：较长时间以来，子宫内膜局部生成的前列腺素（PGs），主要为 $PGF_{2\alpha}$ 是公认引起螺旋动脉节律性收缩的物质。在雌、孕激素的顺序作用下，子宫内膜能生成许多水解酶，储存于溶酶体内；当溶酶体周围脂蛋白包膜完整时，上述酶无活性。血雌二醇（E_2）、孕酮水平下降时，溶酶体膜失去稳定性，释放大量蛋白水解酶、胶原酶及磷脂酶 A_2；前二者促使内膜崩解；后者能增加 PGs 的前身物——花生四烯酸的释放，进而合成大量 PG_{α}。孕酮水平下降还能抑制子宫内膜 15 羟前列腺素脱氢酶的活性，从而延长了 $PGF_{2\alpha}$ 的生物半寿期。$PGF_{2\alpha}$ 引起了子宫内膜螺旋动脉和小动脉痉挛性收缩。有报道经期内膜及经血 PGs 浓度显著高于分泌期内膜；分泌期内膜 PGs 浓度则显著高于增殖期内膜。若对黄体期的妇女滴注 $PGF_{2\alpha}$ 后，月经可提前来潮。这些证据都支持 $PGF_{2\alpha}$ 参与月经出血。

（3）子宫内膜内皮素（endothelin，ET）：1988 年 Yanagisawa 等首先从血管内皮细胞中分离确认一种含 21 个氨基酸残基的强缩血管物质，包括 ET_1、ET_2，ET_3 三种异构肽，以 ET_1 的生物活性最强。ET 还对平滑肌及成纤维细胞有促分裂的旁分泌作用。后来发现人子宫内膜腺上皮及基质细胞也能表达及生成 ET、ET受体，平滑肌细胞有ET受体。ET的生成及降解受激素的调节，孕酮的撤退和转化生长因子（TGF-β_1）促进 ET 的合成，抑制 ET 的降解；月经周期中 ET_1 表达以经前期最高。研究还显示一种使 ET 失活的中性内肽酶（neutral endopeptidase，NEP）由子宫内膜基质细胞生成，孕酮和孕激素刺激其生成及活性，早到中黄体期最高，晚黄体期最低。因此 Marsh 提出 ET 是月经前使内膜血管收缩的物质，在月经后期可能促使内膜基底层小动脉收缩，有助于止血；对内膜的修复及再生有重要的作用。

（4）子宫内膜崩解、脱落：主要是由于血管收缩引起缺氧的继发改变。曾观察到子宫内膜间质存在一种浓缩聚合的酸性黏蛋白多糖（acid mucopoly saccharides，AMPS），对子宫内膜及其血管壁起重要的支架作用。雌激素促进 AMPS 的生成和聚合，孕激素则抑制并促使其降解，使内膜基质减少，血管壁的通透性增加，有利于营养与代谢产物的交换及孕卵的着床、发育。当雌、孕激素水平降低时，溶酶体内水解酶释放，AMPS 进一步解聚，子宫内膜更易于破坏脱落。

2. 组织破坏学说　20 世纪 90 年代有作者观察到晚黄体期，支持内膜与血管的基底膜已有广泛的退化改变，扫描电镜显示血管腔上皮已有小的病灶，提出细胞外基质的降解造成血管与宫腔上皮的破坏可能是月经出血的首发事件。

（1）基质金属蛋白酶（matrix metalloproteinase，MMP）：是一族降解间质与基底膜细胞外基质成分的酶，包括胶原酶（IMP-1）、明胶酶（MMP-2、MMP-9）、间质溶解素（stromelv sin，MMP-3、MMP-10、MMP-11）和膜型 MMP。研究表明它们在月经周期中子宫内膜间质、血管、腺上皮、白细胞有特异的表达图像。生长因子、细胞因子、甾体激素等调节其表达。子宫内膜上皮间质中还有特异的 MMP 抑制物（tissue inhibitors of matrix metalloproteinase，TIMP）　TIMP-1、TIMP-2、TIMP-3 可使其灭活。孕酮通过许多细胞因子抑制 MMP 的表达；经前孕酮水平降低，内膜 MMP-1、MMP-10、MMP-9 mRNA 的表达增强，功能激活，即可使内膜降解或脱落，并不与血管收缩相关。此时 TIMP 表达也增强，限制 MMP 的功能不至于过高。

（2）白细胞移行——炎症反应：1986 年 Finn 首先提出将月经视为一个炎症过程。现已肯定邻近月经前子宫内膜间质内多种白细胞，包括中性多形核白细胞、巨噬细胞、嗜酸粒细胞、颗粒淋巴细胞、肥大细胞等急剧增多，它们生成许多细胞因子及蛋白水解酶（包括某些 MMP、类胰蛋白酶等），影响血管壁的通透性与血管内皮细胞的完整性，引起内膜的崩解。上述白细胞的移行受到甾体激素的调控。孕酮水平的降低可能通过局部趋化因子（chemokines）如白细胞介素 8 等介导，促进白细胞的移行。

月经出血 24 小时起子宫内膜与血管的修复与再生即开始，第 5 ~ 6 天完成。首先是血管内血栓形成，即血小板黏附及聚集功能、凝血功能及基底层螺旋动脉收缩功能正常。如果血小板数目、凝血因子浓度减少或其功能异常，则出血量增多，持续时间延长。其次，雌、孕激素顺序共同作用时，子宫内膜各部分有同步的变化，结构结实，避免了由于内膜本身脆弱而引起的随机突破出血；雌、孕激素水平同时下降后，子宫内膜功能层在 2 ~ 3 天内脱落干净，然后在雌激素、ET 及生长因子 [表皮生长因子（EGF）、血管内皮生长因子（VEGF）、碱性成纤维细胞生长因子（bFGF）、TGF β 等]的影响下，内膜及血管上皮再生，修复创面而止血。若子宫内膜过度增厚，且脱落慢或不完全，则出血量多，时间延长。

Li 和 Ahmed 报道早卵泡期子宫内膜基质和腺上皮有血管紧张素Ⅱ（ANG Ⅱ）样免疫强染色，晚分泌期 ANG Ⅱ样的免疫染色以血管周围的基质细胞最强。内膜有Ⅱ型 ANG 受体，经前子宫内膜肾素的浓度也升高，ANG Ⅱ能促进细胞增殖、血管新生及收缩；因此，子宫内膜肾素血管紧张素系统可能对正常内膜的再生有调节作用。

（三）雌孕激素水平与子宫内膜出血的关系

雌、孕激素联合撤退引起的月经出血，不是性激素引起内膜出血的唯一类型，还可表现为雌激素撤退出血、雌激素突破出血、孕激素撤退出血和孕激素突破出血。掌握这些知识有助于分析、了解和处理临床上常见到的形形色色的医源性异常子宫出血的情况。

1. 雌激素撤退性出血　体内雌激素水平突然大幅度下降，如双侧卵巢切除、放疗或化疗，或雌激素治疗中断或减量一半以上，即会发生子宫出血，被称为“雌激素撤退性出血”。但如所给的雌激素剂量过低，疗程过短，或雌激素减幅过小，也可无子宫出血。绝经后妇女血雌激素浓度在低水平上也有波动，但并无月经来潮。这是因为子宫内膜增殖必须达到一定厚度后失去激素支持时才会出现出血。有的学者设想存在“雌激素的内膜出血阈值”，超过这一阈值后，如果减弱雌激素刺激到上述阈值以下，即会出现子宫出血；反之，如雌激素刺激强度低于上述阈值，并在此阈值水平以下波动，则并不出现出血。

2. 雌激素突破性出血　相当浓度的雌激素长期作用，无孕激素的对抗影响，可造成子宫内膜过度增殖及不同程度的增生。无对抗雌激素刺激通过直接作用于血管，减低血管张力；刺激间质 VEGF 表达，减少 $PGF_{2\alpha}$、Ang Ⅱ的生成，促进一氧化氮（NO）、PGE_2、PGI_2 生成等途径引起血管扩张、血流增加，或由于内膜间质、血管、腺体发育不同步，溶酶体发育过度而不稳定，释放水解酶，而引起出血增多或持续不断、不可预计，称为“雌激素突破性出血”。雌激素水平与出血类型之间有一个半定量的关系。若雌激素水平低，则表现为点滴出血而时间长，但总出血量不多。高水平雌激素持续一段时间会表现为长时间闭经后急性大量失血。

3. 孕激素撤退性出血　孕激素撤退出血只会发生在有内源或外源雌激素作用，内膜已呈增殖相的基础上。临床上见于手术切除黄体、孕激素治疗中断时。若雌激素作用持续而孕激素撤退，仍会发生孕激素撤退出血。只有在雌激素剂量增大 10 ~ 20 倍时，常规量孕激素撤退才不会出现出血。

4. 孕激素突破性出血　体内孕激素与雌激素浓度比值过高，不能维持分泌期内膜的完整性而引起出血，持续时间不定，与小剂量雌激素突破出血类似。其具体机理尚不清楚。Fraser 等综合了应用单一孕激素类避孕药，如 Norplant、长效醋甲孕酮后出现突破性出血机理的研究结果，认为孕激素突破性出血的临床特点为不规则持续少量出血；有持续孕激素作用的同时，必须也有持续低水平雌激素的影响；子宫内膜呈受抑制的分泌或萎缩相，有局灶性片状脱落；宫腔镜检查可见到宫腔内浅表血管扩张、血管壁薄、微血管密度及脆性增加，出现瘀斑；血流动力紊乱、白细胞浸润增多等。这些改变对自然发生的有排卵型功能失调性子宫出血有参考价值。还有研究提示局部 MMP 表达增加、血管内皮细胞功能异常、VEGF 等血管新生因子或移行白细胞功能改变，导致内膜崩解及修复异常，皆可能与此类出血有关。

二、异常子宫出血和 FIGO 育龄妇女 AUB 病因新分类系统

异常子宫出血（abnormal uterine bleeding，AUB）是妇科门诊常见的症状，可引起患者贫血、继发感染、不生育、精神负担、子宫内膜增生或腺癌，甚至需切除子宫。AUB 的患病率在欧洲人群中为 11% ~ 13%，36 ~ 40 岁妇女中为 24%。中国大陆尚无调查资料。WHO 报道月经过多的患病率为 19%。

（一）国际上 AUB 相关医学术语应用的紊乱

多年来国际上 AUB 相关的医学术语众多，其定义存在着相当的混淆和不一致。许多带希腊或拉丁字根的英语名词如 menorrhagia 指经期出血量过多及持续时间过长；metrorrhagia 或 menostaxis 指出血量不多但淋漓不止；menome-trorrhagia 指间隔时间时长时短、不可预计等；但各国应用这些名词时含义不同，描述性术语（指症状）和诊断性术语（指诊断）混用。例如，功能失调性子宫出血（dysfunctional uterine bleeding，DUB，简称功血）原是1930年Graves首先命名，特指无可辨认的盆腔或全身器质性疾病所引起的AUB。但在北美国家DUB被默认为“无排卵性功血”，而欧洲及其他地区则包括“无排卵功血和有排卵功血”两大类；又如在北美国家将menorrhagia特指为有排卵性月经过多（包括功能性与器质性病变），而欧洲及其他地区则将月经过多视为一种症状，指连续数个规则周期经期失血量（MBL）> 80mL；包括各种病因。由于医学术语系统的混乱及缺乏对各种潜在病因统一标准的分类方法，对临床诊疗、交流、教学和多中心研究的组织和结果解读造成困难，阻碍了研究结果的比较。

为了更精确地诊断，便于多个国家之间统一的临床试验，便于解读潜在疾病机理的研究结果，国际妇产科联盟（FIGO）建立了月经异常工作组（FIGO Menstrual Disorders-Group，FMDG），由来自6大洲的17个国家的临床医生和非临床的研究者组成。通过复习文献、调查、研讨会议等，建议废用如menorrhagia、metrorrhagia和DUB等术语。目前已形成一个对非妊娠育龄妇女AUB病因的PALM-COE-IN分类系统，并在2011年7月《Fertility&Sterility》杂志上发表。

（二）异常子宫出血的定义和模式

AUB是对一种症状或体征的描述，指非妊娠或妊娠妇女源自子宫腔的出血，因此来自宫颈、阴道、外阴、泌尿道、直肠、肛门的出血必须予以排除。本章主要讨论非妊娠育龄妇女的AUB，青春发育前和绝经后妇女的AUB也不包括在内。

FMDG按照正常月经4个要素，将AUB的出血模式列出如下：

1. 周期规律性　不规律。
2. 月经周期频度　频发（< 21天）；稀发（> 35天，但< 6个月）；闭经> 6个月。
3. 经期　延长（> 7天）；缩短（< 3天）。
4. 经量　过多（> 80mL）；过少（< 20mL）。临床上常根据患者主观感觉或绘图失血评估表判断。

经间出血（intermenstrual bleeding，IMB）定义为：有清晰的月经周期并且规律，在月经之间出现的出血，可以是随机出现的出血，也可以是每个周期固定时间出现的出血。按出血的时间可分为卵泡期出血（postmenstrual spotting）、围排卵期出血（periovulation spotting）、黄体期出血（premenstrual spotting）。选用“经间出血”术语的用意是以此代替已废用的“metrorrhagia”。不规则出血的含义是指完全无规律可循的出血。

（三）慢性AUB和急性AUB

FMDG提出慢性AUB和急性AUB的概念。前者的定义是：近6个月中至少有3次源自子宫腔出血的量、规律性和时机异常。FMDG将慢性AUB患者定为需要进行规范诊疗的对象。言外之意是：由于月经周期可受到许多偶发因素的影响导致偶然1～2次的异常，可短期观察期待自然恢复，不一定需要启动复杂的诊疗步骤。急性AUB定义为一次大量出血的发作，按照临床医生的观点，其严重性已需紧急干预以防止进一步失血。急性AUB可以见于有或无慢性AUB病史的患者。

（四）FIGO非妊娠育龄妇女AUB新分类系统PALM-COEIN系统

FIGO非妊娠育龄妇女AUB病因新分类系统将引起AUB的病因分为9个基本类型，按照英语首字母缩写为PALM-COEIN，即息肉（polyp）、子宫肌腺症（adenomyosis）、平滑肌瘤（leiomyoma）、恶性肿瘤和增生（malignancy and hyperplasia）、凝血病（coagulopathy）、排卵障碍（ovulatorydisorders）、子宫内膜（endometrium）、医源性（Iatrogenic）和未分类（not classified）。简言之，PALM部分存在结构改变、可采用影像学技术和（或）采用组织病理方法观察检查；而COIEN部分无结构性改变，不能采用影像学或者组织病理方法确认。这些分类是为便于开发现有和后续的亚分类系统。

该系统认识到任一患者可有一个或一系列引起AUB或与AUB有关的病因；另一方面，已发现的疾病如子宫肌腺症、子宫肌瘤和颈管内膜息肉或子宫内膜息肉常常不引起症状，不是目前AUB的原因。

1. 宫腔息肉（AUB-P）　息肉分为超声和（或）宫腔镜（可有或无病理）下确认的息肉，有或无组织病理学的证据。需排除子宫内膜的息肉样改变，因为那是正常子宫内膜的变异。将来可根据息肉的体积、位置、数量、形态和组织学，进一步做亚分类。

2. 子宫肌腺症（AUB-A）　子宫肌腺症引起AUB的机理仍不清楚。尽管子宫肌腺症的传统诊断标准是依据子宫切除标本中子宫内膜组织在内膜—肌层界面以下深度的组织病理进行评估，但其标准变异很大，临床应用价值有限。目前子宫肌腺症的诊断是依据子宫的影像学检查，主要是超声和磁共振（MRI）标准。考虑到世界范围内可采用 MRI 的妇女有限，建议至少需采用超声诊断子宫肌腺症。

3. 子宫平滑肌瘤（AUB-L） 大部分子宫平滑肌瘤是无症状的，常见有子宫肌瘤不是 AUB 的原因，同时考虑到子宫肌瘤的发病率很高，因此 FDMG 对子宫肌瘤又做进一步分类：初级分类、二级分类和三级分类。初级分类只反映是否存在一个或多个子宫肌瘤，由超声检查确定，不考虑位置、数量和大小。二级分类时须将影响子宫腔的黏膜下肌瘤（SM）与其他肌瘤（O）区分开，因为前者最可能引起 AUB：三级分类主要由 Wamsteker 等创立，又被欧洲人类生殖与胚胎协会（ESHRE）采纳并改进。将肌瘤先分为黏膜下、其他和混合性三大类后又进一步细分，如黏膜下肌瘤又分为带蒂的完全位于宫腔内（0 型）、< 50% 位于肌壁间（1 型）、大于 50% 位于肌壁间（2 型）；其他型肌瘤又分为完全位于肌壁间但紧靠子宫内膜（3 型）、完全在肌壁间（4 型）、浆膜下大于 50% 位于肌壁间（5 型）、浆膜下 < 50% 位于肌壁间（6 型）、带蒂的浆膜下（7 型）、其他特殊类型（如宫颈肌瘤、阔韧带或寄生肌瘤）。

该 PALM-COEIN 分类系统未包括肌瘤的大小、数量和与宫体宫颈的垂直位置关系。

4. 恶性肿瘤和增生（AUB-M） 尽管育龄女性中相对少见，不典型增生和恶性肿瘤仍然是引起 AUB 的重要原因。对任一育龄女性都必须考虑到该诊断，尤其是那些具有高危因素如肥胖或长期无排卵者。当一个 AUB 的妇女发现存在不典型增生或者恶性变时，应首先被分类为 AUB-M，然后再按照世界卫生组织或 FIGO 相关系统进一步分类。

5. 凝血异常的全身性疾病（AUB-C） 指可引起 AUB 的多种止血、凝血功能异常的全身性疾病。高水平的证据表明，月经过多者中约 13% 有生化检查可发现的凝血异常，最常见的是 von Willebrand 病。其中大约 90% 可以通过详细的病史问诊而确定。尤其对于初潮起即有月经量多；既往有手术或拔牙后出血多，或反复牙龈出血、鼻出血、皮肤瘀斑；或家族中有出血疾病者；应请血液科会诊，筛查 von Willebrand 因子。但这些疾病引起 AUB 的比例不清楚。

6. 排卵障碍（AUB-O） 排卵障碍会引起 AUB，出血时间及量不定，有时会引起大出血。持续无排卵主要由于下丘脑垂体卵巢轴功能异常引起。雌激素持续作用于子宫内膜，缺乏周期性孕酮对抗，引起雌激素突破性出血或撤退性出血。常见于青春期、绝经过渡期妇女。有些患者可因多囊卵巢综合征、甲状腺功能低下、高催乳素血症、精神压力、肥胖、厌食、减肥或过度运动，或甾体激素、酚噻嗪类和三环类抗抑郁药等药物引起。黄体功能不足可引起经间出血。

7. 子宫内膜原因（AUB-E） 当 AUB 表现仍有周期规律可循，表明有正常排卵，又缺乏其他明确病因时，最可能是子宫内膜局部控制经期失血量的分子机理异常引起。若出血过多，可能存在局部“止血异常”的原发疾病，包括缺乏引起血管收缩的因子（如 ET1 和 PGF2α），和（或）纤溶酶原激活物过多引起纤溶亢进，和促血管扩张物质产生过多（如 PGE2 和 PGI2）。

其他类型的子宫内膜局部疾病可能表现为经间出血，如子宫内膜炎和感染、局部炎性反应异常，或子宫内膜局部血管形成异常。在目前还无诊断这些疾病的特异方法，因此诊断 AUB-E 需在有排卵的基础上排除其他明确异常后确定。

8. 医源性（AUB-I） 很多医疗干预会引起 AUB 或与 AUB 有关。使用外源性甾体激素时发生的不按预期时间的出血被称为“突破性出血”，这是 AUB-I 中最常见的情况。使用释放左炔诺孕酮的宫内节育器（LNG-IUS）妇女在治疗初 6 个月内常发生突破性出血，也在此范畴之列。当考虑 AUB 是继发于华法林或肝素等抗凝药，或者使用干扰多巴胺代谢的会引起排卵障碍的药物，分别分类为 AUB-C 或 AUB-O。

9. 未分类（AUB-N） 在某个特定患者中，因未充分诊断或检查，或极端罕见，可能存在一些引起或不引起 AUB 的情况。包括动静脉畸形、子宫肌层肥厚、其他一些只能由生化或分子生物学的方法确诊的疾病。目前被划分到 AUB-N，将来可能被新分类代替，或归入已有的分类中。

一个患者中可能存在一个或多个引起 AUB 的因素。PALM-COEIN 系统对所有患者也以缩写的形式列出所有因素，如 PoAoLl（SM） Mo-CoOoEoIoNo。有的患者可能存在分类中某个病理情况，如浆膜下肌瘤，但是与 AUB 并无因果关系，因此在应用该分类系统时需对患者进行全面的分析。

（五）原有 AUB 病因分类与 PALM–COEIN 的比较

我国大陆妇科内分泌学界对 AUB 术语的认识与欧洲国家相同，但也存在着类似的混淆，例如，AUB、功血及月经过多这 3 个术语的定义原本是不同的，有时却不加区别而混用。

既往对 AUB 病因的分类是按照器质性疾病、功能失调、医源性病因三大类进行分析。器质性疾病是指生殖系统及全身器质性疾病，包括 PALM–COEIN 系统中的 PALMC 及部分 EN。医源性病因相当于 PALM–COEIN 中的 AUB–I。功能失调是非全身及生殖系统的各种器质性疾病所引起的异常子宫出血，强调的是排除器质性因素。功能失调基本的病理生理改变为中枢神经系统下丘脑 – 垂体 – 卵巢轴神经内分泌调控异常，或卵巢、子宫内膜或肌层局部调控功能的异常。同时按照有无排卵，将功血进一步分为无排卵功血（AUB–O）和有排卵功血（AUB–E）两大类。按照患者的年龄进一步分为青春期功血、育龄期功血和绝经过渡期功血。

考虑到 PALM–COEIN 系统刚发表不久，尚需一段时间才能在临床上广泛应用，AUB 相关的器质性疾病已在本书其他章节中介绍，因此本章中我们重点介绍功血，并按照无排卵功血和有排卵功血的体例进行描述，在诊断和鉴别诊断部分会适当引入 PALM–COEIN 系统。

三、无排卵型功能失调性子宫出血

我国大陆医院临床所见到的功血患者中，70% ~ 80% 为无排卵型，多见于青春期、绝经过渡期；20% ~ 30% 为有排卵型，以育龄期多见。但是英国 Sheppard 教授报道英国育龄妇女中 90% 的功血为有排卵型。出现这一差别的原因可能是西方国家中社区医生面对的多为育龄期妇女，而我国大陆医院所面对的是因病情较重而就诊的患者，轻至中度月经过多的患者未必来医院就诊。

（一）无排卵的病因

1. 青春期　青春期功血患者血 E_2 水平在育龄妇女的正常范围内，但缺乏正常周期中期 E_2 正反馈所诱导血 LH 峰，提示主要原因是下丘脑 – 垂体对雌激素的正反馈反应异常。

已知青春期中枢神经系统 – 下丘脑 – 垂体 – 卵巢轴正常功能的建立需经过一段时间。月经初潮 1 年内，80% 的月经是无排卵月经。初潮后 2 ~ 4 年内无排卵月经占 30% ~ 55%，初潮 5 年时可能仍有不到 20% 的月经周期尚无排卵，有 1/3 的周期为黄体不足。这是由于卵巢轴正反馈调节机理的建立需要更复杂精细的调控。如果此时受到过度劳累、应激等刺激，或肥胖等遗传因素的影响，就可能引起无排卵功血或其他月经病，如多囊卵巢综合征。

2. 绝经过渡期　此时妇女卵泡储备低，对促性腺激素的敏感性也降低，或下丘脑 – 垂体对性激素正反馈调节的反应性降低，因而可先出现黄体功能不足，稀发或不规则排卵，最终排卵停止。此时卵泡仍有一定程度的发育，但缓慢、不充分，或退化不规则，不足以引起正反馈，造成孕激素水平不足或缺如而引起本病。

3. 育龄期　可因内、外环境内某种刺激，如劳累、应激、流产、手术或疾病等引起短暂的无排卵。亦可因肥胖、多囊卵巢综合征、高泌乳素血症等长期存在的因素引起持续无排卵。按照 WHO 的分型：Ⅰ型为下丘脑 – 垂体性无排卵（血 PRL 可高或正常）；Ⅱ型为多囊卵巢综合征（PCOS）；Ⅲ型为卵巢性无排卵。3 型无排卵皆可引起功血，但以 PCOS 最多见。

（二）病理生理改变

虽然少数无排卵妇女可有规律的月经，临床上称为“无排卵月经”，但多数无排卵妇女有月经紊乱。卵巢内卵泡有不定时、不同程度的发育，无优势卵泡及黄体形成。发育中的卵泡持续分泌不等量的雌激素，但不足以诱导血 LH 峰；孕酮水平低下，使子宫内膜持续增殖甚至增生。由于卵泡发育与退化无规律，血内雌激素水平也呈不规律的波动；子宫内膜因雌激素不足或波动，不规律地脱落，即退化脱落的部位、深度、范围及时机皆可不规律，发生雌激素撤退或突破性出血。

Fraser 等对子宫内膜增生的患者行宫腔镜检查，常见到子宫内膜有迂曲、血管壁变薄易破的浅表血管。螺旋动脉发育差，静脉血管增加，并有静脉窦形成，也可增加出血的倾向。其他研究还显示内膜血流有不同程度的增加。局部 $PGF_{2\alpha}$ 生成减少或 PGE_2 合成增多，NO 及纤维蛋白溶解活性可能增高，这些局部因素的改变可能对本症出血有一定作用。

（三）临床表现

1. 主要症状　月经完全不规则，出血的类型决定于血清雌激素的水平及其下降的速度、雌激素对子宫内膜持续作用的时间及内膜的厚度。量可少至点滴淋漓，或可多至有大血块造成严重贫血；持续时间可由 1 ~ 2 天至数月不等；间隔时间可由数天至数月，因而可误认为闭经。病程缠绵。同时可有贫血表现、多毛、肥胖、泌乳、不育等。一般不伴有痛经。盆腔检查除子宫稍丰满及软外，余皆正常。

2. 实验室检查　基础体温（BBT）曲线呈单相型。血清 E2 浓度相当于中、晚卵泡期水平，失去正常周期性变化。孕酮浓度 < 3ng/mL。单次 LH 及 FSH 水平正常或 LH/FSH 比值过高，周期性高峰消失。子宫内膜活检病理检查可呈增殖、单纯增生、复合增生（腺体结构不规则，但无腺上皮异型性改变）、子宫内膜息肉或非典型增生（腺上皮有异型性改变），无分泌期表现。非典型增生属癌前病变。偶可并发子宫内膜腺癌。

（四）诊断与鉴别诊断

首先除外非生殖道（泌尿道、直肠肛门）及生殖道其他部位（宫颈、阴道）的出血、全身或生殖系统器质性疾病引起的出血及医源性子宫出血。下文中括号内所示为 PALM-COEIN 系统的分类。

全身系统性疾病有：①血液病（AUB-C）：青春期患者中血液病约占 3%，最常见的是血小板减少性紫癜，vonWillebrand 病。其他如再生障碍性贫血、白血病等；②内分泌病（AUB-O）：如甲状腺功能减退、肾上腺皮质功能异常及糖尿病等引起的持续无排卵；③肝病（AUB-C）：影响了雌激素代谢或凝血因子的合成等；④肾功能衰竭透析用肝素后（AUB-I）；⑤红斑狼疮：由于损伤血管功能或血液抗凝抗体作用而引起（AUB-C）。

生殖系统疾病有：①妊娠并发症：各种流产、异位妊娠、葡萄胎；②肿瘤：子宫肿瘤，如肌瘤（肌间、黏膜下）（AUB-L）、宫颈癌、宫体内膜癌或肉瘤（AUB-M）、绒毛膜上皮癌；卵巢肿瘤，尤其是分泌雌激素的性索间质瘤；输卵管癌；③炎症：一般或特异性（结核、性病）子宫内膜炎（AUB-E）；④子宫肌腺症（AUB-A）、子宫内膜异位症；⑤其他：子宫内膜息肉（AUB-P）、生殖道创伤、异物、子宫动静脉瘘（AUB-N）、子宫内膜血管瘤。

医源性出血（AUB-I）有：放置避孕环后（尤其是释放铜环）、使用激素类避孕药后（包括口服、肌内注射制剂、埋植剂）、宫颈电烙后、服抗凝药（水杨酸类、非甾体抗炎类）后（AUB-C）、抗纤溶药过量（AUB-C）、性激素服用不当等。

鉴别诊断需依靠详细的月经及出血史、既往妇科疾病、服药情况、家族出血性疾病史。一线检查有全身体检及盆腔检查、全血常规检查、血 hCG、宫颈刮片。酌情选择凝血功能、LH、FSH、PRL、E_2、T、P 测定、甲状腺功能检查。经腹或阴道超声检查有助于观察宫腔、内膜情况，发现卵巢小囊肿，也应列为一线检查。

宫腔镜检查可列为二线检查。尤其对药物治疗无效，或超声检查提示宫腔异常的患者，与子宫输卵管造影比较有优势。宫腔镜检查及直视下选点活检，敏感性高于一般诊断性刮宫。宫腔镜检查的可靠性与术者的经验有关，熟练者可能有 20% 的假阳性，而无假阴性。

子宫 MRI 检查只在未婚患者、超声检查提示子宫肌腺症或多发性子宫肌瘤，为决定治疗对策时选用。

有时本症还可与某些器质性疾病同时存在，如子宫肌瘤、卵巢分泌雌激素肿瘤等。诊断时也应想到。

（五）处理

无排卵功血患者应对内分泌治疗有效。具体方案应根据患者年龄、病程、血红蛋白水平、既往治疗效果、有无生育或避孕要求、文化水平、当地医疗及随诊条件等因素全面考虑。总的原则是：出血阶段应迅速有效止血及纠正贫血；血止后应尽可能明确病因，并行针对性治疗，选择合适方案控制月经周期或诱导排卵，预防复发及远期并发症。

1. 止血

（1）性激素治疗。

1）孕激素内膜脱落法（药物刮宫法）：针对无排卵患者子宫内膜缺乏孕激素的影响，给患者以足量孕激素使增殖或增生的内膜转变为分泌期；停药后约 2 ～ 3 天后内膜规则脱落，出现为期 7 ～ 10 天的撤退出血，在内源性雌激素的影响下，内膜修复而止血。常用肌内注射黄体酮 20 ～ 40mg/d，连续 3 ～ 5 天；或口服地屈孕酮 10 ～ 20mg/d，连续 10 天；或微粒化孕酮（琪宁）200 ～ 300mg/d，连续 3 ～ 10 天；或醋甲羟孕酮（MPA）6 ～ 10mg/d，连续 10 天。可根据不同患者出血的病程、子宫内膜的厚度决定孕激素的剂量及疗程。本法效果确实可靠；但近期内必有进一步失血，若累积于宫腔的内膜较厚，则撤退出血量会很多，可导致血红蛋白进一步下降。故只能用于血红蛋白大于 80g/L 的患者。在撤退出血量多时，应卧床休息，给一般止血剂，必要时输血，此时不用性激素。若撤退出血持续 10 天以上不止，应怀疑器质性疾病的存在。

2）雌激素内膜修复法：只适用于青春期无性生活患者且血红蛋白 < 80g/L 时。原理是以大剂量雌激素使增殖或增生的子宫内膜在原有厚度基础上，修复创面而止血。不同患者止血的有效雌激素剂量与其内源性雌激素水平的高低正相关。原则上，应以最小的有效剂量达到止血目的。一般采用肌内注射苯甲酸雌二醇或口服戊酸雌二醇，可从 3 ～ 4mg/d 开始，分 2 ～ 3 次应用。若出血量无减少趋势，逐渐加至 8 ～ 12mg/d。也可从 6 ～ 8mg/d 开始，止血收效较快。最大不超过 12mg/d。若贫血重者需同时积极纠正贫血，输血及加用一般止血药。血止 2 ～ 3 天后可逐步将雌激素减量，速度以不再引起出血为准。直至 1mg/d 时即不必再减，维持至用药 20 天左右，血红蛋白已高于 90g/L 时，再改用黄体酮及丙酸睾酮使内膜脱落，结束这一止血周期。故内膜修复法的用意是为争取时间纠正重度贫血。对血红蛋白极度低下的患者，单纯增加雌激素剂量仍可无效，应注意有无凝血因子及血小板的过度稀释，检查血小板及凝血功能，必要时补充新鲜冻干血浆或血小板。大剂量雌激素用于止血为权宜之计，不宜频繁使用。

3）高效合成孕激素内膜萎缩法：适用于：①育龄期或绝经过渡期患者：血红蛋白 < 80g/L，近期刮宫已除外恶性情况者。②血液病患者：病情需要月经停止来潮者。方法为：左炔诺孕酮每日 1.5 ～ 2.25mg/d，炔诺酮（妇康）5 ～ 10mg/d，醋甲地孕酮（妇宁）8mg/d。醋甲羟孕酮（甲羟孕酮）10mg/d 等，连续 22 天。目的是使增殖或增生的内膜蜕膜化，继而分泌耗竭而萎缩。血止后亦可逐渐减量维持。同时积极纠正贫血。停药后内膜亦脱落而出血。19- 去甲基睾酮衍生的孕激素制剂有不同强度的雄激素活性；因此剂量不宜过大，尤其是在治疗多囊卵巢综合征引起的功血患者时。血液病患者则应视血液病的病情需要，决定是否停药或持续用药。

4）三代短效口服避孕药：常用的有复方去氧孕烯（妈富隆）、复方环丙孕酮（达英 35）等。其机理也是萎缩内膜，但含有炔雌醇。剂量为 2 ～ 3 片 / 天，血止后也可逐渐减量，连续 21 天。同时纠正贫血。有研究显示复方去氧孕烯剂量大于 3 片 / 天与 3 片 / 天比较，止血效果无显著差异。由于所用剂量大于避孕用药，用药时间不宜过长，否则可能引起子宫增大。对有避孕药禁忌证的患者应避免使用。

5）丙酸睾酮：可对抗雌激素的作用，减轻盆腔充血，从而减少出血量，但不能止血。可与黄体酮同时肌内注射，25mg/d（青春期患者）或 50mg/d（绝经过渡期患者），但总量应低于每月 200mg。

（2）诊断性刮宫：止血显效迅速，还可进行内膜病理检查除外恶性情况。诊刮时了解宫腔大小、有无不平感也有助于鉴别诊断。对于病程较长的已婚育龄期或绝经过渡期患者，应常规使用。但对未婚患者，及近期刮宫已除外恶变的患者，则不必反复刮宫。

（3）止血药物：常用的有：①抗纤溶药物：氨甲环酸（tranexamic acid，妥塞敏）1.0g，口服每天 2 ～ 3 次。也可用注射针剂 1g/10mL，以 5% 葡萄糖液 500mL 稀释后静脉点滴，每天 1 ～ 2 次。②甲萘氢醌（维生素 K_4）：4mg，每日 3 次口服；或亚硫酸氢钠甲萘醌（维生素 K_3）4mg 肌内注射，每天 1 ～ 2 次，有促进凝血作用。③维生素 C 及卡巴克络（安络血）：能增强毛细血管抗力。前者可口服或静脉滴注，300mg ～ 3g/d；后者 5 ～ 10mg 口服，每天 3 次，或 10 ～ 20mg 肌内注射，每天 2 ～ 3 次。④酚磺乙胺（止血敏、止血定）：能增强血小板功能及毛细血管抗力，剂量为 0.25 ～ 0.5g 肌内注射，每天 1 ～ 2 次，或与 5% 葡萄糖液配成 1% 溶液静脉滴注，5 ～ 10g/d。⑤注射用血凝酶（立芷血）：是经过分离提纯的凝血酶，每支 1 单位（IU），可肌内注射或静脉注射，2IU/次，第 1 天 2 次，第 2 天 1 次，第 3 ～ 4 天 1IU/次。注射 20 分钟后出血时间会缩短 1/3 ～ 1/2，疗效可维持 3 ～ 4 天。

（4）其他：包括补充铁剂、叶酸。加强营养，注意休息，减少剧烈运动。

2. 诱导排卵或控制月经周期　出血停止后应继续随诊。测量基础体温。择时检查血清生殖激素浓度，以明确有无排卵。根据患者不同的要求，制订诱导排卵或控制周期的用药方案，以免再次发生不规则子宫出血。

对要求生育的患者，应根据无排卵的病因选择促排卵药物。最常用的是氯米芬。首次剂量为 50mg/d，从周期第 5 天起，连服 5 天，同时测定 BBT，以观察疗效，若无效可酌情增加至 100 ～ 150mg/d。若因高泌乳素血症所致无排卵，则应选用溴隐亭。剂量为 5 ～ 7.5mg/d。需定期复查血清 PRL 浓度，以调整剂量。

对要求避孕的患者可服各种短效避孕药控制出血。对青春期无性生活的患者，或氯米芬无效的患者，可周期性用孕激素，使内膜按期规则脱落，从而控制周期。对体内雌激素水平低落者则应用雌、孕激素周期序贯替代治疗，控制周期。对绝经过渡期患者可每隔 1 ～ 2 个月用孕酮配伍丙酸睾酮或 MPA，使内膜脱落 1 次。若用药后 2 周内无撤退出血，则估计体内雌激素水平已低落，绝经将为时不远，只需观察随诊。

若有子宫内膜非典型增生时，应根据病变程度（轻、中、重），患者年龄，有无生育要求，决定治疗方案。病变轻、年轻有生育要求者可用己酸孕酮每周 500mg，左炔诺孕酮 1.5 ～ 3mg/d，醋甲地孕酮 4 ～ 8mg/d 等。一般 3 个月后复查子宫内膜，根据对药物的反应决定停药、继续用药或改手术治疗。若病变消失，则应改用促排卵药争取妊娠。据报道妊娠率为 25% ～ 30%，但产后还可能复发。病变重、年龄大于 40 岁、无生育要求者，可手术切除子宫。文献报道癌变率为 10% ～ 23%。癌变时间平均 4 年（1 ～ 11 年）。对血液病所致子宫出血则应详细检查，明确其类型，根据不同预后选用长期内膜萎缩治疗或手术切除子宫或子宫内膜。

总之，尽可能用最小的有效剂量达到治疗目的，以减轻不良反应。方案力求简便。最好指导患者掌握病情变化规律及用药对策，并在适当时间嘱患者来医院随诊进行督查：用药 3 ～ 6 个月后可短期停药，观察机体有无自然调整之可能。若症状复发则及早再用药，亦有把握控制。

（六）预后

青春期功血患者最终能否建立正常的月经周期，与病程长短有关。发病 4 年内建立正常周期者占 63.2%，病程长于 4 年者较难自然痊愈，可能合并多囊卵巢综合征。育龄期患者用促排卵药后妊娠生育可能性很大，但产后仅部分患者能有规则排卵或稀发排卵，多数仍为无排卵，月经可时而不规则或持续不规则。个别患者可发生内膜非典型增生或腺癌。即使月经恢复正常的患者亦易受某些刺激的影响而复发。绝经过渡期功血患者病程可长可短，皆以绝经而告终。在除外恶变后可观察等待。

北京协和医院 52 例青春期无排卵功血患者 1 ～ 40 年随诊结果；已婚 46 例中，妊娠 22 例（47.8%）34 次，切除子宫 18 例（34.6%），指征为本病者 11 例（21.1%）。其余有子宫肌瘤 3 例，子宫内膜非典型增生 3 例，合并再生障碍性贫血 1 例。

四、有排卵型功能失调性子宫出血

（一）分类

有排卵型功血与无排卵型功血在病理生理改变、处理方面有很大的不同，因此鉴别此两种情况在临床上是很必要的。有排卵型功血患者的月经虽有紊乱，但常常仍有规律可循，因此详细询问出血的起止时间及出血量，对照 BBT 曲线，择时做血孕酮测定即可基本确诊。

无器质性疾病的有排卵妇女出现异常子宫出血的原因可能是排卵功能的轻微异常所致。文献上描述由子宫内膜成熟或脱落不规则，或雌孕激素比例不当引起。临床上以出血时间与 BBT 曲线对照，将本症分为月经量多与经间出血两类。后者又进一步分为围排卵期出血、经前出血及月经期长三种情况。文献对月经量多的研究相对较多，而对经间出血则鲜有报道。

（二）月经量多

月经量多的定义是连续数个月经周期中经期出血量过多，但月经间隔时间及出血时间皆规则，无经间出血、性交后出血或经血的突然增加。经碱性正铁血红蛋白法测定，每周期失血量多于 80mL 者才视为月经量多。不同个体对出血量的主观判断标准有很大差异。有报道主诉月经量多的患者中，仅 40% 经客观测量失血量多于 80mL。

1. 发病机理 有作者比较有排卵月经量多与月经量正常的妇女，月经周期中血清 LH、FSH、E_2 及唾液 P 浓度的动态变化，内膜组织相，结果未见差异。子宫内膜雌、孕激素受体含量评分（单抗免疫组化法）结果差异亦无显著性。不同个体之间上述受体含量变异却较大。月经量多者血浆及经血内凝血因子、子宫血管密度皆正常。近年研究有阳性发现的发病因素有以下几个方面：

（1）子宫内膜不同 PG 之间比例失衡：已知不同 PG 对血管舒缩及血小板功能有相反的作用。前列环素（PGI_2）能扩张血管，抑制血小板聚集；血栓素 A_2（TXA_2）却使血管收缩，促进血小板聚集。PGE_2 及 $PGF_{2\alpha}$ 皆能促进血小板活性，但前者使血管扩张，后者使血管收缩。有研究显示：月经量多患者子宫内膜生成 $PGE_2/PGF_{2\alpha}$ 量的比值增高，PGI_2 及 TXA_2 的各自代谢产物 -6 酮 $PG_{1\alpha}/TXB_2$ 比值也升高。此两对 PG 产生量的失衡，导致血管扩张、血小板聚集功能受抑制的倾向，而引起月经量的增多。

（2）内膜纤溶系统功能亢进：子宫肌层及内膜含有大量的组织型纤溶酶原激活物（tissue plasminogen activator，tPA）。Cleeson 研究显示正常妇女子宫内膜 tPA 活性从晚泌期起开始升高，到下个月经周期第 2 天达峰值。月经量多者内膜 tPA 活性在中泌期起即升高，晚泌期及下个月经周期第 2 天，经期内膜及经血 tPA 及Ⅰ型纤溶酶原激活抑制物（plasminogen activator inhibitor type Ⅰ，PAI-Ⅰ）活性显著高于正常。周期第 2 天经期内膜 tPA 活性与月经失血量有强的正相关关系。可能由于内膜 tPA 活性过高，使纤溶系统功能亢进，引起止血的血栓不稳定或再通，细胞外基质胶原及黏附蛋白降解加剧，内膜剥脱广泛持久，导致月经量多。

（3）其他：卵泡期子宫内膜 VEGF、NO 表达增加使血流增加，子宫内膜 ET 释放、bFGF 受体减少，白细胞浸润增多，内膜出血相关因子（endometrial bleeding associated factor，EDAF）基因表达过强等。

2. 诊断与鉴别诊断 关键是除外器质性疾病及与无排卵型功血相鉴别。如有不规则出血、经间出血、性交后出血，或经血突然增加，或盆腔痛、经前腹痛，则提示可能有器质性疾病。如有肥胖、应用非对抗雌激素或他莫昔芬或多囊卵巢综合征，则应注意除外子宫内膜癌。Fraser 报道对 316 例月经量多的患者行宫腔镜、腹腔镜检查，结果 49% 的患者有器质性疾病。以子宫肌瘤、子宫内膜异位症、子宫内膜息肉、子宫腺肌病最为常见。经前 5 ~ 9 天测定血孕酮浓度有助于确定为有排卵型的功血。全血常规及凝血功能检查十分重要。罕见的情况下应请血液科检查血小板的黏附功能与聚集功能，以发现血小板无力症。罕见的还有子宫动静脉瘘，需经子宫动脉造影诊断。Wilansky 对 67 例甲状腺功能正常的月经量多患者行 TRH 刺激试验。31 例 TSH 基值为（2.4 ± 0.24）MU/L 者 TRH 刺激后 TSH 峰值为（11.5 ± 1.0）MU/L，随诊其中的 16 例月经量多持续存在。另 15 例（22%）TSH 基值为（5.9 ± 0.76）MU/L 者经 TRH 刺激后 TSH 峰值高达（47.5 ± 5.9）MU/L，其中 8 例服甲状腺片后，TSH 值下降，T_4 值上升，随诊 1 ~ 3 年月经正常。结论是亚临床的原发性甲状腺功能减退可能是月经量多的病因之一。

目前临床上尚不能行有关子宫内膜 PG 及 tPA 活性的检查。

3. 处理

（1）药物治疗：为首选治疗。

1）对无避孕要求或不愿意用激素治疗的患者，可选用抗纤溶药：如氨甲环酸 1g，每天 2 ~ 4 次，或抗 PG 合成药：氟芬那酸 0.2g，每天 3 次；于月经第 1 天起服用，连续 5 天。英国报道用药 3 个月的随机双盲对照研究结果显示氨甲环酸可减少月经量 54%。不良反应可有恶心、头晕、头痛等。国内临床研究经期失血量减少 35% ~ 44%。该药自上市 19 年来未有引起栓塞发生增加的报道。

2）对要求避孕的患者，可选用内膜萎缩治疗：①左炔诺孕酮宫内释放系统（LNG-IUS，商品名曼月乐），每 24 小时宫腔释放 LNG20μg，有效期 5 年。药物直接作用于内膜使其萎缩变薄，月经减少，20% ~ 30% 出现闭经；对全身的不良反应少，血 E：水平不低，12% ~ 30% 可有小的卵泡囊肿。停用 1 个月后作用消失。但最初 6 个月内可能发生突破出血。② 19- 去甲基睾酮衍生物：有报道周期第 5 ~ 26 天口服左炔诺孕酮，可减少 30% 失血量。

3）其他：丹那唑为17α－乙炔睾酮的衍生物，它能抑制GnRH分泌，抑制Gn周期高峰及卵巢性激素的生成，200mg/d，可减少失血量60%，但应注意皮疹、肝损、雄性化不良反应。GnRH激动剂抑制卵巢功能效果肯定，因有低雌激素所致不良反应，只能短期应用。棉酚萎缩内膜的作用较强，还可直接作用于卵巢。每天20mg，服2个月后改为每周2次，每次20mg，需加服缓释钾每天3片，以防止低血钾的不良反应。适用于绝经过渡期不再要求生育的患者。

（2）手术治疗：对药物治疗无效、持久不愈、年长、无生育要求的患者，可行经宫颈子宫内膜切除（TCRE）术，即经宫腔镜在B超声检查的监视下，采用激光、微波或电凝的方法，破坏子宫内膜功能层及部分基底层，使其失去对卵巢性激素的反应能力，从而减少月经失血量。此手术时间短，创伤小，恢复快，可适用于不宜或不愿切除子宫且无生育要求者，还可同时剜除小的黏膜下肌瘤。术前先用GnRH激动剂萎缩内膜。有报道TCRE术随诊1～6.5年的结果，23%～60%术后闭经，有月经的患者中86%月经减少，总满意率80%～90%。另有报道总并发症发生率1.25%～4.58%，子宫穿孔0.65%～2.47%，罕见的有术后肺水肿、子宫内膜炎等。需二次手术者约占7%，2%～21%术后需再行子宫切除。个别报道术后5年有发生子宫内膜癌者。因此，术前应仔细检查除外恶性情况，术后应随诊观察远期效果。此外，子宫动脉栓塞术可用于子宫动静脉瘘所引起的月经量多。

（三）经间出血

1. 分类与诊断　理论上分为三型。

（1）围排卵期出血：指经期不长于7天，但血停数天又有出血者。一般量都很少，持续1～3天，可时有时无。

（2）经前出血（即黄体期出血）：在BBT下降前即有少量出血，持续天数不等；BBT下降后出血量增多如月经，并按时停止。

（3）月经期长（即卵泡期出血）：指BBT下降或行经7天以上仍不停止者。

诊断方面主要是除外器质性疾病及医源性出血。放置避孕环后常出现月经期长，原因是异物刺激使内膜有炎性反应，或生成PG过多，纤溶亢进，用抗炎及抗PG合成药治疗即会奏效。

2. 病因及处理　有排卵型经间出血的病因尚未阐明，可能由于卵泡发育、排卵或黄体功能不同程度的不健全，或内膜局部止血功能缺陷引起。推测的可能性及相应的治疗措施如下：

（1）围排卵期出血：可能因排卵前血内雌激素水平下降过多，或内膜对雌激素波动过度敏感，或一批发育中的卵泡夭折引起血雌激素波动所致。一般仅予对症止血治疗。

（2）经前出血：可能由于黄体功能不足或过早退化，不能维持内膜完整性所致。处理可在出血前补充孕激素或hCG，也可在早卵泡期用氯米芬改善卵泡发育及随后的黄体功能。

（3）月经期长：可能因新一周期的卵泡发育过缓，分泌雌激素不足，内膜修复不良；或黄体萎缩不全，血雌、孕激素不能迅速下降，引起子宫内膜脱落不全。相应的治疗措施应为：在月经周期第5～7天起给小剂量雌激素帮助内膜修复，或氯米芬促卵泡正常发育，在前一周期的黄体期用孕激素促使内膜规则脱落。

为探讨有排卵型经间子宫出血患者中，有排卵型功血所占的比例、功能失调的类型以及合理治疗的对策，张以文等分析了北京协和医院40例主诉为持续月经期长、月经频或经间出血、BBT双相的病例，已除外血液病、医源性出血、盆腔器质性疾病。92.5%为育龄妇女，51.5%有不育症。结果显示：①器质性疾病12例（30%），包括轻度盆腔炎4例，宫腔息肉6例、盆腔动静脉瘘1例，血小板无力症1例；②功能性病因28例（70%），包括稀发排卵14例和黄体功能不足14例。稀发排卵组中有排卵周期长达39～59天，卵泡期30～40天，其间出现了子宫出血。5例在出血期（周期11～19天）测血E2水平为（157.7±90.5）pmol/L，提示卵泡发育过缓或已夭折，使内膜修复不良或再次脱落。4例BBT提示黄体不足。8例给氯米芬治疗后有效；其中7例伴不育者中4例妊娠。另2例伴黄体功能不足者补充黄体酮，1例有效。

黄体功能不足组14例，有排卵周期皆短于35天，高温期皆短于11天；10例于黄体中期孕酮水平或经前内膜病理证实诊断。5例给氯米芬治疗皆有效，6例补充孕酮者4例有效，其中1例妊娠；另2例服避孕药有效。

第二节 月经不调、闭经

月经是女性日常生活中比较容易观察的一个生理现象，通过对自身月经的观察可间接了解生殖系统是否存在疾患。月经不调是由于大脑与卵巢及垂体之间不能够建立起稳定的协调性，很多女性经常在月经初来临期，出现月经不规律的现象。而月经连续停止 3 个月，则称为闭经。

一、女性生殖系统构成及生理作用

（一）女性生殖系统构成

女性生殖系统包括内生殖器、外生殖器及其相关组织及邻近器官。骨盆为生殖器官的所在地，且与分娩有密切关系。外生殖器是指女性生殖器暴露在外面的部分，又称外阴或外阴部，包括耻骨联合至会阴及两股内侧之间所能见到的组织，其中有阴阜、阴带、小阴唇、大阴唇、阴道口、阴道前庭、处女膜及会阴。女性内生殖器是指女性内生殖器的内藏部分，包括阴道、子宫、输卵管及卵巢。

（二）女性生殖系统生理作用

1. 卵巢对女性生殖的作用：①提供成熟的卵子，即生殖功能；②排卵：卵泡成熟时，逐渐向卵巢表面移行并向外突出，卵泡内卵细胞排入腹腔，这个过程称为排卵；③黄体形成：排卵后卵巢表面形成破口，血液流入破口内混成血块而形成血体，血被吸收而形成黄体，其直径可达 1 ~ 2cm，色黄，突起于卵巢表面；④黄体萎缩成白体；⑤分泌激素。

2. 子宫的生理作用：从青春期到更年期，子宫内膜受卵巢激素的影响，有周期性地改变并产生月经。男女双方发生性交时，子宫为精子到达输卵管提供场所，是这个过程的通道；怀孕后，子宫为胚胎发育、成长提供场所；分娩时，子宫收缩使胎儿娩出。

二、月经不调

凡是月经的经量或者周期出现异常者，称为月经不调。广义的月经不调，包括月经的周期、经期、经量、经血、经质的改变，或伴随月经周期而出现的以某些症状为特征的多种疾病的总称。月经周期发生明显的变化，主要表现为月经提前、月经错后、月经先后不定期、月经不规律等症状；经量改变的症状主要有月经过多、月经过少等；经色的改变主要表现为色泽紫黑或淡红。经质的改变主要表现为经血浓稠或稀薄。

（一）分类

按临床表现不同，月经不调可分为以下几类：

1. 月经频繁，经期延长，经量多　月经周期短于 21d 为月经频繁，经期长于 7d 视为经期延长；月经量一般根据患者使用的卫生用品的量进行估计，每个妇女根据自己的常用量可作出判断，如果经血沿着腿流下并出现大血块，一次月经后血色素水平低于正常情况则应视为月经量多。

2. 不规则出血　月经完全失去周期性，经期间隔时间短至数天或长达数月，时少如粉色，分泌物经量可时多如崩，这类月经应视为不规则出血。

3. 经间出血　正常月经周期的间隔期又有几天出血，一般量比较少。

4. 月经稀发、量少　月经周期在 36d 至 6 个月之间为月经稀发。经期短于 3d，且所用卫生巾很少，甚至不需要使用，为月经量少。

5. 闭经　出现原发性和继发性闭经现象。

6. 痛经　月经期下腹痛严重，影响工作和生活。

（二）月经不调的病因及引发的疾病

1. 病因

（1）环境及精神和气候的影响：发育成熟的卵巢，通过其分泌的激素来调节子宫内膜的变化，而卵巢激素的分泌则受到垂体和下丘脑的调节。在大脑皮层控制下，下丘脑－垂体－卵巢轴进行活动，如果个体在环境发生巨大变化、严重的精神压力和创伤、情绪高度兴奋或抑制时，大脑可产生某种精神抑制，影响到下丘脑、垂体和卵巢的功能，导致月经失调，甚至闭经。

（2）生殖内分泌系统病变：生殖内分泌系统的任何器质性病变，都会引起月经不调，如下丘脑或垂体的先天发育不良、肿瘤、炎症等。生殖内分泌系统的功能性疾病主要表现为内分泌失调，患者不仅体内各种激素水平不正常，而且卵巢和子宫的周期性变化也将发生改变，失去正常的月经周期，进而引发月经不调。

（3）垂体病变。

1）席汉氏综合征。

2）高催乳素血症：①下丘脑及其附近的肿瘤；②胸壁病变；③其他非内分泌腺肿瘤伴“异位性”催乳素分泌综合征；④其他内分泌腺疾患或病变。

3）垂体肿瘤：①中枢性真性性早熟；②蛛网膜囊肿；③中枢神经的其他疾病，如脑积水、脑炎、脑脓肿、蛛网膜囊肿、神经纤维瘤病等通常伴有真性性早熟；④神经纤维瘤；⑤脑外伤和脑部放疗后亦可出现真性性早熟。

4）空蝶鞍综合征。

5）低促性腺激素性闭经。

（4）子宫病变：子宫病变引起的月经不调主要表现为闭经。此时月经调节功能正常，第二性征发育也往往正常，但子宫内膜对卵巢激素不能产生正常的反应，称为子宫反应衰竭，从而引起闭经。其原因有以下几方面：①先天性子宫缺陷：由于副中肾管严重不发育和发育不全，造成始基子宫或子宫缺失。②子宫内膜损伤：常因人工流产刮宫过度、产后或流产后出血刮宫损伤引起，尤其当伴有子宫内膜炎时，更易导致宫腔粘连或闭锁而闭经，称为 Asherman 综合征。③子宫腔内放射治疗或子宫切除后：由于生殖道疾病手术切除子宫或子宫恶性肿瘤行腔内放疗破坏子宫内膜而闭经。④子宫内膜炎：结核性子宫内膜炎时，子宫内膜遭受严重破坏而发生闭经，因流产或产后感染所致的子宫内膜炎也会引起闭经。

（5）其他因素：贫血、甲状腺功能低下或亢进、肾上腺疾病、皮质醇增多症、糖尿病、结核、子宫内膜的前列腺素系列产物比例失调、肥胖等全身性疾病也是导致月经不调的主要原因，影响生殖内分泌系统的正常功能而出现月经不调。

2. 引发的疾病　伴随月经周期而出现的以某些症状为特征的疾病有经行泄泻、经行乳胀、经行发热、经行浮肿、经行头晕头痛、经行身痛、经行失血、经行口糜、经行情志异常、经行风疹块、经行失眠、闭经及倒经等。

（三）月经不调的临床表现

月经不调根据疾病不同有下列临床表现。

1. 功能性子宫出血　是指神经内分泌功能障碍所致的子宫出血，无全身或生殖系统器质性病变，简称功血。功血为妇科常见病，出血是主要的临床表现，通常分为无排卵性和排卵性两类，功血患者约 50% 发生于更年期，发生在生育期者占 30%。一般表现为月经量增多、经期延长、月经周期缩短或延长，也会出现完全不规则出血等现象，长期出血可造成不同程度的贫血。

（1）无排卵性功血：主要表现为月经周期紊乱，经期长短不一，不规则子宫出血，出血量时多时少，甚至大出血，出血过多或反复出血而导致贫血。这种出血的特点通常为先停经 2 ~ 3 个月后，突然发生大量持续性出血。妇科检查：子宫稍大而软，卵巢同时增大；基础体温呈单相；阴道涂片受雌激素影响；月经周期后半期尿孕激素 24h 排出量少于 2mg。

（2）生育年龄妇女多会出现排卵性功血症状：如分娩后、自然或人工流产后等内分泌变动的情况之后，又可分为黄体萎缩不全型功能性和黄体发育不全子宫出血两种。

黄体发育不全型功血临床表现为月经周期缩短，经前淋漓出血或经血过多；基础体温呈不典型双相，排卵后高温期短或升高幅度少于正常；子宫内膜呈分泌不良状态。

（3）青春期功血：少女进入青春期，由于卵巢功能尚未发育成熟，内分泌平衡尚未稳定，加之此时情绪波动，经常发生月经失调。青春期功血主要临床表现是不规则子宫出血，往往先短时间停经，然后突然大量出血，延续性不间断地出血，血量时多时少，失血过多的可继发重度贫血。

（4）更年期功血：特点是无规律性地出血，往往发生大量出血，用一般止血药后出血可以减少，部分患者由于反复出血可引起明显贫血，另外一类患者往往是40余岁的中年妇女，过去月经基本规则，但突然紊乱起来，表现月经频繁或经期延长，也可有贫血，妇科检查未发现异常。这些患者也可能有更年期功血，特别强调可能是“无排卵性血”。

2. 闭经　是妇科病常见的病症之一，有原发性、继发性，真性、假性及病理性、生理性之分。凡是年满18周岁，月经尚未来潮者，称为原发性闭经；月经周期建立后，又连续6个月以上无月经者，称为继发性闭经。真性闭经是指因某种原因所造成的无月经状态，如精神因素、营养不良、贫血、结核、刮宫过度、内分泌功能紊乱等；假性（或隐性）闭经是指由于先天发育不良或后天损伤引起下生殖道闭锁致月经不能排出者。以上均为病理性闭经。生理性闭经是指在青春期前、妊娠期、哺乳期反绝经后的闭经。

病理性闭经又可根据主要病因的解剖部位不同，分为子宫性、垂体性、卵巢性及下丘脑性闭经。所谓子宫性闭经是指由于子宫疾病致子宫内膜缺损而引起的闭经，由于子宫内膜缺损，故黄体酮及人工周期试验均为阴性。

垂体性闭经是指因垂体损伤或肿瘤等而引起的闭经。卵巢性闭经是指由于卵巢原因致内源性雌激素缺乏而引起的闭经，由于内源性雌激素缺乏故人工周期试验阳性，黄体酮试验阴性，促性腺激素水平显著升高。下丘脑性闭经是指由于下丘脑原因而引起的闭经。

3. 多囊卵巢综合征　一些少女在月经初潮时或初潮后不久，出现月经稀发或不规则，严重者甚至闭经；体毛增多增粗，出现小胡须；有的逐渐发胖，面部还时常出现死疮，医院检查后发现绝大多数属于多囊卵巢综合征。

4. 鼻腔出血　部分少女在月经来潮前或行经期间会发生鼻腔出血。由于这种鼻出血是伴随月经周期而有规律出现的，因此人们常把它叫作倒经或逆经，医学上称之为代偿性月经。一般情况下，这种倒经的出血量不会太多，所以对身体健康不会有多大的影响。

鼻出血的原因有两种：一种是鼻黏膜的某些特定区域对雌激素的刺激比较敏感，在月经期雌激素上升时，此部位的血管也增生、肿胀、充血，以致破裂出血；另一种是鼻腔黏膜上有异位的子宫内膜，随月经周期而出现鼻出血。

5. 经初期紧张症　多数妇女都会在月经期前出现各种不适的体验。一般于月经来潮前7 ~ 14d开始，经前2 ~ 3d加重。这些不适症状程度不一，多种多样，严重者可影响妇女的正常生活、工作和社会交往。经前紧张症就是指这种反复发生于月经期的一组症状，且月经来潮或行经后症状立即消失。也就是说，这些症状的出现或消失是有规律和周期性的，而周期又是与月经同步的。

（1）经前紧张症的临床表现：临床表现多种多样，可达几十种至上百种，常见症状可归纳为以下几方面：

1）体格方面：乳房胀痛最多见。乳头敏感、触痛；头晕、疼；腹胀、乏力、水肿、全身沉重感、皮疹等。

2）精神心理方面：烦躁、抑郁、易疲劳，激动、易生气，恐惧、压迫、惊慌、紧张、情绪不稳定，抑郁或焦虑不安，甚至想自杀。

3）行为方面：爱吵架，喜好独处；健忘，思想不集中；动作忙乱无章，不愿从事劳动，包括学习、工作和家务；行为一般反常。

4）其他表现：有食欲改变，喜食甜食；人性欲改变，亢进或减弱。有些妇女还可能有类似更年期症状，如出汗、潮热、心悸、失眠等。

（2）时间和表现形式：上述诸症状均非持续存在，而是伴随月经周期有规律地反复出现在来月经之前。其出现的时间和表现形式有以下几种：

1）症状约从经前1d开始，由轻至重，月经来潮期症状则明显减轻或消失。

2）症状从经前刚刚排卵后10 ~ 14d开始，由轻至重并一直持续至月经来潮。

3）排卵期即月经中期出现 1 ~ 2d 不适，然后症状消退 3 ~ 4d，至月经前 1 周左右，症状又开始出现且有逐渐加重的趋势，月经来潮后症状消退。

4）于经前 2 周即出现症状并一直持续至月经干净。

6. 空蝶鞍综合征　病因迄今未搞清楚，但鞍隔不全或完全缺失可能是形成本病的先决条件，然后脑脊液流入蝶鞍的垂体窝，把垂体压扁。女孩与年轻妇女患有原发性甲状腺功能低下时，通常显示蝶鞍扩大，所以甲状腺功能检查相对于本病而言很重要。鞍内、鞍旁肿瘤手术治疗可引起鞍隔缺损，并发放射治疗会出现垂体萎缩，留下空隙，有利于脑脊液的流入。

7. 垂体梗死　产后大出血引起低血容量性休克，使垂体血管栓塞，导致垂体前叶缺血坏死，垂体功能减退，促性腺激素分泌明显减少，促甲状腺激素及促肾上腺激素也常不足，于是出现闭经、无乳、性欲减退、毛发脱落等症状，第二性征衰退，生殖器官萎缩，还可出现惧寒、嗜睡、低基础代谢及低血压。上述征象常称为席汉氏综合征，主要的临床表现为：

（1）促肾上腺皮质激素分泌不足，常见乏力、虚弱、厌食、恶心、呕吐、体重减轻、血压偏低、抵抗力低易受感染等，同时有促黑色素细胞激素分泌不足，故皮肤色素改变。

（2）促性腺激素分泌不足，长期闭经、性欲减退或消失、乳房及生殖器萎缩。

（3）催乳素分泌物，产后乳汁分泌减少或缺乏。

（4）促甲状腺激素分泌不足，患者有畏寒、浮肿、面色苍白、皮肤干燥、眉毛稀疏、腋毛阴毛脱落、表情淡漠、反应迟钝、心率缓慢等表现，部分有典型黏液性水肿者。

（5）生长激素分泌不足，容易发生低血糖。

（四）检查与诊断

1. 咨询患者现阶段情况　由于女性的身体结构与男性不同，所以女性的生理、病理表现也同男性存在极大的差异。女性的生理、病理特点包括经、带、胎、产、乳的变化。女性进入青春期，月经开始来潮，随着年龄的增长，随之而来的就是结婚、怀孕、分娩、哺育后代等。结合上述特点，看妇产科门诊时，医生应询问患者的以下情况：

（1）健康状况史：是否遗传或患过某些疾病，如先天性心脏病、白血病、艾滋等传染病以及其他疾病。

（2）婚姻史：是否有过婚姻史，当时的结婚年龄等。

（3）月经情况：初潮年龄、月经量的多少、月经持续时间、月经周期、月经时血液颜色、是否有血块或大量出血等情况。

（4）白带情况：月经期间的白带颜色，是否有黄色黏稠状液体，白带多少以及气味等。

（5）分娩情况：何种胎位，顺产、难产还是剖宫产。

（6）孕胎情况：怀孕次数，有无长时间服用避孕药，是否发生过自然流产，是否进行过人工流产等。

（7）哺乳情况：喂养方式采用的是母乳喂养还是人喂养。

（8）子女成活情况：包括健康状况、身体状况以及智力发育等。

除此之外，还要如实、准确地回答医生的其他询问，便于医生全面掌握情况，进行准确的诊断和治疗。

2. 卵巢功能测定

（1）测量基础体温。

（2）雌、孕激素水平的测定。

（3）借助显微镜，对子宫颈黏液的涂片进行观察，进行子宫颈黏液检测。

（4）阴道脱落细胞检查：通过窥阴器可以看见阴道表面覆盖着一层松弛、粉红色、湿润的黏膜，在显微镜下观察可见这层黏膜由多层上皮细胞组成，类似于人体皮肤细胞，会定期脱落形成皮屑。用玻璃吸管吸取或用竹签轻轻地在阴道壁上吸取一定量的脱落细胞，涂片后在显微镜下观察其形态。

3. B 超、CT、X 射线检查

4. 内镜检查　包括阴道镜、宫腔镜、腹腔镜。

5. 诊断性治疗　诊断性刮宫、内分泌治疗。

在上述临床常用的月经不调的诊断方法中，有的只对一个器官进行检查，如卵巢功能检查；也有对多个器官同时进行检查的方法，如B超、CT、内镜检查；还有将检查与治疗结为一体的方法，如诊断性刮宫。对于一例月经不调的患者，临床医生通常采取多种检查方法，然后将各个结果结合起来进行分析，做出更准确、更可靠的诊断。

（五）治疗

1. 病因治疗　月经调节功能异常和生殖器器质性疾病均能造成月经不调，所以针对不同的病因宜采用不同的治疗方法。

（1）青春期延迟的处理：注意由遗传因素或下丘脑、垂体所致的青春期延迟。继而注意全身疾病、精神状况、运动的体能消耗状况和饮食习惯。

（2）体格检查：身高、体重、体型和性征的分期为首要检查的内容，面容异常一般是染色体异常的表象，缺乏性毛、面色苍白提示可能是甲状腺功能减退症。全身皮肤有片状黄色棕色斑提示神经纤维病的存在。身材矮小可能是生长激素缺乏或染色体异常。嗅觉异常为下丘脑促性腺激素释放激素神经元异常的特异性表现。体重过轻通常影响青春期的发育，

（3）实验室诊断：包括以下方面：①尿常规，红细胞沉降率等常规检验，可了解全身情况；②甲状腺功能，确认有无甲状腺功能低下；③肾上腺功能；④测定雌二醇水平以了解卵巢的功能状况；⑤下丘脑－垂体功能，正常青春期启动时于夜间出现LH分泌增加，因而测定夜间LH值有诊断价值；⑥生长激素：体质性青春期延迟生长激素水平往往稍低于正常水平；⑦X线检查。

2. 心理治疗　许多妇女的月经不调及闭经是由于情绪烦躁不稳定、精神不佳所引起的。因此，心理方面的治疗显得更加重要。

（1）神经性厌食症的治疗。

1）寻求信任和合作：患者自身认为自己没有患病，通常由家属陪伴才勉强就诊，因此首先在与患者接触的过程中要使其信任医生，切勿忙于谈及体重过轻这一敏感问题。除非体重过轻已经达到危及生命的程度，要坚持收留患者住院治疗，在取得信任后患者方会接受医疗指导和治疗措施，必要时应取得心理医师的帮助。

2）恢复正常体重：本症治愈的关键因素之一是体重恢复正常，经劝说、鼓励患者进食和营养指导，使患者理解到这是恢复正常体重的必要条件，而不会引发肥胖。开始时进食不宜过多，应以高能量、易消化饮食为主，以免消化不良，甚至胃扩张。一般认为精神类药物治疗无明显作用，除非精神症状严重时做短暂治疗。

3）治疗闭经：通常在体重恢复正常后月经会自然来潮，若体重恢复而月经未恢复，可按卵巢功能状况做周期疗法和启动卵泡发育，诱发排卵。在患者体重恢复过程中，用小量性激素进行周期治疗，有利于建立其治疗信心，防止生殖器和性征萎缩。

4）防止复发：为了巩固疗效，防止复发，应与患者家属紧密合作进行家庭治疗，使其配合医生的劝说、鼓励和忠告。当病情恢复缓慢或有反应时应安慰和鼓励患者，确立长期治疗的信心。

（2）精神型下丘脑性闭经治疗。

1）建立良好的医患关系：可取得患者的信任与合作，争取获得家庭和其他成员的配合，以减轻患者心理上的负担，并使其树立坚定的信心。

2）详细了解患者病史：深入了解病因、病情的发展过程以及过去治疗的效果等，结合体征和有关的激素测定，加以分析，以便找到选择疗法的依据。

3）加强锻炼，增强体质，正确宣传有关月经、生理的相关知识，消除年轻患者对月经的恐惧和紧张情绪。注意经期卫生，避免剧烈劳动及冷、寒、湿，保持充足睡眠，养成按时排便的习惯，加强营养，保证身心适当休息，预防月经不调的发生。

4）药物治疗：对病情轻、时间短的患者，可以进行恰当的面谈和指导，通过调整生活，消除疑虑，去除各种抑制因素，有时月经可自然恢复，若6个月后无效者可选用下列药物治疗：①雌、孕激素周期疗法；②氯酚胺；③性激素联合氯酚胺；④氯底酚胺加地塞米松；⑤促性腺激素释放激素或促性腺激素释放激素类似物。

3. 手术疗法

（1）双侧卵巢楔形切除：其主要治疗目的是使血睾酮和雄烯二酮水平下降，但目前仍存在并发症，如楔形切除手术后一般会引起盆腔粘连，严重者可导致不孕不育。由于促排卵药物的研发，双侧卵巢楔形切除疗效的不稳定和并发症，使其曾被人们忽视。但目前有重新采用的必要性：①对并发输卵管粘连、扭曲或有小囊肿者可同时做粘连分离和囊肿切除以增加受孕机会；②增高的雄激素来源于卵巢者，手术后可降低雄激素水平；③手术时对残留卵泡做穿刺或用显微手术以减少粘连的机会。

（2）腹腔镜下手术：腹腔镜下进行卵泡穿刺、电凝或激光疗法有很好的效果。术后激素变化与卵巢楔形切除效果相似，但术后粘连尚待解决。

三、闭经

闭经分生理性闭经和病理性闭经两种。前者和妊娠期、产后哺乳期、绝经等生理现象有关，后者是发生了疾病后出现闭经。闭经是妇产科临床一种常见的症状，这种症状的引起原因很多，在临床上，又分为原发性闭经和继发性闭经两大类，一般认为后者没有前者严重。以往曾经建立正常的月经周期，但以后因某种病理性原因而月经停止，月经来潮后继之又停经 3 ~ 6 个月以上者称为继发性闭经，约占 95% 左右；凡妇女在满 18 岁仍无月经来潮或年满 16 岁有第二性征的发育，但 2 年以内仍无月经来潮或年满 14 岁无第二性征的发育称为原发性闭经，原发性闭经多为性发育异常或生殖道解剖异常所致病，大约占 5% 左右。闭经现象大部分发生在 12 ~ 18 岁的初潮年龄阶段女性身上，平均年龄为 13 岁，但这也受生长环境的不同、气候的差异、经济条件给人带来的压力、种族与生活条件的各异等诸多因素的影响。

（一）引起闭经的病因

1. 垂体性闭经　①肿瘤；②前叶缺血坏死等；③空蝶鞍综合征；④先天性垂体前叶功能低下或发育异常；⑤炎症和外伤；⑥垂体分泌功能紊乱，如特发性高泌乳素血症；⑦继发性垂体前叶功能低下，如垂体瘤手术后垂体。

2. 下丘脑性闭经　①特发性低促性腺激素性性腺功能低下；②精神性下丘脑性闭经；③假孕；④神经性厌食症；⑤运动性闭经；⑥炎症和外伤；⑦药物性；⑧肿瘤（如颅咽管瘤、下丘脑肿瘤、第三脑室肿瘤等），先天性畸形（如错构瘤）。

3. 生殖道病变　①子宫内膜受损；②处女膜闭锁；③阴道横隔；④阴道闭锁；⑤先天性无子宫副中肾管不发育（MRK）综合征。

4. 卵巢性闭经　①先天性性腺发育不全（如 Turner 综合征，单纯性、混合性性腺发育不全）；②卵巢不敏感综合征；③卵巢早衰；④ 17，20 碳链裂解酶缺陷；⑤ 17-α 羟化酶缺陷；⑥免疫因素；⑦精神因素；⑧医源性；⑨感染因素；⑩特发性。

（二）闭经类型

1. 子宫性闭经

（1）子宫发育不全或缺如：这是一种先天性疾病，由染色体异常引起，是原发性闭经的主要原因。

（2）子宫内膜炎：最常见的子宫内膜炎是结核性子宫内膜炎，其次是各种细菌或性传播的病原体所导致的子宫内膜炎，类似的这些因素都会引起闭经。

（3）子宫内膜损伤或粘连综合征：现代性生活的混乱、不计划生育、多次反复人工流产或刮宫，是造成子宫内膜损伤形成宫腔粘连的直接原因，女性群体应主动采用有效的避孕方法，以保护自身的生殖健康。

（4）子宫腔内放射治疗或者子宫切除后而导致的闭经为医疗性闭经。因此医生对接受任何医疗操作会引起医疗性闭经的后果，需充分得到患者的理解。

2. 卵巢性闭经

（1）先天性卵巢发育不全或缺失。

（2）卵巢功能早衰：部分妇女在 40 岁以前绝经称为卵巢功能早衰，多数日后成为继发性闭经。

（3）卵巢功能性肿瘤：有分泌激素功能的卵巢肿瘤严重地干扰了下丘脑 - 垂体 - 卵巢轴的正常功能

而发生闭经，常见的有颗粒细胞瘤等。

（4）无反应卵巢。

（5）卵巢已切除或组织被破坏。

卵巢功能的检查方法很多，患者应到妇科就诊，查找病因，接受合理的治疗。

3. 垂体性闭经 垂体疾病造成的闭经，包括单一性促性腺激素缺乏症、席汉综合征、空泡蝶鞍症以及垂体肿瘤等多种症状。

（1）垂体前叶功能减退造成垂体性闭经：多见于产后大出血，使垂体前叶缺血，功能减退，严重的表现为表情淡漠、浑身无力、怕冷、闭经、第二性征萎缩，称为希思综合征，过去也称之为“席汉氏综合征”，原发性垂体促性腺功能低下是一种罕见的遗传病。

（2）垂体肿瘤：最常见的一种颅脑肿瘤是垂体前叶肿瘤，多伴有闭经发生。根据发病年龄的不同，闭经种类各异，青春期前发病常为原发性闭经，青春期后发病为继发性闭经。

4. 下丘脑性闭经 这是一种丘脑下功能失调影响垂体和卵巢而引起闭经的现象。脑部肿瘤及外伤、过度紧张、生活环境改变、精神因素、全身性疾病、药物或其他内分泌功能紊乱也可影响丘脑下功能紊乱而导致下丘脑功能失调性闭经。垂体丘脑下的功能异常或疾病引起的闭经溢乳综合征、多囊卵巢综合征以及其他内分泌腺疾病均可导致闭经。

5. 肿瘤 功能性卵巢囊肿，如滤泡囊肿、黄体囊肿；功能性卵巢肿瘤，如颗粒细胞瘤；肾上腺肿瘤；垂体肿瘤，如催乳素腺瘤、颅咽管瘤等。

6. 全身性闭经 营养不良、贫血、慢性消耗性疾病与急性传染病、寄生虫病、中毒及药物等因素引起的闭经；环境变化、生活压力以及情绪波动等精神因素也可致暂时性闭经。

（三）检查及诊断要点

1. 详细病史 对患者的各种前史进行详细的询问，着重了解月经史包括初潮的时间、月经异常的发展过程、在发生这些状况时所用的治疗方法和效果。了解患者的其他病史，例如，有无精神神经刺激史的遗传性疾病史，社会生活、学习以及环境因素的改变等可能诱发闭经的原因；过去疾病或手术史，特别对月经和体质有直接影响者，如生殖道结核、流产或产后因出血而刮宫所伴随的并发症等。要考虑到原发闭经，注意幼年发育与疾病情况，母亲孕期所患的疾病及服用的药物等病史，同时还要考虑家族史的影响。

（1）现病史：询问闭经和每次月经的时间，每次月经是否行人工周期后撤药性出血；发病前的可能诱因，如学习紧张、生活压力、环境的频繁改变、精神和情绪的刺激、疾病、有重大手术史等；闭经前的月经周期、月经持续的时间、月经期经量的情况，是否有多毛、肥胖、恶心、溢乳、呕吐、头痛、视力改变等症状；曾做过何种检查；接受何种治疗，如手术、放射及药物等，如若进行药物治疗，需了解清楚药物用法、剂量以及疗效等。

（2）既往史：是否患过腮腺炎、结核、脑炎、脑膜炎、头部创伤、生殖器等疾病，是否采用过手术治疗方式，有无减肥史及胃肠道疾病等。

（3）婚育史：通常在对患者进行检查时，要询问患者的结婚时间、结婚年龄、性交情况、事后是否进行避孕及避孕采取的方式，是否口服过避孕药或与之相似的药物，有无感染史，如淋病、艾滋病及梅毒等，是否发生过不孕育的状况。

2. 体格检查

（1）全身检查：全身情况有神志、营养、身长、体重、毛发分布等，第二性征的发育程度，主要检查营养状况及智力发育水平，对躯体有无影响。体查须注意有无肥胖、多毛、溢乳现象。

（2）妇科检查：仔细检查是否有阴蒂肥大、处女膜等畸形症状；毛发的多少及分布；卵巢是否增大，必须仔细观察外阴和下生殖道是否有异常情况存在。

3. 辅助检查与诊断 项目繁多，一般皆根据检查的深入，按需要加以选择，常规用作测定卵巢功能的简易方法有宫颈黏液检查、阴道脱落细胞计数和测定基础体温。

（1）功能试验。

1）孕激素试验：肌内注射黄体酮，每天 20mg，连续 3 ~ 5d，停约后 1 周内有撤退性出血者为阳性，表明有功能性子宫内膜，受一定水平的雌激素作用，因而孕激素反应能产生分泌期变化，即为 1 度闭经。若无阴道流血者为阴性，在排除妊娠后提示体内雌激素水平过低，或内膜异常。

2）雌激素试验：适用于孕激素试验阴性的闭经患者口服己烯雌酚，每天 1mg，连续 20d，继以肌内注射黄体酮，每天 20mg，连续 3 ~ 5d，停药后 1 周内有阴道流血者为阳性，表明子宫内膜反应正常，因为体内雌激素不足导致闭经，即为Ⅱ级闭经；若无阴道流血者为阴性，表明子宫或其内膜不正常，为子宫性闭经。

3）卵巢功能检查：也包括宫颈黏液评估、阴道脱落细胞检查、基础体温测定等，能够了解卵巢分泌雌激素功能是否低下，进行治疗效果的监测。①基础体温：测定显示为双相，说明卵巢功能正常；②内分泌激素测定：主要分为雌二醇和黄体酮等的测定。

（2）测量血清激素浓度：血清激素浓度的测定对于闭经的定位诊断起到决定性的作用和价值，目前主要采用放射免疫法，检查 PRL、FSH、LH 等激素的水平。如果 LH 水平过高，结合雌激素水平降低，表明病变部位处于卵巢；如果 FSH 水平正常或低下，结合 LH 水平低下，表明病变在下丘脑或垂体；如果 LH 水平过高，则可能为多囊卵巢综合征；如 PRL 高于正常，提示垂体瘤或特发性高催乳素血症；如伴有溢乳现象，称闭经—溢乳综合征。

（3）GnRH 兴奋试验：可通过了解垂体分泌 LH、FSH 的储备，鉴别闭经的原因在垂体或下丘脑。将戈那瑞林 25μg 溶于 2mL 生理盐水中，静脉注射，在注入前与注入后的 25min、45min、90min 和 180min，分别取血，以放射免疫法测定 LH、FSH，若 25min 时 LH 较基础水平上升 3 ~ 5 倍，则为正常反应，表明垂体功能正常；总 LH 上升倍数低于 3，FSH 反应倍数低于 2 或无反应，提示垂体功能低下；检 LH 比 FSH 高于 3，GnRH 兴奋试验反应亢进者，提示属于多囊卵巢综合征。

（4）超声检查：可了解生殖系统的发育情况，对鉴别病因有所帮助。

（5）甲状腺功能检查：甲状腺功能亢进或低下亦出现闭经或溢乳。

（6）肾上腺皮质功能检查：大部分肥胖的闭经患者应进行此项检查。

4. 蝶鞍检查　血 PRL 水平高者应做蝶鞍断层摄影或 CT 检查，确定有无垂体瘤。

5. 染色体检查　应该进行染色体检查的患者有高促性腺激素性闭经患者和两性畸形患者，有少部分高促性腺激素性闭经患者的染色体通常称为单纯性性腺发育不全。

6. 性腺探查　只有组织学证实体内同时有卵巢组织和睾丸组织才能诊断为真两性畸形。真两性畸形的诊断依赖性腺探查，真两性畸形的性腺有两种：一侧为卵巢或睾丸，另一侧为卵睾，两侧均为卵睾，其中最常见的为第一种。混合性性腺发育不全的诊断有时也需要做性腺探查明确诊断。

7. 鉴别诊断　依据明显体征分类后，再进一步深入，进行鉴别诊断。

（1）先天性外阴发育异常。

1）处女膜无孔或阴道横隔：身材和第二性征发育正常，周期性腹痛。

2）先天性肾上腺皮质增殖症：常染色体隐性遗传病，核型 46，XX，X 染色质阳性。

3）睾丸女性化不完全型：男性假两性畸形核型 46，XY，X 染色质阴性，没有女性内生殖器。

4）有母亲患男性化肿瘤或在孕期曾服雄激素史者，亦可具有女性假两性畸形征象。

5）真两性畸形：核型 46，XX，46，XY 或嵌合体，性腺：卵睾或卵巢与睾丸共存。

（2）外阴正常，无子宫。

1）MRKH 综合征：核型 46，XX，X 染色质阳性。本症常具有子宫残角，但在正常子宫部位扪不到宫体。

2）男性假两性畸形：完全型睾丸女性化，核型 46，XY，X 染色质阴性。

（3）正常女性内外生殖器。

1）第二性征发育正常：①子宫性：子宫内膜损伤或粘连，包括子宫内膜结核；②中枢性：H-P-O 轴功能失调性闭经，神经性厌食症；③卵巢性：卵巢对抗性综合征，卵巢早衰，卵巢破坏性损伤包括肿瘤、炎症或手术切除，多囊性卵巢综合征；④垂体性：席汉综合征，垂体肿瘤，高雄激素血症，高催乳素血症。

2）第二性征不发育：①特纳综合征：身材矮小、盾胸、肘外翻、核型为45 X/XO；②单纯性性腺发育不全：FSH升高、染色质阴性，核型46，XY或46，XX；③体质性青春期延迟：与低促性腺素性性腺功能减迟的鉴别比较困难。一般在13岁第二性征尚还没有开始发育的患者大多数被认为是发育不良。18岁尚未初潮者中，只有10%可能会有月经；④垂体侏儒征：身材矮小、均匀，智力正常，核型46，XX。

（四）治疗

1. 一般治疗　由于现代生活节奏的紧迫感和社会生活的压力感，使大多数人群处于长期的疲劳和紧张的学习、生活和工作状态，为避免人的精神紧张或过度劳累，应合理安排学习、工作及生活，加强休养，提高生活品质，对于短期闭经及不定时定量服用避孕药后发生闭经的患者，若经检查后，没有明显的异常，可进行短期观察。

2. 内分泌治疗

（1）雌孕激素疗法。

1）雌孕激素序贯疗法：如果闭经引起的原因为卵巢早衰、垂体性、卵巢抵抗综合征或下丘脑性等，则可使用此法。对要求生育的患者，应该选择天然制剂类的雌激素。

2）雌孕激素联合疗法：适用于多囊卵巢综合征、高雄激素血症。一般可选用半量或全量避孕药，对暂时不需要生育的患者，可长期服用，甚至可达数年。

（2）应用性激素撤退出血模拟月经：适用于短期闭经、高龄、不期盼生育的患者。

1）孕激素：通常使用的是甲羟黄体酮，每天8～10mg，连服5d，停药后发生撤退性出血症状。

2）雌激素：通常使用的是已烯雌酚，每天0.5mg，连服20d为1个疗程，后7d加服甲羟黄体酮，每日8～10mg，停药后撤退出血，连用3～6周。

（3）要求生育的患者，在全身情况改善后，可以进行促排卵治疗。

1）氯米芬：仅对轻型下丘脑性闭经及垂体性闭经有效，其作用机制是竞争结合下丘脑垂体的雌激素受体（ER），使其保留在靶细胞核内更长的时间，从而使脑浆内ER的补充减少，使内源性雌激素的负反馈作用解除消失，进而使释放出的雌激素量显著增加，以刺激卵泡发育，撤退出血之后的第Sd开始应用排卵用法，每日50mg，连续服用5d，可以连用3个周期。

2）绝经期促性腺激素：撤退性出血后3～5d开始，坚持每日肌内注射150μl促性腺激素，在用药期间要求使用B型超声波手段，随时缜密地观察卵泡发育情况。如果观察发现很多卵泡发育，却又没有优势卵泡，卵巢增大达4个月以上时，应该停止使用促性腺激素，以防止发生卵巢过度刺激综合征。

3）促性腺激素释放激素（MH）：对下丘脑功能不足、垂体功能正常的闭经患者可用作替代治疗。一般在撤退出血后1～3d，每日经静脉或皮下给戈那瑞林，每次5～20μg，每隔90～120min 1次。

（4）对引起闭经的器质性疾病应该针对病因进行治疗，如治疗结核、分离宫腔黏膜、治疗垂体肿瘤等。

3. 卵巢性闭经的治疗　如果卵巢内的卵母细胞已经耗尽，就不存在再生的可能。但是，也有些患者的卵巢功能减退为短暂的，经过相当时间后，又能自然恢复。目前还未完全判断哪些患者是可以恢复的，哪些又是不可恢复的可靠方法。可以通过腹腔镜观察卵巢形态及做卵巢活检对鉴别十分有帮助，但这种方法也不是完全可靠的。患者如果期盼生育，可以使用借卵助孕的方式。不考虑生育的患者可以采用雌、孕激素替代，诱发人工月经。

4. 子宫性闭经的治疗　由子宫器质性病变引起的子宫性闭经，应针对病因进行治疗。例如对子宫腔粘连的患者可以在宫腔分离同时，随即放置宫内节育器，给予雌激素刺激作用，加速子宫内膜生长，防止新的粘连的形成，直到月经来潮之后的2～3次后取出；有条件的医院最好在宫腔镜直视下分离粘连。

5. 手术治疗　针对患者的具体病因，采用适当的手术进行诊断和治疗。对先天性生殖道畸形的闭经，多有周期性腹痛的急诊情况，需要紧急进行矫形手术，以开放生殖道引流月经血；对多囊卵巢综合征的患者，可通过经腹或腹腔镜进行卵巢楔形切除或卵泡烧灼、打孔术，促进卵巢排卵；对垂体肿瘤的患者，可行肿瘤切除手术。

6. 其他治疗　根据患者的具体情况，可针对性地采用适当的治疗方法。

（1）针对高泌乳素血症的患者，可以使用溴隐停进行治疗。

（2）针对胰岛素抵抗的高胰岛素血症，可用胰岛素增敏剂与减轻体重的综合治疗。

（3）针对高雄激素血症的患者应用螺内酯、环丙黄体酮等抗雄激素制剂进行治疗。

（4）针对肾上腺来源的高雄激素血症可用地塞米松进行治疗。

（5）针对甲状腺功能降低的患者应给予补充甲状腺素。

（6）针对卵巢早衰、先天性性腺发育不良或 Turner 综合征可采用激素替代，用增卵的辅助生殖技术帮助妊娠。

（五）疗效评估

1. 治愈标准　①恢复自发的有排卵的规则月经。②月经周期长于 21d，经量少于 80mL，经期短于 7d。③对于自发排卵不能恢复的患者，如卵巢早衰等，进行有规律的周期人工月经即可。

2. 预后评估

（1）针对器质性闭经，如卵巢早衰、子宫内膜损坏，目前是很难治愈的。但有的器质性疾病可以通过“人工月经”的周期治疗，防止远期并发症；或通过辅助生殖技术帮助解决妊娠的问题。

（2）功能性原因的闭经，经过针对病因的合理治疗，是可以痊愈的。

（3）无论是何种原因引起的闭经，除了子宫内膜不可逆的损伤外，大部分均是可以治疗的，保持周期性的雌孕激素治疗，直至绝经期后。

第三节　原发性痛经

痛经（dysmenorrhea）指月经来潮时出现小腹痉挛性疼痛，是妇女常见的一种症状。根据痛经出现的时间将其分为原发性和继发性两种。原发性痛经指的是从月经初潮时即出现痛经症状并在以后每次来潮时均出现反复疼痛；继发性痛经是指在女性初潮后一段时间再出现痛经的情况，常并发于子宫内膜异位症。

一、病因

原发性痛经的发生主要与经期子宫内膜合成和释放的前列腺素增加有关，同时也受精神神经因素影响，精神过度紧张、敏感、劳累、受寒、生活习惯突然改变、健康状态不良等，也可以引起子宫的痉挛性收缩，导致痛经。子宫内膜整块剥脱，排出不畅引起的痉挛性收缩而导致的痛经，称膜样痛经。

二、临床表现

从初潮开始每次月经来潮即感小腹坠胀与痉挛性疼痛，严重者伴恶心、呕吐、肛门坠胀，疼痛可放射至后背部与大腿内侧，经量增加后疼痛方能缓解。妇科检查常无异常发现。

三、治疗

（一）一般治疗

进行体育锻炼，增强体质。平日注意生活规律，劳逸结合，适当营养及充足睡眠。重视月经生理的宣传教育，通过解释说服，消除患者恐惧、焦虑及精神负担。加强经期卫生，避免剧烈运动、过度劳累和防止受寒。

（二）抑制排卵

如患者愿意控制生育，则口服避孕片（复方炔诺酮片或复方甲地黄体酮片）为治疗原发性痛经的首选药物。应用口服避孕药物，90% 以上症状可获得缓解，可能由于内膜生长受到抑制，月经量减少，PG 量降到正常水平以下导致子宫活性减弱。治疗可试服 3 ~ 4 个周期，如疗效满意，可继续服用；如症状改善不明显，可适当加用 PGs 合成抑制剂。由于要在整个月经周期用药，而发生效应仅在周期末 1 ~ 2d，除非需要同时避孕，一般不受患者欢迎。

（三）前列腺素合成抑制剂（PGSI）

对不愿避孕的患者，则宜选择 PGSI，它抑制内膜的 PCs 合成，显著降低子宫收缩的振幅和频度，但不影响垂体－卵巢轴功能，也不会发生像口服避孕药那样的代谢性不良反应，只要在疼痛发作前开始服用，持续 2 ~ 3d 即可，为其最大优点。但须试用一个阶段，来确定每个人疗效最满意的药物种类及最适宜的剂量。试用调整阶段有时可长达半年。

常用的 PGSI 按其化学结构可分为如下。①吲哚吲唑类：如吲哚美辛、苄达明（benzyrin）：25mg，口服 3 ~ 6 次或 50mg，一日 3 次。②灭酸类：甲芬那酸，商品名朴湿痛（ponstan），初次剂量 500mg，以后 250mg，6 ~ 8h 1 次，氯芬那酸，商品名抗炎灵，氟芬那酸. 初次剂量 400mg，以后 200mg，6 ~ 8h 1 次。③苯丙酸衍生物：对异丁苯丙酸，通用名布洛芬（ibuprofen），400mg，日 4 次，甲氧萘丙酸钠盐，通用名萘普生（naproxen），首次剂量 500mg，以后 250mg，6 ~ 8h 1 次。④保泰松类：保泰松或羟基保泰松，首次剂量 200mg，以后 100mg，6 ~ 8h 1 次。

上述 4 类药物都能很快吸收，在月经来潮的头 48h 内服用即可，但因月经来潮时间常有差异，一般宜在月经的前 3 天给药，以保证疗效，缓解率在 70% 左右。如将上述药物更换使用，有效率可达 90%，有消化道溃疡及对上述药物过敏者禁忌。不良反应较轻微，多数均能耐受。其中只有吲哚美辛肠道反应发生率较高，还可发生头晕、疲乏虚弱感、头痛等症状，以致中途停药者甚多。灭酸类或苯丙酸衍生物一类药物，尤其萘普生作用持续时间长，其钠盐在血中迅速达到高值，因而发生作用快，不良反应也小，为目前临床最多选用之药物。

PGSI 用量较大时，偶尔出现较严重不良反应，故应注意，必要时停止用药。已知不良反应有如下几点。①胃肠道症状：消化不良、胃灼痛、恶心、腹痛、便秘、呕吐、腹泻及由于消化道出血所致的黑粪症。②中枢神经症状：头痛、头昏、晕眩、视力模糊、听力障碍、烦躁、抑郁、倦怠及嗜睡。③其他症状：皮疹、水肿、支气管痉挛、液体潴留、肝肾功能损害（转氨酶升高、黄疸、蛋白尿、血尿）。

（四）β 受体兴奋剂

通过兴奋肌细胞膜上 β 受体，活化腺苷酸环化酶，转而提高细胞内 cAMP 含量。一方面促进肌质网膜蛋白磷酸化，加强 Ca^{2+} 的结合；另一方面抑制肌凝蛋白轻链激酶活性，导致子宫肌松弛，痛经得到迅速缓解，但同时有增快心率、升高血压之不良反应。

近年临床应用单独兴奋子宫 β_2 受体之药物，不良反应显著减少。常用的 β_2 受体兴奋剂有：羟甲异丁肾上腺素，药品通用名沙丁胺醇（salbutamol）及特布他林（terbutaline），商品名间羟舒喘宁。给药方法有口服、气雾吸入、皮下、肌内注射及静脉给药等。

在剧烈疼痛时宜用注射法：沙丁胺醇 0.1 ~ 0.3mg，静注或特布他林 0.25 ~ 0.5mg，皮下注射，4 ~ 8h 1 次。中、轻度疼痛可口服，沙丁胺醇 2 ~ 4mg/6h 或特布他林 2.5 ~ 5mg/8h，亦可气雾吸入 0.2 ~ 0.25mg，2 ~ 4h 1 次。以气雾吸入较好，因用药量少而起效迅速。气雾吸入时应注意。①首先大口把气呼完。②开始深吸气时把药液吸入。③吸气完屏气 3 ~ 4s。④然后卷唇将气慢慢呼出。常用量每次吸入 2 口，可维持 4 ~ 6h。但一般反映 β 受体兴奋剂疗效不太满意，且仍有心悸、颤抖等不良反应，因而未能被普遍采用。

（五）钙通道阻断剂

该类药物干扰 Ca^{2+} 透过细胞膜，并阻止 Ca^{2+} 由细胞内库存中释出而松解平滑肌收缩，为心血管疾病治疗上的一项重要进展。应用硝苯地平（nifedipine，尼非地平）20 ~ 40mg 治疗原发性痛经。给药后 10 ~ 30min 子宫收缩减弱或消失，肌肉收缩振幅、频率、持续时间均下降，基础张力减少，同时疼痛减轻，持续 5h，无特殊不良反应。

（六）维生素 B_6 及镁－氨基酸螯合物

利用维生素 B_6 促进镁离子（Mg^{2+}）透过细胞膜，增加胞浆内 Mg^{2+} 浓度之作用，来治疗原发性痛经。每日量 200mg，4 周后可见红细胞镁含量显著增加。亦可与镁－氨基酸螯合物合用，每种各 100mg，每日服 2 次，治疗 4 ~ 6 个月，痛经的严重程度及持续时间均呈进行性下降。

（七）中医中药治疗

中医学对痛经的认识主要是气血运行不畅，不通则痛。气滞血瘀者以血腑逐瘀汤为主，如桃红四物汤活血化瘀；寒凝淤滞者常用处方为温经汤；气血不足者常用十全大补汤。中成药有桂枝茯苓丸或桃仁承气汤，每日量5g，分次于早、晚餐前30min服用，连续30d。有人报道缓解率可达80%，未发现有消化道症状及皮疹等不良反应。用穴位敷贴“痛经膏”效果甚好，还可用针灸的方法进行穴经注射。

第六章

子宫内膜异位症

第一节　概述

自 Rokitansky 于 1860 年首先报道子宫内膜异位症（endometriosis，EMT）以来，直至 1921 年 Sampson 发表经血逆流种植学说以前，并未引起人们的重视。Sampson 的学说引起了医学界的极大关注，成为对 EMT 开展研究的里程碑。

EMT 是一种始于细胞水平而终止于以盆腔疼痛和不孕为特点的持续性病变，近数十年来，对其进行了大量的研究。综合文献对 EMT 的研究过程大致可分为三个阶段。

第一阶段：约在 70 年代以前，普遍认为 EMT 的经典症状为进行性痛经、不孕、盆腔紫色结节和卵巢巧克力囊肿。并认识到异位的子宫内膜和在位的内膜一样对周期性卵巢激素发生反应。据此，临床上采用大剂量孕激素造成假孕，以及 Danazol 造成的类似绝经期闭经，使异位内膜发生蜕膜样变化，最终发生萎缩。在此阶段，外科手术治疗也是主要的治疗手段之一，剖腹病灶清除的保守手术和对晚期病变的子宫加附件切除的根治手术，均为普遍应用的治疗方法。为了防止病灶的残留和复发，还采用了手术前后的药物联合治疗，治疗后的症状缓解率达 85% 左右，妊娠率 30% ~ 40% 之间。治疗的效果与患者的年龄，病变的分期以及手术的技巧有密切的关系。

第二阶段：此阶段的两大特点一是腹腔镜技术的不断改进和完善，以及应用的普遍性，使对 EMT 的早期病变有了进一步的认识，并开拓了不同于经典治疗的新观点，特别是对有生育要求的年轻患者的治疗更趋保守，期待疗法也获得不少学者们的支持。腹腔镜治疗 EMT 的适应证进一步扩大，已逐步取代常规外科手术，并取得相当满意的疗效。另一特点是 GnRHa 在治疗 EMT 中的广泛应用，它作为一种对整个垂体 - 卵巢轴的全面抑制剂，在抑制病灶和恢复正常解剖生理功能方面受到普遍的重视。

第三阶段：近年来，对子宫内膜异位症的病理生理学的基础研究，取得了新的进展。研究发现 EMT 患者腹腔液内巨噬细胞活性增强，种植的内膜组织可以产生一系列的细胞因子和生长因子，对异位内膜在腹膜上的种植生长有重要作用。目前，已经证实异位病灶的种植和生长均有赖于新生血管的形成，抗血管生成已成为预防和治疗子宫内膜异位症的一个全新的领域。通过组织抗原特异性疫苗能诱发机体的主动免疫，起到更好的预防和治疗作用。此外，近来发现异位病灶的间质细胞表达高芳香化酶活性，局部合成雌激素，通过自 / 旁分泌作用发挥雌激素作用，促成病灶的生长。应用芳香化酶抑制剂阻断芳香化酶的活性，抑制病灶的发展，为进一步预防和治疗子宫内膜异位症提供一个全新的途径。

但迄今为止，促使异位内膜种植和生长能力的因素至今仍属不明。今后进一步深入的研究，必将改变目前临床限于处理 EMT 的最终阶段状态，直接指导临床对早期病变的根治，从而防止疾病向晚期发展。

第二节 发病机制和病理生理学

子宫内膜异位症的病理生理学至今仍是一个未最终解决的疑问，近来在认识此疾病的研究方面取得很大的成绩，使人们对其演变过程有了进一步的了解。特别是通过对轻度子宫内膜异位症的研究，证实了腹腔内环境中巨噬细胞以及各种细胞因子、免疫球蛋白等的变化，在发病过程中起着重要的作用，目前比较一致的意见是用多因子的发病理论来解释其发病机制。

一、种植学说

1921 年 Sampson 提出子宫内膜随经血通过输卵管逆流种植的学说。至今，经血逆流的理论仍被大多数人所接受，支持此学说的根据如下：

1. 子宫内膜组织具有异位生长的能力，月经血中可以找到存活的内膜细胞；Scott 等于 1953 年成功地将经血中的子宫内膜移植在猕猴腹腔内的实验，以及以后报道的将去势的猕猴的子宫颈异位在后穹隆内使经血直接流入盆腔，通过外源性性激素的支持，使种植的内膜得以存活，这些事实均有力地支持了此学说。手术后瘢痕的子宫内膜异位症，反映了手术所致内膜异位生长。

2. 开腹或腹腔镜均发现腹腔内有经血逆流，同时在异位病灶内发现有逆流的经血成分。

3. 内膜异位病灶多分布在盆腔内游离的部位，如子宫直肠陷窝、卵巢窝等地，卵巢因接近输卵管伞，也是容易种植的部位。

4. 月经过多和生殖道阻塞的妇女子宫内膜异位症的发病率增高。

用 Sampson 学说不能解释盆腔外的子宫内膜异位症，也无法解释为什么有的行经的妇女又不发生子宫内膜异位症。

二、血源 – 淋巴性散播学说

1952 年，由 Javert 提出认为子宫内膜组织可以像恶性肿瘤一样，通过血行和淋巴向远处转移。此外，动物实验证明将内膜组织注射到动物的静脉内，可以导致远处的种植。如果确实如此，则全身各部位的子宫内膜异位症的发生率应该更高，而不应如此少见。其原因是否与机体的免疫功能有关，还是这种良性转移本身就很少见，尚难定论。

三、医源性散播

医源性的散播即直接移植。多见于手术时将子宫内膜带至切口处，在该处种植形成子宫内膜异位症。典型的例子是剖宫产术后的腹壁瘢痕子宫内膜异位症，特别是剖宫取胎后的腹壁瘢痕子宫内膜异位症，更为多见，文献报道其发生率占腹壁瘢痕子宫内膜异位症的 90% 左右。足月产术后，脱落的子宫内膜流经软产道的伤口，但在这些部位的种植确很少见，分析可能与阴道内的细菌所形成的环境不利于内膜的种植有关，产后雌激素水平的下降也不利于异位内膜的生长。典型的代表为手术瘢痕子宫内膜异位症。

四、遗传学研究

子宫内膜异位症是一种与糖尿病、哮喘类似的多因素疾病，由多重基因位点与环境相互作用引起。流行病学调查发现子宫内膜异位症发病有以下特点：①家族聚集性。②患者一级亲属发病率显著高于人群发病率。③家族史阳性患者痛经严重程度显著高于家族阴性患者。④家族中有多个患者时患者疼痛症状的发作年龄趋于一致。这些发病特点符合多基因遗传性疾病，推测子宫内膜异位症可能是一种多个基因位点致病作用积累，在环境因素继发作用下产生疾病表现型的多因子遗传性疾病。子宫内膜异位症患者的体细胞常见有染色体的异常，最常见表现包括 1p、22q、17q 序列丢失，其他异常表现包括 Sp、6q、7p、9q 序列丢失，6q、7q、17q 序列插入。异位内膜组织中染色体异常表现有：16 号染色体单倍体发生频率增高，单倍体核呈明显的克隆扩增；其他可见 11 号染色体 3 倍体、17 号染色体非整倍体等改变。孕激素受体基因位于6号染色体，肿瘤抑制基因和致癌基因位于11、16、17号染色体，推测染色体的异常导致了这些基因的表达异常，可能与子宫内膜异位症发生、发展有关。

五、免疫发病学说

免疫机制在子宫内膜异位症的发生、发展各环节起重要作用。近年来研究表明，免疫异常对异位内膜的种植、黏附、增生具有直接或间接作用。表现为免疫监视、免疫杀伤功能的细胞如NK细胞、巨噬细胞等细胞毒作用减弱，黏附分子协同促进异位内膜的移植、定位，免疫活性细胞释放的细胞因子促进异位内膜存活、增殖。该病的临床特点及自身抗体可能为寡克隆激活模式表明它具有自身免疫性疾病的特征。

（一）子宫内膜异位种植的免疫排斥异常机制

尽管90%的妇女可发生经血逆流，但仅少部分发生子宫内膜异位症。人们开始探讨作为免疫监视的排斥机制是否异常。许多研究报道了子宫内膜异位症与细胞免疫缺陷间的关系，认为子宫内膜异位症的异常免疫机制不能阻止内膜种植，并导致其进一步定位和增殖。子宫内膜异位症患者免疫功能异常表现如下：

1. T淋巴细胞异常　对子宫内膜异位症T淋巴细胞及亚群的研究表明，患者的外周血及腹腔液中抑制性T细胞（Ts）显著升高，而细胞毒性T细胞（Tc）显著降低，CD4/CD8比值降低，甚至出现倒置。腹腔液对PHA诱导T淋巴细胞增殖有明显的抑制作用，抑制程度与腹腔液中雌、孕激素，前列腺素的水平无关，推测在患者的腹腔液中存在某种可以抑制细胞介导的免疫反应的因子，有利于异位子宫内膜的种植。

2. NK细胞异常　NK细胞作为一类无须致敏而具有细胞毒性的淋巴细胞在机体的抗肿瘤发生中发挥着重要的免疫监视作用。子宫内膜组织之所以能异位种植并像肿瘤细胞一样广泛地散播，可能与机体NK细胞活性异常有关。大量的研究证实，子宫内膜异位症体内确实存在NK细胞功能异常，表现如下。

（1）子宫内膜异位症患者外周血及腹腔液中NK细胞活性均有明显降低，且腹腔液中NK细胞活性较外周血下降更为明显。

（2）NK细胞活性下降是一种功能性改变，而非体内NK细胞数量减少所致。

（3）外周血及腹腔液对NK细胞的活性具有明显的抑制作用，并呈剂量依赖关系。推测可能在患者的外周血及腹腔液中存在着某些NK细胞的抑制因子。切除异位内膜病灶可逆转NK细胞的功能。提示NK细胞介导的自然免疫对异位内膜种植可能具有调节作用。

（4）随着疾病的进展NK细胞活性呈下降趋势，即在子宫内膜异位症早期，NK细胞活性易于恢复，而在晚期有可能发生了较严重或不可逆损害。

3. 巨噬细胞　许多研究表明子宫内膜异位症患者腹腔液中巨噬细胞数量增多，活性增强，并分泌多种活性介质导致腹腔液微环境改变，参与了子宫内膜异位症的发病过程。由于腹腔中的巨噬细胞为终末细胞，本身不具有增殖能力，因此在子宫内膜异位症的发病过程中，外周血单核细胞迁入腹腔是极为重要的环节。近年来的研究表明，单核细胞趋化蛋白-1（monocyte chemotactic protein-1，MCP-1）在此环节中发挥了关键性的作用。MCP-1是一条由76个氨基酸残基构成的碱性蛋白质，为一种对单核细胞具有特异性趋化及激活性的细胞因子，是吸引单核细胞浸润到肿瘤及组织中的有效介质。MCP-1可由许多细胞产生，如内皮细胞，单核/巨噬细胞，成纤维细胞及某些肿瘤细胞等，而这些细胞合成分泌MCP-1可受TNF等多种细胞因子的调控。大量研究证实，子宫内膜异位症患者腹腔液的趋化活性增强，募集外周血单核细胞迁入腹腔，是腹腔液中巨噬细胞的数目及活性增加的主要原因。局部MCP-1水平增高的原因可能为：①异位病灶内的子宫内膜细胞可产生并释放MCP-1；②子宫内膜异位症患者在位子宫内膜细胞产生MCP-1水平上调，通过输卵管而进入盆腔；③趋化的腹腔巨噬细胞可表达高水平的MCP-1。

（二）异位子宫内膜黏附的免疫机制

细胞与细胞、细胞与细胞外基质间的黏附作用是多细胞生物的基本生物学现象。黏附作用是通过一系列位于细胞膜表面的细胞黏附分子（cell adhesion moiecules，CAMs），或称为细胞黏附受体所介导的。CAMs除参与多种生理及病理过程外，在胚胎的发育分化，正常组织结构的维持，损伤的修复，炎症和免疫反应以及肿瘤的转移等方面都起着重要的作用。近年来研究发现，人类子宫内膜的腺上皮及基底膜均有多种 CAMs 的表达，有些呈周期性变化，并与子宫内膜“着床窗”（window of implantation）的开放同步。某些 CAMs 的异常表达可能参与了异位子宫内膜的定位、黏附及种植过程，并可通过干扰子宫内膜对受精卵的接受性导致不孕。

1. 细胞黏附分子的生物学特性　CAMs 为细胞膜上的糖蛋白，由细胞外区、跨膜区和细胞内区三部分组成，少数通过肌醇聚糖磷脂“抛锚”于细胞膜。到目前为止已发现的 CAMs 有 50 种以上，分属于免疫球蛋白超家族（immunoglubin superfamily）、整合素家族（intergrin family）、选择素家族（selectin family）和钙黏附素家族（cadherin family）等。

（1）免疫球蛋白超家族：包括 ICAM-1、ICAM-2 和 VCAM-1。其共同特点是胞膜外部分的结构类似于免疫球蛋白的功能区。此家族的 CAMs 与整合素家族成员可互为配体 - 受体。

（2）整合素家族：整合素家族是一组细胞表面糖蛋白受体，其配体为细胞外基质成分，如纤维粘连蛋白、纤维蛋白原、胶原蛋白、体外粘连蛋白等。所有整合素家族均为由 α、β 亚单位通过非共价键连接起来的异二聚体。根据 β 亚单位的不同，可分为三个亚家族：① β_1 亚家族，该亚家族至少包括 6 个不同的成员（$\alpha_1\beta_1$、$\alpha_2\beta_1$、$\alpha_3\beta_1$、$\alpha_4\beta_1$、$\alpha_5\beta_1$、$\alpha_6\beta_1$），它们可在各种类型的细胞表面表达；② β_2 亚家族，它包括三个成员（LFAI、MACI 和 P150，P90），三者均在白细胞上表达，故又称为白细胞整合素亚家族；③ β_3 亚家族，有两个成员（体外粘连蛋白受体 VNR 和血小板蛋白Ⅱ b/ Ⅲ a），两者主要表达于内皮细胞和血小板上。

（3）选择素家族：包括选择素 -E、选择素 -P 和选择素 -L。选择素家族的 CAMs 在结构上均有外源凝血素样区，EGF 样区和 C3、C4 结合蛋白样区三部分组成。其外源凝血素样区是受体 - 配体结合的部位。选择素表达于白细胞、活化的内皮细胞以及血小板表面，它可在血流状态下介导白细胞与血管壁的初步附着。

（4）钙黏附素家族：包括钙黏附素 -E、钙黏附素 -P、和钙黏附素 -N 等。钙黏附素家族是一组钙依赖性糖蛋白，广泛分布于各种类型的细胞表面。为细胞间连接的主要成分并以此构成组织的细胞骨架。钙黏附素主要介导细胞与细胞的相互作用，其黏附作用具有亲同源性，即表达同源性钙黏附素的细胞将发生黏附。

2. 细胞黏附分子在女性生殖系统中的表达　Inoue 等证实，在阴道、子宫颈、子宫内膜及输卵管的腺上皮中均显示有较强的钙黏附素 -E 的表达。在阴道和子宫颈中，随着正常鳞状上皮的成熟，其表达逐渐减弱，即将脱落的表面上皮细胞则呈阴性。动物实验结果显示，E_2 体外能明显促进大鼠卵巢中颗粒细胞钙黏附素的表达。说明 CAMs 生殖系统中的表达呈周期性变化，可能受到体内甾体激素的影响。Lessev 等利用一组共 53 种不同的针对各种整合素 CAMs 抗原的单克隆抗体，观察了整合素各亚族在子宫内膜的表达，并着重研究了三种整合素亚族（α_1、α_4 和 β_3）的周期性变化特点以及与子宫内膜“着床窗”的关系。在整个月经周期中，三者同时表达于子宫内膜腺上皮的时间仅有 4 天，即月经周期的第 20 至 24 天，而这段时间正好与子宫内膜“着床窗”开放的时间同步。所谓“着床窗”为发育的子宫内膜诱导胚胎着床的一段特定时期，估计在月经周期的第 20 ~ 24 天。在此期间，子宫内膜呈现最大的胚胎种植接受性。由于某些 CAMs（尤其是 β_3）在子宫内膜中的表达与“着床窗”的开放同步，推测这些 CAMs 的表达与子宫内膜的接受性有关，并可能参与了子宫内膜与滋养细胞的相互作用。具体作用如何尚不清楚。因此，两种特殊的 CAMs，$\alpha_4\beta_1$ 和 $\alpha_4\beta_3$ 的表达可作为反应子宫内膜接受性的特异性标志。在不明原因不孕症患者中，子宫内膜黄体中期整合素 β_3 表达丧失是导致患者不孕的部分原因之一。

3. 细胞黏附分子在子宫内膜异位症发病中的作用　尽管目前还缺乏详细、深入的研究探讨子宫内膜异位症中 CAMs 的作用，但子宫内膜异位症发生、发展过程中细胞间相互作用及多种细胞因子的存在，提示黏附分子对异位内膜的免疫黏附可能起不可忽视的作用。一些研究表明，某些 CAMs 的异常表达可能参与了子宫内膜组织异位黏附的过程。具体表现为以下几个方面：①腹腔液中免疫细胞选择性渗出可能与 CAMs 在不同类型细胞表达的差异，以及细胞因子对 CAMs 表达的不同调节作用有关。② CAMs 介导细胞的移动，这对异位内膜到达宫腔外部位的选择性定位具有促进作用。③ CAMs 参与异位内膜细胞与基质的附着，这是细胞存活、繁殖所必需的。这主要由整合素家族的黏附分子介导。④ CAMs 参与细胞间的附着，主要由钙黏附素家族的 CAMs 以自身识别方式作用，保证异位内膜细胞的聚集。

（三）异位子宫内膜增殖的免疫机制

由于 NK 细胞活性下降，免疫监视机制未能成功地清除异位子宫内膜，在黏附分子的诱导下内膜碎片定居于腹腔。此时免疫系统调节作用进一步失控，由免疫监视、免疫清除转化为免疫促进，表现为众多激活的免疫细胞分泌一系列炎性介质、细胞因子及生长因子，促进异位内膜进一步增殖、生长而加重病情。

1. 细胞因子与子宫内膜异位症　细胞因子是由巨噬细胞等合成和分泌的一类介导炎症和免疫反应的多肽类蛋白，大量研究表明，子宫内膜异位症患者腹腔液中巨噬细胞数量增多、活性增强，活化的巨噬细胞释放 IL-1、IL-6 及 TNF 等一系列细胞因子，导致腹腔液中上述细胞因子水平升高，通过刺激 T、B 淋巴细胞增殖、活化，介导免疫反应，促进前列腺素合成及局部成纤维细胞增生，胶原沉积和纤维蛋白形成，导致盆腔纤维化和粘连。促进子宫内膜异位症的发展。

2. 血管生长因子与子宫内膜异位症　血管发生（angiogenesis）是形成新生毛细血管的过程，常见于损伤修复、风湿性疾病、糖尿病性网膜病及肿瘤生长等。同时与人类的生殖活动密切相关，包括卵泡生成，孕卵种植，胎盘形成及胚胎发育等。近年来有证据表明，血管发生参与了子宫内膜异位症的发生机制，认为逆流经血中的子宫内膜之所以能成功地异位种植生长，与局部血管生长因子增多，导致毛细血管增生有关系。对盆腔内异位病灶的形态学研究证实，异位的子宫内膜基底部毛细血管的数量和面积均显著增多，新鲜的红色病灶较陈旧的褐色病灶具有更丰富的毛细血管。血管生长因子是一类小分子的肽类，它们除了有强烈的生血管活性外，对卵泡的发育成熟，精子的获能，孕卵的种植及胚胎的发育都起着重要的作用，参与人类生殖活动。同时还具有介导炎症反应及免疫调节的作用。其中 VEGF 与子宫内膜异位症的发病有着密切的关系。

（1）VEGF 的生物学特性：1989 年 Forrara 从牛垂体滤泡细胞的体外培养液中纯化得到一种能作用于血管内皮细胞，促进其有丝分裂的物质，命名为血管内皮生长因子。VEGF 可由平滑肌细胞，黄体细胞、胚胎细胞、巨噬细胞等产生，是一种肝素结合性双价糖蛋白，分子量为 34 ~ 46KD。VEGF 能特异性地与其受体结合，并通过释放一系列蛋白溶酶参与血管发生。此外，VEGF 的受体还广泛分布于单核 - 巨噬细胞，恶性肿瘤细胞等表面，在介导炎症及肿瘤发生和转移过程中起着重要的病理生理作用。

（2）VEGF 在正常子宫内膜组织中的表达及调节：关于 VEGF 及其 mRNA 在子宫内膜组织中的表达及其周期性变化存在不同意见。1993 年，Charnock-Jones 等首次在人类子宫内膜组织中证实存在 VEGFmRNA 的表达，并呈周期性变化。在增生期，VEGF mRNA 在子宫内膜的腺体和基底膜中均有表达；在分泌期，VEGF mRNA 主要局限于腺上皮细胞中，而在基底膜上仅有少许表达。认为 VEGF mRNA 在基底膜表达的抑制可能是由于孕激素介导的。但 shifen 等通过免疫组化学方法和分子原位杂交方法观察了 VEGF 及其 mRNA 在整个月经周期中子宫内膜的表达。结果发现，VEGF 及其 mRNA 主要分布于子宫内膜腺上皮，并广泛向基底膜弥散，其表达强度分泌期明显高于增生期。并通过定量分析研究证实，与早期增生期子宫内膜相比，中期增生期，晚期增生期和分泌期 VEGF mRNA 水平分别增加 1.6，2.0 和 3.6 倍。作者通过体外研究进一步证实，子宫内膜基底膜细胞在雌、孕激素作用下，VEGF mRNA 的表达明显增强，最高反应强度在雌激素作用 1 小时后，24 小时达到稳定状态。反应如此迅速，说明 VEGF 可能是子宫内膜中最早受到激素影响的细胞因子之一，其作用机制可能是影响了 VEGF 基因的转录。比较一致的看法是，在整个月经周期的子宫内膜间质的血管中均有较强的 VEGF 的表达，说明 VEGF 在月经周期子宫内膜的血管构建中起着重要的生理作用。

（3）VEGF 在子宫内膜异位症发病中的作用：子宫内膜异位症中，逆流经血中的子宫内膜为何能成功地异位种植生长，并像肿瘤细胞一样在盆腔内广泛播散的机制至今还不十分清楚。通过对子宫内膜异位症患者盆腔异位子宫内膜组织血管结构的形态学研究表明，在新鲜的异位病灶中有着丰富的新生毛细血管。Osterlynck 等发现子宫内膜异位症患者腹腔液能促进毛细血管增生，提示患者腹腔液中血管生长因子增多，使盆腔微血管生长增加，导致局部对子宫内膜种植的接受性增强。进一步研究发现，子宫内膜异位症患者腹腔液中 VEGF 水平较正常对照组明显升高，并与月经周期有关，增生期明显高于黄体期，这有利于逆流经血中子宫内膜的异位种植。在异位的子宫内膜病灶中也存在VEGF的表达，但与正常子宫内膜组织不同的是，VEGF主要局限于基底膜周围的一些散在细胞中，经HLA-DR抗原染色证实这些细胞主要为巨噬细胞，而在腺上皮中仅有轻度着色，提示异位的子宫内膜不是子宫内膜异位症患者腹腔液中VEGF的主要来源。体外研究进一步证实，子宫内膜异位症患者腹腔巨噬细胞分泌VEGF的能力较正常对照组明显增强。Mclaren认为由于巨噬细胞功能差异导致在子宫内膜异位症患者和正常对照组腹腔液中VEGF浓度的差异。

（4）子宫内膜异位症腹腔巨噬细胞分泌VEGF的调节：子宫内膜异位症腹腔巨噬细胞可以通过自分泌和旁分泌的机制促进VEGF的分泌。腹腔液中的一些细胞因子如IL-6等可以促进腹腔液巨噬细胞分泌VEGF。不仅如此，在子宫内膜异位症患者腹腔液巨噬细胞中有雌、孕激素受体的表达，在雌、孕激素的作用下，腹腔巨噬细胞分泌VEGF的能力明显增强。同时，雌、孕激素还能促进腹腔巨噬细胞VEGF受体的表达，在子宫内膜异位症患者腹腔液中，VEGF受体KDR阳性的腹腔巨噬细胞数量明显增多，这样有助于提高巨噬细胞自分泌调节功能。这说明在子宫内膜异位症患者中，雌、孕激素可以间接通过调节腹腔液巨噬细胞分泌VEGF的活性来促进异位子宫内膜的种植和生长。

总之，由于子宫内膜异位症患者腹腔巨噬细胞分泌VEGF能力增强，导致局部腹腔液中VEGF水平升高，促进了盆腔局部血管生长增加，使异位的子宫内膜组织得以成功地种植和生长，表明VEGF在子宫内膜异位症的发病环节中起着重要的病理生理作用，这也为通过抑制生血管活性而治疗子宫内膜异位症提供了理论基础。

（四）自身抗体在子宫内膜异位症发病过程中的意义

越来越多的证据表明，子宫内膜异位症是一种自身免疫性疾病。在患者的外周血和腹腔液中出现多种非器官特异性抗体（如抗多核苷酸类、抗组蛋白及抗磷脂、心脂类抗体等）及器官特异性抗体（如抗子宫内膜和卵巢抗体），尤其是抗子宫内膜抗体对子宫内膜异位症的发病及不孕均具有重要的作用。抗原抗体结合沉积于子宫和异位病灶中，通过激活补体，使患者血清及腹腔液中C3、C4水平增高，并通过激活一系列的免疫反应，导致患者产生较广泛的细胞免疫、体液免疫异常，尤其在腹腔局部表现更为明显。

目前的研究结果表明，子宫内膜异位症的免疫发病机制可能为免疫抑制与免疫促进失衡导致免疫失控所致。在疾病发展早期，机体表现为积极的免疫反应，此时NK细胞、巨噬细胞、Th细胞数目增加，IL-2浓度升高，使淋巴细胞活性增加，细胞毒作用增强，启动多种途径清除异位内膜残片。但内膜组织释放的有害因子（如免疫抑制因子）与免疫系统相互作用的消长过程中，诱发免疫系统释放一系列反馈因子，协同作用进一步抑制免疫活性细胞对异位内膜的清除，并使免疫系统逆转为免疫促进现象，即由免疫细胞释放一系列活性因子，促进异位内膜转移、定位、生长。

六、芳香化酶

芳香化酶P450是雌激素生物合成的关键酶，在人体多种组织和细胞均有表达。对育龄妇女，卵巢是最重要的雌激素合成部位。芳香化酶催化雄烯二酮（A）或睾酮（T）转化为雌酮（E_1），后者在颗粒细胞经Ⅰ型17β-羟甾脱氢酶（17β-HSD1）催化转变为雌二醇（E_2）。长期以来，子宫内膜异位症被认为是雌激素依赖性疾病，近年来的研究发现，除传统内分泌机制外，子宫内膜异位症的发生似乎更与异位子宫内膜自分泌机制有关。许多研究证实，正常子宫内膜和肌层不表达芳香化酶，而在盆腔异位子宫内膜中却高度表达，表明除内分泌机制外，雌激素在异位子宫内膜生长中起自分泌作用。进一步的研究发现，子宫内膜异位症患者宫腔内膜也表达芳香化酶mRNA，其水平较盆腔异位子宫内膜为低，但正常妇女宫腔内膜未检测出芳香化酶的表达。当芳香化酶阳性的内膜组织逆流入盆腔后，局部促发炎症反应，芳香化酶活性进一步加强，雌激素分泌增加，刺激异位内膜生长。至于为什么正常子宫内膜不表达芳香化酶，而异位子宫内膜却高度表达的原因与二者芳香化酶表达调控的分子机制不同有关。研究发现，正常和异位子宫内膜间质细胞芳香化酶的表达均依赖于cAMP激活启动区Ⅱ，但两种转录调节因子竞争性结合启动区位点决定着芳香化酶基因转录信号的开启。转录抑制因子（chicken ovalbumin upstream promoter transcription factor，COUP-TF）在正常和异位子宫内膜均有表达，而转录刺激因子ST-1只特异性表达于异位内膜而不表达于正常子宫内膜。因此，ST-1与启动区Ⅱ位点结合后异位内膜芳香化酶基因表达信号被激活。而正常内膜COUP-TF占领了启动区Ⅱ DNA上的同一位点，抑制芳香化酶基因表达，芳香化酶直接产物E_1的雌激素效应很低，必须转化为活性更强的E_2才能充分发挥雌激素作用。17p-HSD1催化E_1向E_2转换，17p-HSD2的作用相反，其催化E_2向E_1转化，也即灭活E_2。在月经黄体期，正常子宫内膜上皮细胞表达17β-HSD2，孕酮促进此酶的活性。因此被认为是孕激素对子宫内膜保护作用（抗雌激素）的重要机制。异位子宫内膜正常表达17β-HSD1，因此能将芳香化酶产物E_1转化为活性更强的E_2。由于异位内膜异常表达芳香化酶，正常表达17β-HSD，而17β-HSD2缺乏，其结果是相对于宫腔内膜，异位内膜处于高水平的E_2环境中，促进了异位子宫内膜的生长。

七、凋亡与子宫内膜异位症

细胞凋亡是真核生物有核细胞死亡的一种方式，受高度调节的生理性过程，细胞以凋亡方式自杀，对机体的自身稳定起了积极作用。若此环节发生异常，则会出现细胞生理的异常而引起疾病。与凋亡有关蛋白有：bcl-2，bcl-x，bax，fas，TNFR，PD-l，c-fos，mvc和p53，其中最主要的是bcl-2和fas。越来越多的证据证实凋亡是子宫内膜细胞保持稳定的关键因素。异位内膜细胞在盆腔内得以继续存活及种植，与其对凋亡的抵抗力增强有关，研究发现异位内膜的自身凋亡总是低于在位内膜，且与月经周期无关。有趣的是，Ⅲ/Ⅳ期子宫内膜异位症者比Ⅰ/Ⅱ期凋亡减少，提示子宫内膜对凋亡敏感性与疾病进程有关。有报道子宫内膜异位症患者的在位和异位内膜均表达一定水平的Fas和bcl-2，这可能提示内膜组织的凋亡受蛋白调节，而不是Fas调节。研究不同的在位内膜对凋亡的敏感性将很有意义，理论上那些对凋亡低敏感的内膜可能成为异位内膜。细胞凋亡在子宫内膜异位症中的研究尚处于起步阶段，子宫内膜异位症凋亡基础的研究，尤其是利用现代分子生物学技术研究凋亡基因、凋亡抑制基因将开辟子宫内膜异位症诊治的很有希望的领域。

八、子宫异位内膜对子宫内膜异位症发病的作用

作为内异症发病主导理论的Sampson经血逆流种植学说的重要缺憾是无法解释80%～90%的妇女有经血逆流现象，但仅有10%～15%的妇女罹患内膜异位症。因此，模型建立、临床循证、科学解释，甚至修正完善这一学说对真正认识内异症发生以及有效防治是非常重要的。

从病理生理学而言，经血逆流、内膜细胞种植要具备四个条件方可确立，亦即：①子宫内膜细胞必须通过输卵管进入腹腔；②经血碎片中的细胞必须是存活的；③细胞必须有能力种植到盆腔器官组织上；④内异症在盆腔的解剖必须与脱落细胞的种植原理一致。所以，脱落的内膜细胞要突破盆腹腔的3道防线，即：腹腔积液；腹腔细胞，主要是巨噬细胞和自然杀伤细胞（NKC）；腹膜细胞外基质（ECM）。在这过程中，诚如前述，黏附、侵袭和血管形成是病理过程的3个主要步骤，所谓"3A模式"（attachment，aggression，angiogenesis），以此完成逆流内膜细胞在盆腹腔腹膜、器官和组织的种植、生长，并随激素影响发生出血以及炎性反应、免疫反应等变化，而形成内异症病变。

先前较多的研究基本集中在内异症病变的各种生物学特征、免疫学反应等方面，而发生这些变化的内在因素或始动原因则较少被注意和认识。新近的研究证明子宫在位内膜的生物学特质在内异症发病中起重要，甚至决定作用。研究证实，内异症患者和非内异症妇女的在位内膜之黏附、侵袭和血管形成能力均有明显差异，其强侵袭能力等生物学特质使其易于发生内膜异位症。作为重要的前列腺素合成限速酶的环氧合酶-2（cyclooxygenase-2，Cox-2）能增加侵袭性、诱导血管形成，在内膜异位症患者的在位内膜，其表达亦明显增高，使之有助于内膜细胞的黏附与侵袭。RANTES（regulated on activationnormal T cell expressed and secreted，正常T淋巴细胞表达和分泌的受激活调节因子）可使单核巨细胞游出，激活，发生免疫异常，发生黏附和血管形成，促使内膜异位症；内膜异位症在受到RANTES之影响，又正反馈地提升RANTES。这一"链式反应"在内膜异位症患者的在位内膜表现十分明显。参与雌激素转化的芳香酶P450在内膜异位症患者在位内膜亦呈高表达状态。

另一些支持"在位内膜决定作用"的是基因差异、蛋白质组学及猕猴动物研究。差异基因研究证明

内膜异位症患者和正常妇女在位内膜有基因差异；蛋白指纹图谱分析，即用表面增强激光解析离子化飞行时间质谱技术（SELDI-TOF-MS），发现有差异蛋白质峰。成功的狒猴动物模型建立不仅说明经血逆流可以导致内膜异位症，更说明在位内膜是决定因素，而免疫反应是继发的，或者免疫应答，或者免疫耐受。局部环境及激素状态是影响因素。在位内膜在发病中的研究有助于建立预防和治疗的新策略，如对在位内膜的干预，或者对子宫内膜异位症的早期和微创诊断。

第三节 子宫内膜异位症的病理学

子宫内膜异位症是指具有生长功能的子宫内膜组织异位到子宫腔以外而言，其主要病理变化为异位种植的子宫内膜随卵巢甾体激素的变化而发生周期性的出血，血液、分泌液及组织碎片聚集在组织间隙内，血浆及血红蛋白缓慢吸收，病灶周围产生类似感染炎性的反应，纤维组织增生、粘连、皱褶并形成瘢痕。在病变处形成紫褐色斑点或小泡，最后形成大小不等的紫蓝色结节或包块。病变因发生的部位和程度的不同而有所差异。

子宫内膜异位症病灶的分布较广，其发生最多的部位为宫骶韧带 76%，子宫直肠陷凹 70%，卵巢 55.2% 以及盆腔腹膜的各个部位及盆腔器官的表面，故有盆腔子宫内膜异位症之称。根据其发生的部位不同，可分为腹膜子宫内膜异位症、卵巢子宫内膜异位症和子宫腺肌病。

一、腹膜子宫内膜异位症

（一）腹膜子宫内膜异位症的外观分型

腹膜子宫内膜异位症的外观形态各异，可分为色素沉着型及无色素沉着型两种。

1. 色素沉着型　即典型的黑色、紫蓝色腹膜异位结节，由于病灶内出血、炎症、纤维化色素沉着而使外形突出，为最容易辨认的病灶。月经周期中激素的作用、纤维化的增加而使病灶具有多变性。

2. 无色素沉着型　为异位内膜种植的早期病变具有多种表现形式，种植面积从数毫米到 2cm 不等，可为表面性或侵蚀性，后者常累积腹膜下结构。微小的腹膜子宫内膜异位症病灶仅在腹腔镜下可见，更小的病灶只能在显微镜下看到，称为显微镜下病灶，无色素沉着型比色素沉着型更多见，且较黑色病灶更具活性。可分为如下几点。

（1）红色病变：由红色火焰样病灶、腺体型病灶、息肉样病灶、紫点腹膜、血管赘生区等类型。红色火焰样病灶及血管赘生区最常累积到圆韧带及子宫骶骨韧带，在颜色、透明度、硬度及腺体形成等方面类似在位的子宫内膜；紫点腹膜、血管赘生区常累积膀胱及阔韧带。红色病变通常为疾病的开始阶段，病变多由内膜细胞及腺体组成，血管网丰富，有丝分裂活跃，病变较为活跃。

（2）白色病变：随着病情的进展，出血逐渐吸收，瘢痕形成，血管网减少，有丝分裂减少，形成白色病变，可分为白色透明、卵巢周围粘连、黄棕色斑及环形腹膜缺损等类型。腹膜的白色透明病变表现为腹膜瘢痕形成或局部性斑点。常增厚突起；卵巢周围粘连的特征有别于输卵管炎及腹膜炎引起的组织粘连；黄棕腹膜斑类似于“牛奶咖啡斑”，其组织学特征与白色透明样病变相似，血色素在间质细胞之间形成“牛奶咖啡色”。环形腹膜缺损又称腹膜袋（peritoneal pockets），在子宫内膜异位症患者中有 15% 的人可发现腹膜袋，其形成可能是由于腹膜子宫内膜异位病灶对腹膜的刺激或侵入而引起的腹膜反应及瘢痕形成所致的组织学变化。

（二）腹膜子宫内膜异位症的组织学改变

在微观上，异位内膜组织含有四种成分：子宫内膜腺体、子宫内膜间质、纤维素及出血。通常需要两种以上的成分诊断子宫内膜异位症，因为出血发生于间质血管，有时异位组织的间质较腺体更具诊断价值。当子宫内膜异位病灶中发现典型的腺体及间质时，即使对内膜完全无反应，也可认为是活性病灶。腹膜子宫内膜异位种植病灶约占子宫内膜异位症的 75%。Nisolle M 等用微测器测量内膜异位症病灶中上皮细胞的高度同时测量每 2 000 个上皮细胞中的分裂指数，代表病变的活性程度。

腹膜子宫内膜异位病灶常肉眼可见，而近来研究证实在肉眼观正常的腹膜经病理切片可证实有微小病灶的存在，其病灶的显微程度可达 313μm±185μm，这种病灶是无法从临床上诊断出来的。有人从 20 例中～重度子宫内膜异位症患者的腹腔镜下取正常的腹膜进行连续切片，经扫描电镜证实有 25% 用光学显微镜所未能发现的显微病灶。在腹腔镜下随机取正常腹膜作连续切片，可发现有 15% 的子宫内膜异位病灶。无论腹腔镜检是否证实为子宫内膜异位症的患者，将肉眼观正常的腹膜行组织学检查，均有发现微小异位病灶的可能。

因为病灶反复出血，上述典型的组织学结构可能被破坏而难以发现，以至出现临床与病理不一致的现象。MoenMb 等统计典型病灶的组织检查有 24% 为阴性结果。Jansen 报道在微小型子宫内膜异位症的组织学特征的阳性率：红色火焰样病变为 81%、白色透明病变为 80%、腺样结构为 67.5%、卵巢周围粘连为 50%、黄棕斑为 47%、环形腹膜缺损 36.5%。Stnpling 等在 91% 的白色透明病变、75% 的红色病变、33% 的血红蛋白沉着病变及 85% 的其他病变中得到组织学证实。目前发现至少有 50% 的无色素沉着型病灶组织学检查为阳性（表 6–1）。

表 6–1 不同类型内膜异位病灶组织学阳性率（%）

病变	Jansen	Stripling
红色火焰样病变	81	80
白色透明病变	80	91
腺样结构	67.5	75
卵巢周围粘连	50	33
黄棕斑	47	
环形覆膜缺损	36.5	

腹膜子宫内膜异位症的病症可分为四期：显微病变型、早期活动型、晚期活动型（典型）及愈合型。

1. 显微病变型　近来扫描电镜及组织学研究发现，肉眼观正常的腹膜具有两种类型的显微病变：①腹膜病变：即正常的腹膜间皮细胞由上皮细胞及纤毛细胞所取代，上皮细胞呈假复层，增生活跃，伴有内膜间质，腺体直接开口于腹腔。②腹膜下病变：正常的腹膜间皮细胞下覆盖腺体及间质。

2. 早期活动型病变　当腺体细胞在间皮细胞下形成囊腺型（丘疹型赘生物）或息肉型即为早期活动型病变。活检约 95% 可找到内膜组织，腺体囊肿为突起的、外表致密的病变，覆盖结缔组织及腹膜间皮，具有丰富的血管形成。可表现为一个或多个增生的腺体因分泌活动较强而扩张。内膜异位囊肿可表现为一个或一簇囊泡，其中充满浆液性、粉状或血性液体，为增生的网状血管所包绕。在这些病灶中可见自基底腺体断裂而来，独立的息肉样内膜组织。在早期，丘疹样囊性病变具有丰富的血管形成而无纤维化。其腺体可处于增生期或分泌期，细胞活跃，约 1/3 的病灶与子宫内膜同步。

3. 晚期活性病变　即典型黑色病变。病变表现为不同程度的纤维化或色素沉着，活检中 50% ～ 60% 可见到内膜组织。此类病变血供较差，腺细胞活性低，常呈增生反应或退化，多数与子宫内膜不同步。

4. 愈合型病变　愈合型病变为白色，有时为纤维组织包裹的腺体钙化的瘢痕。在未行组织学检查前，不能确定这些病变是否具有活性。

（三）子宫内膜异位症的超微结构及其对激素的反应

子宫内膜异位腺体的功能性变化有别于正常的子宫内膜，其形态的变化并不完全受卵巢激素周期变化的影响。不同的异位灶甚至同一病灶的不同部位，异位内膜对激素轴的调节反应方式及程度不一，其间质细胞及腺上皮细胞均具有很大的差异。Schweppe 将异位灶分为三种类型：

1. 囊型　囊壁由未分化的立方或柱状上皮构成，其特点为：腺上皮细胞浆分化极差，为扁平型，胞浆内多脊线粒体极少且分布异常，内质网有少数管道及小泡，核大，无核膜内折，核通常位于细胞中间，细胞核区有大量的溶酶体。有的腺上皮胞浆明显减少，高尔基体呈空泡样变性。

2. 典型的子宫内膜腺体及间质　呈正常的周期性改变。可呈早期、中期、晚期增生期；早期及晚期分泌期。其各期的病理学变化类似正常在位的子宫内膜。

3. 混合型 同一病灶的不同区域具有不同的结构，有的类似第一种，有的分化好但无周期性，有的呈现增生期的结构特点，但与激素的周期性变化不相符。超微结构的特点说明异位内膜的形态特点并不完全取决于激素变化，而取决于异位内膜组织的成熟程度。

通常认为异位子宫内膜组织具有对垂体激素起反应而发生与正常子宫内膜组织相似的周期性变化，但研究发现其组织变化与在位的子宫内膜不同。应用组化定性分析观察异位种植内膜的显微变化，提示此种内膜不具备正常在位内膜所具有的超微结构特征。其原因较复杂，可能是：病变组织缺乏甾体激素受体，对激素敏感性降低、局部瘢痕组织包绕，阻断了其与外界的血供通道、腺上皮与间质关系的改变，血供缺乏，炎症反应或腺体本身对激素缺乏依赖性。

由于异位组织的异质性，病灶中所含腺细胞及间质细胞较少，增加了异位种植内膜的甾体激素受体检测的难度。大多数异位病灶有孕激素受体的表达，而仅 30% 的病灶含有雌激素受体。卵巢异位病灶所含雌、孕激素受体的量远较在位的子宫内膜为少。去势、绝经、妊娠及药物抑制性腺功能均可明显改变该疾病的进程。但激素治疗却不能根治子宫内膜异位症，药物治疗 6 个月后通过对卵巢及腹膜子宫内膜异位病灶的活检证实相当多的异位灶仍然具有活性，其分裂指数表明病灶内存在非激素依赖性的腺体。长期激素治疗只能起暂时抑制作用，而不能根治，虽经激素治疗后再次腹腔镜检未看到病灶，但并不能肯定病灶的完全根除，因而潜伏有复发或新生的危险性。

（四）子宫内膜异位病灶的二维或三维空间结构

立体图像及立体分析显示了子宫内膜异位病灶的新特征，即在病灶发展的不同阶段，病灶可表现为不同的类型。血管在间质中的构象可能为异位子宫内膜生长及侵蚀的重要因素之一。应用二维计算机影像分析，用毛细血管表面积与间质表面积之比表达的红色病变的血管的血管形成明显高于黑色及白色病变。白色透明及黄棕斑病变血管形成较低无分裂象，表明子宫内膜异位症处于潜伏期，属无活性病灶，此潜伏期可维持相当长的时期。经 GnRH 治疗后子宫内膜异位病灶的血管形成显著减少，并非毛细血管的数量减少，而是其表面积减少，致使毛细血管表面积 / 间质表面积之比减少。此治疗效果在黑色皱褶及红色病变中具有显著性，而白色病变却无此改变。经过治疗的病灶以小血管占优势与治疗后再次腹腔镜观察的结果一致。

为了说明子宫内膜异位病灶的生物学特征，了解其在体内的立体生长特征及腺上皮与间质与周围组织如何联系等，Gamran R 等最近应用超微立体图像计算机技术探讨了异位内膜种植的三维空间构象。子宫内膜异位病灶的立体构象可分为两种：

1. 腺体无分支型 腺上皮在间质中呈规律性分布，间质及腺上皮管腔呈规律性变化，与正常子宫内膜结构相似。

2. 腺体有分支型 腺腔彼此交叉，腺上皮呈指状插入间质，腺体的分布在间质中无规律性。分支较多时，管腔狭窄，腺腔的直径为 22 ~ 185 μm 在红色病变中具有分支的腺体结构含量明显高于黑色及白色病变，其丰富的间质血管形成有利于腺上皮及间质在异位组织中的种植。这两种病变的类型是否与病灶的侵蚀程度及病灶的活性有关尚需进一步研究证实。在早期病变的发展过程中，一个或多个包埋与间皮下的腺体分支的顶端由于分泌、出血或活性内膜细胞的剥脱而形成囊泡，可能突破非薄的间皮层。这些囊状病变在腹膜表层呈菌状出现或消失，说明子宫内膜异位病灶的高度不规则性。药物治疗后，圆柱形管腔及分支型管腔的数量不变，其外形却具有明显的改变。

二、卵巢子宫内膜异位症

（一）卵巢子宫内膜异位病症的外观形态

子宫内膜异位病灶较多见，主要位于卵巢，接近卵巢们皱褶处的卵巢前沿处最常累积。卵巢内膜异位病灶可分为微小病变型和典型病变型。

1. 微小病变型 卵巢的表面及表层可见灰红色、棕色或蓝红色斑点及小囊，子宫内膜异位病灶，囊肿仅数毫米大小，有时可融合成桑葚样结构并有反复的穿破及出血，与周围组织粘连甚紧。手术剥离时有咖啡色黏稠物流出。

2. 典型病变型 由于异位组织侵及卵巢皮质，在卵巢皮质内生长，随月经周期激素的变化反复出血，形成单个或多个囊肿，形似宫腔积血。囊内压增加时，囊壁可出现小裂隙，内容物溢出，引起局部性炎性反应及组织纤维化，导致卵巢与邻近器官紧密粘连而固定于盆腔不能活动。卵巢内可具有多个小腔，小腔之间有正常的卵巢皮质；囊肿进行性扩大、纤维化而掩盖正常的卵巢结构，卵巢可因色素沉着，纤维增生而成为少血管的囊肿壁。引用卵巢内镜技术，可见萎缩及倒位的卵巢皮质，早期，卵巢皮质呈珍珠色上可辨认，种植的内膜组织呈红色，血管丰富，有时可见出血斑弥散在卵巢皮质表面。在囊肿较大时，壁内仅少部分尚光滑，而大部分粗糙，上覆灰黄色、咖啡色或棕红色的小斑块，囊壁厚薄不均，有的地方非薄容易穿破。

卵巢中内膜异位病灶的周期性出血及吸收缓慢的内膜碎片沉积在囊腔内，每周期的再次出血又填充囊腔，而使囊内液呈黑色、柏油样、巧克力色，有时也可为鲜红色。因为囊内积血也可发生于卵巢黄体囊肿出血、赘生物出血等，因此诊断要靠组织学的证实。

（二）卵巢子宫内膜异位囊肿的组织学特征

卵巢子宫内膜异位瘤的镜下特点变化很大，有时缺乏典型的组织学改变。在卵巢表面的异位病灶，大多能见到较完整的腺体组织；病灶较小的部位，也能看到类似的内膜组织。囊肿壁由于受内容物的压迫，扩大变薄，上皮脱落和破坏，因而临床上最不易得到卵巢子宫内膜异位瘤的组织学证据。在镜下，内膜异位瘤壁可有以下几种类型：

（1）囊壁内层为柱状上皮，似内膜的腺上皮，上皮下为内膜的间质细胞，伴有出血，为典型的内膜瘤。

（2）囊壁内层的内皮细胞大部分被破坏，只能见到少许的立方上皮，其间质部分或全部为肥大的含铁血黄素细胞所替代，为最多见的一种。

（3）内膜上皮及间质均找不到只能见到含铁血黄素细胞层在囊肿周围，其外由玻璃样变性的结缔组织包围。

（三）卵巢子宫内膜异位囊肿对激素的反应性

卵巢的异位内膜组织大多来源于经血倒流种植，这些内膜不像腺肌病的异位内膜来自于子宫内膜的基底层，因而对激素不敏感；相反，它们较成熟，类似于在位的子宫内膜，对卵巢激素具有周期性的反应。但有是同一组织的不同病灶也具有差异，在黄体期，有的病灶可呈很好的分泌反应，可见弯曲的腺体及蜕膜样变的内膜间质，但有的病灶却呈增生反应，其差异可能为异位的内膜不够成熟或生长部位紧密的纤维组织包围导致血供不足而内膜反应差。

第七章

盆底功能障碍

第一节　下泌尿道功能障碍

一、尿失禁

尿失禁（uroclepsia）是女性常见的疾病，在中老年妇女中更为普遍。国际尿控协会定义其为“构成社会和卫生问题，且客观上能被证实的不自主的尿液流出”。尿失禁可由许多原因引起，临床上出现包括以尿液不能控制为主要表现的一系列症状，给患者的生活、工作带来不利影响。在临床工作中有多种分类方法，但常将尿失禁分为以下几类：压力性尿失禁、急迫性尿失禁、混合性尿失禁、充溢性尿失禁及功能性尿失禁等。各类尿失禁有其相应的治疗方法，在临床治疗实践中主要有非手术治疗和手术治疗，其中非手术治疗可使大多数轻、中度尿失禁患者的症状得到改善，手术治疗主要针对压力性尿失禁和部分混合性尿失禁。

（一）尿失禁的诊断

女性尿失禁往往是许多临床疾病的集中表现，在诊断上要依靠病史、体检、特殊的临床检查方法和必要的辅助检查来加以肯定和鉴别。

1. 病史的采集　对患者的尿失禁症状的病因及分类的判断是临床处理的必要过程，详细地询问病史可以为正确诊断提供基础。临床上许多疾病以及盆底损伤都可以导致尿失禁，常见的如神经系统疾病、长期的糖尿病、膀胱解剖及功能异常、药物的使用、精神心理因素、控尿组织及神经损伤，脑或脊柱以及盆腔手术后、盆底组织的解剖结构退化及产伤等。尿失禁的发生时间、频率、诱因、程度也要加以详细询问。可为临床正确诊断尿失禁提供有效的线索，是临床治疗取得可靠疗效的有效保证。

2. 体检

（1）全身检查：仔细观察患者的一般情况、活动能力、语言交流能力、躯体部畸形、心理状态评估等，重点检查神经系统的运动及感觉反射，下肢的活动情况等。

（2）妇科检查：是了解盆底脏器和盆底功能的重要手段，包括会阴部的皮肤、是否有子宫脱垂、阴道前后壁膨出、盆底肌的张力及功能情况等，阴道是否萎缩，阴道前壁的支撑情况，盆底筋膜及肛提肌的损伤程度等。

3. 特殊检查

（1）残余尿测定：持续超过 100mL 为异常，在治疗前后均要测量，有重要临床价值。

（2）诱发试验：充盈膀胱，取仰卧膀胱截石位，咳嗽或用力屏气，可以观察尿道口尿液溢出程度及情况，如无尿液溢出，可改变体位角度，反复试验。也可作为手术治疗压力性尿失禁时调整吊带松紧的重要方法。

（3）膀胱颈抬举试验：将示指和中指放于阴道前壁尿道两侧，向耻骨联合方向给予一定的支撑力，嘱患者咳嗽或用力屏气，观察尿道口有无尿液溢出，调整支撑力的大小，如可控制尿液溢出，则手术治疗往往效果较好。

（4）尿流动力学检查：通过尿流动力学检查，尿失禁的症状能用图和数字表现出来并为患者的痛苦提供病理生理的解释，为临床制订正确治疗方案和客观评估治疗女性尿失禁的转归提供客观依据。但因女性尿道较短，往往不易检查，有时影响结果。

（5）其他尚有多种特殊检查方法，可根据患者情况选用。

通过以上简要的综合分析，可以大致得出尿失禁分类的临床诊断及程度，为临床治疗提供依据。

（二）尿失禁的治疗纵观

尿失禁的治疗有悠久的历史，主要分为非手术治疗和手术治疗，近年来随着科学技术的发展和各种医用材料的不断开发利用，其治疗手段和方法在不断进步，主要有以下几类。

1. 非手术治疗　非手术治疗尿失禁的方法对尿失禁患者具有重要意义，大多数患者可通过非手术治疗使临床症状得到改善，从而极大地改变患者的生存及社会交往质量，尤其对有严重手术禁忌证的患者，更为适用。非手术治疗方法包括保守性治疗和药物治疗。

（1）保守性治疗。

1）盆底肌肉锻炼（PFME）治疗：盆底肌肉锻炼，又称为凯格尔运动（Kegel 运动）。是 1948 年首次由美国妇产科医师 Kegel 描述，其治疗基础是对控尿肌群，尤其是对耻骨尾骨肌的训练，从而改善盆底肌收缩和舒张的协调性及功能，其治疗的方法依赖于患者持之以恒的，反复进行的对盆底肌群的自主收缩和舒张锻炼。每天锻炼的运动量应有个体化差异，有学者报道每天做缩紧肛门的动作，每次收紧不少于 3 秒，然后放松。连续做 15 ~ 30 分钟，每日进行 2 ~ 3 次；或每日做凯格尔运动 150 ~ 200 次，6 ~ 8 周为 1 个疗程。据 Gordon 等报道 PFME 治愈率为 46.7%，另 30% ~ 60% 有不同程度改善，患者的生活质量均有不同程度的提高。当然，其治疗效果与许多因素有关，如患者的年龄、分娩情况、盆底组织的损伤程度、内外科并发症等，一旦停止训练，症状很容易复发，因此，PFME 的治疗往往是终身的。

2）膀胱功能训练治疗：对于非感染引起的急迫性尿失禁、间质性膀胱炎或膀胱容量很小的患者，可采用膀胱功能训练治疗。开始治疗时可予留置持续导尿 2 ~ 3 天，增加饮水量，充分让膀胱休息，使患者的尿意感减弱，同时使大脑对尿感的神经刺激反应强度减少，敏感性降低，之后可夹闭导尿管，有尿意时开放，并不断延长夹闭时间，以增加膀胱容量，拔除导尿管后，有意识地延长排尿间隔，并辅以药物治疗。最后达到每 2 ~ 3 小时排尿 1 次，使患者学会通过抑制尿急而延迟排尿。

3）功能性盆底电磁刺激治疗（FES）：用电或磁波通过体内、外刺激治疗，体内刺激为刺激骶神经根，体外刺激为置于阴道和肛门内作用于会阴部组织，从而增强盆底肌肉力量，提高尿道关闭压来改善控尿能力。每次 20 分钟，每周 2 次，6 周为 1 个疗程。Galloway 等报道，盆底电磁刺激治疗轻、中度压力性尿失禁患者 6 周，3 个月后随诊，34% 完全治愈，32% 明显改善。Yasuda 等将电刺激分为体内、体外治疗，体内刺激为刺激骶神经根，体外电刺激为将刺激电极置于阴道和肛门内刺激会阴部组织，采取与安慰剂随机对照研究发现，电刺激组治愈率为 30% ~ 60%，改善率为 60% ~ 90%。认为电刺激治疗在保守方法中最为有效。

4）抗尿失禁装置：包括形状多样的阴道装置，原理大多是假体置入阴道后对膀胱颈和尿道起机械支撑和抬高作用，以期达到类似“膀胱颈悬吊”的效果，使膀胱颈尿道上移，从而有效地避免腹压骤增时尿液的漏出，国内尚未见相关报道。

5）尿道周围填充物注射：注射治疗是将某些药物或化学制剂或自体组织等注射到后尿道或膀胱颈内口黏膜下和肌层，使尿道腔变窄、拉长和缩小，尿道阻力增加，从而起到关闭尿道内口和后尿道的目的，只要注射得当一般不引起明显的排尿梗阻。近年来常用的注射材料有 Teflon（特氟隆）、胶原、自体脂肪、碳颗粒、硅酮微颗粒或微球等。Teflon 颗粒大小介于 50 ~ 100μm 之间，与甘油的混合物注入局部后，甘油被吸收，Teflon 颗粒则被周围组织包围而起支撑作用。其他几种注入材料均各有优缺点，其疗效各家报道不一，目前较少使用。

6）中医针灸等治疗：近年来，国内许多学者，报告用中医治疗女性尿失禁，取得较好效果，中药可提高机体抵抗力，增加局部血液循环，改善控尿功能，传统治疗较为常用。而针灸再辅以其他治疗，客观上可起到刺激神经及局部组织的作用，改善神经及相关控尿肌群功能的作用，文献报告有肯定的治疗效果。但长期效果有待进一步观察。

（2）药物治疗。

1）α－肾上腺素能激动剂：尿道和膀胱颈部主要受α－肾上腺素交感神经系统支配，α－肾上腺素能激动剂通过对相关运动神经，α－肾上腺素能受体产生作用，从而使尿道和膀胱颈部内括约肌的张力升高，改善控尿功能。代表性药物为盐酸米多君，国外和国内均有相关疗效的研究报告，临床上因其不良反应较大，不宜长期服用，主张规律服药，盐酸米多君2.5mg，每天3次，用药4周，如疗效不明显，应停药。但高血压、严重心脏病、机械性尿路梗阻、甲亢及哮喘等患者不宜使用。

2）抗胆碱能药物：膀胱逼尿肌收缩主要通过激动M受体介导，M受体阻断剂的使用可阻断乙酰胆碱与M受体结合，抑制逼尿肌的不自主收缩，降低膀胱兴奋性。代表性药物为托特罗定片，其对膀胱的M受体具有高度选择性，与M受体结合后，阻断体内神经递质的作用，可有效抑制逼尿肌的收缩，从而缓解尿频、尿急和急迫性尿失禁等症状。临床使用托特罗定片2mg，每天2次。可根据口干等主诉调整剂量，调整时类似调整激素使用的方法逐渐增减，得出合适剂量后可连续服用，持续4～6个月。常见不良反应为口干、便秘、消化不良、泪液减少及皮肤干燥等。

3）离子通道类药物：钾离子通道激动剂可以增加细胞内钾离子的外流，减少其他离子通道激活的可能，钙离子通道阻断剂，可有效抑制平滑肌细胞的钙离子内流，从而降低逼尿肌的收缩力。临床上目前能使用的药物不多，许多尚在研究之中。

4）激素类药物：雌激素在控尿机制中起重要作用，尤其对雌激素水平低下的妇女很重要，适量使用可以增加阴道中间和表皮细胞的数量，同时在膀胱和尿道中也有同样的表现，这些变化客观上可以增加对尿道的支撑和改善局部控尿功能，起到治疗效果。文献报告单用雌激素替代治疗，可以缓解10%～30%的绝经后压力性尿失禁症状，还可以减轻尿急、尿频等其他泌尿道症状。但最好不要长期使用，并加强监测，以防严重不良反应发生。

2. 手术治疗　尿失禁的手术治疗方法很多，但多数是针对压力性尿失禁或部分混合性尿失禁，对陈旧性尿瘘一般只能通过手术解决，各种文献报告的治疗尿失禁的手术种类有100余种，归纳起来，可分为4类。

（1）阴道前壁修补术：阴道前壁修补术的目的是增强膀胱底、尿道后侧组织的支托力，将膀胱颈及尿道恢复到正常位置，并抬高膀胱颈及尿道。治愈率往往较低，复发率高，目前单纯的阴道前壁修补术治疗尿失禁已不多用。

（2）耻骨后膀胱尿道悬吊术：耻骨后膀胱尿道悬吊术的术式很多，有经腹和“缝针法”途径。经腹的耻骨后膀胱尿道悬吊术有MMK术式和Burch术式。“缝针法”有Gittes、Stamey、Pereyraz等术式。本类术式是将尿道旁阴道或阴道周围组织缝合在相对结实和持久的结构上，以抬高膀胱尿道交界处，常缝合固定于髂耻韧带（Cooper韧带），或耻骨联合骨膜、闭孔筋膜、耻骨支骨膜等。本类手术治愈率较高并治疗效果稳定，但常有尿潴留等并发症发生。

（3）悬吊带术：是近年来临床使用较多，效果最好，微创并发症最少的手术方法，已被临床广泛使用。悬吊带的材料可用自身筋膜（腹直肌、圆韧带等）或合成材料，常用为聚丙烯。其治疗原理是尿道中段的无张力悬吊，使尿道下得到有力的支撑，从而恢复控尿功能。根据手术操作的路径主要分以下几类。

1）经耻骨后穿刺：有两种方法，一种是经阴道穿经耻骨后间隙从腹壁穿出，代表方法有TVT术及IVS术等，另一种是自腹壁经耻骨后入阴道分离间隙穿出，代表方法有SPARC等。

2）经闭孔穿刺：也有两种方法，一种是经阴道分离间隙穿经闭孔自腹股沟皮肤处穿出，代表方法有TVT-O术及改良TVT-O术等，另一种是自闭孔上缘的外阴部皮肤投影点穿入，经闭孔后入阴道分离间隙穿出，代表方法有MONARC等。

3）固定在耻骨或耻骨骨膜：主要有in-fast悬吊带系统，童式前路悬吊术等。

（4）腹腔镜手术：腹腔镜手术治疗女性尿失禁的原理类似耻骨后膀胱尿道悬吊术，目前国内已经有较多医院开展，为微创手术，但相对以上悬吊带手术可能较为复杂，常不做为首选手术方法。

二、各类尿失禁的推荐治疗方案

（一）压力性尿失禁（stress urinary incontinence，SUI）

1. 患者陈述 尿失禁多在咳嗽、运动或大笑等腹压增加时发生，一般发生时并无尿意。要了解尿的流出量和尿垫使用情况，既往是否存在糖尿病、脑血管意外以及是否长期服药等内外科疾病情况，是否有剖宫产史，生殖道手术史等。检查中应特别注意膀胱容量、残余尿测定及中段尿培养，对了解膀胱功能和鉴别诊断非常有价值。尿动力学检查对尿失禁的正确诊断和分型十分有益，尤其括约肌损伤、混合性尿失禁等，意义较大，有条件时可使用。

2. 临床分度 压力性尿失禁的临床分度可指导临床治疗方案的制订。严重程度有多种分类方法，可根据尿垫试验结果、尿动力学检查等分类。但临床多采用主观症状分度法。

Ⅰ度：患者只在咳嗽、大笑等腹压增加时有尿液溢出。

Ⅱ度：患者在从事增加腹压等日常工作时，常有尿液溢出。

Ⅲ度：患者起床直立活动时，即有尿液溢出。

Ⅳ度：患者不论是直立还是卧床均有尿液溢出。

所谓的严重程度还需与患者的主观感受相结合，有时通过检查，其尿失禁程度并不严重，但患者个体要求较高，往往也是手术治疗的条件，因此对临床尿失禁患者的治疗方案要考虑个性化治疗的重要性。

3. 推荐治疗方案

（1）Ⅰ度及部分Ⅱ度压力性尿失禁可采用非手术治疗，盆底肌肉锻炼（PFME）、功能性盆底电磁刺激（FES）以及药物治疗均可，并定期随访。

（2）Ⅱ度中的部分患者、Ⅲ度及Ⅳ度压力性尿失禁，应采用手术治疗，目前可根据患者情况采用不同的手术方法，对经济条件较好，无下腹部及阴道手术史者，可予 TVT、IVS、TVT-O 等方法；对经济条件一般者，或有盆腔手术史者，可用改良 TVT-O 术或童式前路悬吊术；对于有严重并发症、高龄患者或手术后复发者，建议采用简单的童式前路悬吊术。对合并阴道前壁膨出，或有子宫脱垂的患者，应进行正确评估，制订一套完整的手术方案，以免单纯采用尿道中段悬吊手术后出现尿潴留的情况发生。

手术中如何避免严重并发症的发生是本类手术的重要内容，较多的文献报告，主要的并发症有，膀胱损伤和尿潴留或排尿困难，膀胱损伤主要发生在手术分离阴道膀胱间隙及进行经耻骨后途经穿刺时，只要对穿刺通路熟悉、穿刺时排空膀胱、用导针将膀胱拨向穿刺侧的对侧并紧贴耻骨后间隙，一般都可避免膀胱穿孔的发生，一旦穿孔，应持续留置导尿一周以上，并预防感染，都能愈合。另一个并发症是由于调节吊带过紧造成的排尿困难或尿潴留，可采用诱发试验法、组织剪法、艾利斯钳法等协助调整松紧，一旦过紧可以行松解术。

（二）急迫性尿失禁（urge urinary incontinence，UUI）

指逼尿肌不稳定，膀胱内有尿液充盈时逼尿肌自发性收缩，使尿液不自主排出，多由于尿急感而引起，并不取决于膀胱的充盈量。患者中有的是由于急慢性膀胱炎症、结石、憩室和肿瘤等引起；有一些存在神经病理性损害，如多发性硬化症、帕金森病等。临床主要表现是尿急、尿频、有时排尿间隔极短，患者不能自主控制排尿，给患者的生活工作带来极大不便。

推荐治疗方案：测定膀胱容量，如小于 100mL，为膀胱萎缩，可行膀胱功能训练，以有效扩大膀胱容量。行中段尿培养及药敏试验，排除膀胱及尿道感染，如有感染，采用敏感抗生素系统治疗。行膀胱镜检查，排除结石、肿瘤等异常情况。

单纯急迫性尿失禁，可采用膀胱功能训练、药物及中医针灸等治疗，一般主张留院 3 ~ 5 天，给予系统的处理，并根据患者的精神等状态给予个性化的治疗，都能取得良好的疗效。

（三）混合性尿失禁（mixed urinary incontinence，MUI）

同时具有压力性和急迫性两种不同类型尿失禁症状者称为混合性尿失禁。临床上病例较多，处理应结合病情，采用个体化方案治疗。

推荐治疗方案：若以压力性尿失禁为主，则先行矫治压力性尿失禁手术，手术方法按压力性尿失禁处理，同时可采用延长放置导尿管时间，药物等综合治疗改善急迫性尿失禁症状。若以急迫性尿失禁为主，则不可先手术治疗，手术往往可加重急迫性尿失禁症状，为急迫性尿失禁的治疗带来困难，推荐的治疗是先综合治疗急迫性尿失禁，待症状基本改善后再行手术。

（四）充溢性尿失禁（overflow urinary incontinence）及功能性尿失禁（functional urinary incontinence）

前者是指尿液溢出与膀胱过度充盈有关，患者常由于逼尿肌收缩力下降、功能丧失、容量极度减小或出口梗阻而引起膀胱过度充盈，临床常表现为尿频、尿淋漓不尽、残余尿等症状。多见于服用抗精神病药物或长期糖尿病引起的膀胱末梢神经病理损害；下部脊髓损伤、盆腔肿瘤根治性手术、结石以及尿道手术所致的尿路狭窄等。后者是由于活动和（或）认知能力下降，不能及时如厕引起的尿失禁，常伴有中风、瘫痪、关节硬化、老年痴呆等疾病。

推荐治疗方案：分析原因，分别采用控制原发疾病，加强膀胱功能训练，调整使用对膀胱功能影响小的药物，中医针灸刺激神经有利于部分神经功能的恢复。对尿道狭窄性梗阻，可行手术治疗。

三、尿瘘

尿瘘（urinary fistula）是指生殖道与泌尿道之间形成的异常通道，根据泌尿生殖道瘘发生的部位，可以分为膀胱阴道瘘、膀胱宫颈瘘、尿道阴道瘘、膀胱尿道阴道瘘、膀胱宫颈阴道瘘及输尿管阴道瘘等。多由于产伤、手术、肿瘤转移侵犯或放疗等引起。

（一）尿瘘的诊断

尿瘘的诊断一般不难，根据阴道漏液的主诉以及体检及必要的辅助检查，即可明确。详细追问病史，可明确其可能的形成原因，体检主要注意瘘的部位、数量、大小及与周围组织的关系等，辅助检查很重要，对治疗方案的制订有重要价值。常采用以下辅助检查方法。

1. 亚甲蓝稀释液试验　将 2mL 亚甲蓝加入 200 ~ 300mL 生理盐水中，患者取膀胱截石位，放置气囊导尿管，注入以上液体约 200mL，夹闭导尿管。阴道拉钩拉开后壁，仔细观察阴道前壁有否蓝色液体流出，并注意流出的位置、数量及速度，流出口位于尿道外口约 < 4 ~ 5cm 者，考虑尿道阴道瘘 > 4 ~ 5cm 者考虑膀胱阴道瘘；有液体自宫颈管流出则多考虑膀胱宫颈或膀胱子宫瘘；无液体流出者需改变拉钩位置，或适当增加膀胱内液体注入量，增高膀胱内压力后继续观察，如仍未见液体流出，可于阴道内填入洁白纱布，嘱患者活动 2 小时后取出纱布，如仍未见蓝色，则考虑输尿管瘘或有其他尿失禁情况存在。

2. 靛胭脂试验　亚甲蓝稀释液试验未见阴道蓝色液体流出者而有清凉液体流出可进行本试验，方法为将靛胭脂 5mL 经静脉注入，约 5 ~ 10 分钟后有蓝色液体自阴道流出，可诊断为输尿管阴道瘘。

3. 内镜检查　可借助膀胱镜、输尿管镜等明确瘘管的部位，大小、数量以及与输尿管开口的关系，为治疗提供依据。

4. 静脉肾盂造影　充分肠道准备及限制饮水 12 小时后，静脉注射 76% 泛影葡胺 20mL 后，分别行肾、输尿管及膀胱 X 线摄片，根据显影情况做出诊断，也有用膀胱逆行造影者。

5. 肾功能测定　在诊断为尿瘘后，需对肾功能做出评估，生化检查，B 超，肾显影均有助于判断，其结果可指导临床处理。

尿瘘的诊断并不难，但治疗有时会相当困难，多次手术不能解决问题的情况时有发生，因此在决定治疗前一定要对尿瘘的发生情况、部位、大小、患者状态、有否并发症等情况进行综合评估，才能取得好的治疗效果。

（二）尿瘘的治疗纵观及各类尿瘘推荐的标准治疗方案

尿瘘的治疗分保守治疗和手术治疗两大类，可根据情况分别使用。

1. 保守治疗　手术后不久出现的尿道阴道瘘、膀胱阴道瘘以及输尿管阴道瘘可先采用保守治疗，保守治疗的方法主要是引流通畅和杜绝感染。对瘘孔较小的尿道阴道瘘、膀胱阴道瘘可放置导尿管持续引流尿液，并辅以抗生素预防感染，大多数患者可痊愈。对输尿管阴道瘘可在膀胱镜下插入输尿管导管，引流患侧尿液，常可使瘘孔挛缩自愈。但对不能自愈者，需 3 ~ 6 个月后手术修补。对于肿瘤、放疗等引起的尿瘘往往不易愈合，需要手术治疗。

2. 手术治疗 这是治疗尿瘘的主要方法，为改善患者的生活质量，应尽量争取早日手术。为保证手术取得最好疗效，应对尿瘘的情况进行充分的评估并予个体化处理。

（1）疾病引起的尿瘘：如恶性肿瘤、结核、放疗、局部存在炎症及其他如膀胱结石等引起者，不可盲目贸然行手术治疗，应先予药物控制原发疾病或局部处理，待瘘孔周围组织易于愈合时，方可手术，但往往手术成功率较低。

（2）对手术损伤、外伤等引起的尿瘘，只要创面新鲜清洁，均应立即修补，治疗效果好。但如创面污染或局部周围组织肿胀，不利于修补时可先予引流术，待感染控制及局部肿胀消退后手术，一般需要等待 2 ~ 3 个月。

（3）尿瘘形成时间较长，需要手术治疗时需先行评估尿瘘的类型，瘘孔大小，数量，周围组织情况等，选择合适的手术途径和方法

1）经腹途径：输尿管阴道瘘、膀胱宫颈阴道瘘一般需开腹手术，进腹后需充分游离瘘孔周围组织，将瘘管切除，对输尿管阴道瘘，视瘘管开口距膀胱入口的距离大小，可行输尿管修补术或输尿管膀胱植入术，术后均应留置输尿管导管。对膀胱阴道瘘，可将瘘管切除后行膀胱修补术，术后留置持续导尿。均应使用抗生素严防感染。

2）经阴道途径：绝大多数的膀胱阴道瘘和尿道阴道瘘可经阴道手术，体位多采用膝－胸卧位，便于手术操作，手术时要充分分离瘘管，尽量将瘘管及周围的瘢痕组织切除，然后修补膀胱或尿道，再在修补的膀胱或尿道外做第 2 层加固缝合，阴道黏膜可吸收线间断缝合，术后留置导尿管，并使用抗生素。

3）经阴道经腹途径：适合于瘘孔大的膀胱阴道瘘、经阴道手术易累及输尿管开口，或已有修补手术史及瘘管周围瘢痕严重的复杂性尿瘘。手术创面较大，但联合手术可能取得较好的效果。

（4）尿瘘的手术治疗较为复杂，其临床治疗效果取决于诸多因素：如术者的经验、手术操作的技巧等。但与术前准备的充分与否及术后管理的水平有很大关系，因此，为了提高手术的成功率，应注意以下几点：

1）因长期漏尿，外阴阴道有炎症者，须先予以处理。无炎症者，术前常规坐浴 3 天。

2）对阴道萎缩，有主张使用雌激素者，使阴道上皮增厚，但有时使用雌激素后分离阴道壁较脆，手术层次感差，可适当根据情况使用。

3）术前行膀胱镜检查，如膀胱极度萎缩，瘘孔开口距膀胱三角太近，手术成功率较低，术前应认真评估。

4）术中手术分离应充分，修补组织缝合时应无张力，这是手术成功的关键，在缝合修补口后，其外层尽量用正常组织覆盖，争取一次手术成功，如失败则再次修补的成功率明显降低。

5）加强术后管理是手术成功的另一重要步骤，保持引流通畅、导尿管粗细的选择、放置时间的长短、抗生素的合理使用、营养情况的改善、如糖尿病等的并发症的积极处理等，对术后瘘口的愈合起极大的作用。

术后一般 3 个月内随访时不做阴道检查，避免修补的瘘口再次破裂。

总之，尿瘘的修补，技术要求高，临床管理要求精，只有在术前、术中、术后严格把关，才能提高手术的治愈率。

第二节　盆腔脏器脱垂

盆腔脏器脱垂（pelvic cavity organs prolapse）是指盆腔器官从正常位置向下或向前移位，包括膀胱，子宫或子宫切除后的阴道残端和直肠或小肠，均表现为阴道、子宫膨出或两者同时存在。脱垂是很常见的，在经产妇中有 50% 的妇女有不同程度的盆腔脏器脱垂。

一、脱垂的分类

在对患者的盆腔检查中可以发现阴道解剖上的变化：阴道前壁下垂、阴道后壁下垂、阴道旁侧支持组织缺陷、宫颈下垂或阴道顶端下垂（子宫切除术后）。根据造成阴道各部位下垂的器官来命名脱垂，

会对许多临床问题做出不正确判断，使手术者遇到突发情况。例如，在直肠膨出的修补术中发现“隐性的肠膨出”。同样，由于阴道支持缺陷造成器官的块状凸出，被广义分类为“膀胱膨出”或“直肠膨出”，强调疾病的性质和部位而忽视盆腔支持组织的缺陷。

因为传统分类法的缺陷，1995 年美国妇产科学会（American College of Obstetrics and Gynecology，ACOG）制订的盆腔器官脱垂的评价系统 POP–Q（pelvic organ prolapse quantitive examination），因其客观、细致、有良好的可靠性和重复性，所以在 1995 年被国际尿控协会（International Continence Society，ICS）、1996 年被美国泌尿学协会（American Urogynecology Society，AUGS）和妇科医师协会（Society of Gynecological Surgeons，SGS）认可、接纳并推荐在临床、科研中使用，至今已成为国内外应用最广泛的脱垂评价体系。这个分类法用阴道特定部位的解剖学描述代替了传统命名（如膀胱膨出、直肠膨出和肠疝），包括一系列 9 个特定点的测量值。该分类法称为盆腔器官脱垂定量检查法（POP–Q），以处女膜平面位置为参照零点，沿阴道壁设 6 个点（前、中、后各 2 个点），这 6 个测量值以 cm 为单位，处女膜近端为（–），远端为（+），另外 3 个测量值是生殖孔大小、会阴体长度和阴道总长度。生殖孔是从尿道外口中点到处女膜后缘中点的解剖区域，会阴体长度从生殖孔后缘到肛门口中点，阴道总长度是阴道顶端位于其完全正常位置时的最大深度。除了阴道总长度，所有的测量值均是在最大拉伸时测量的。

阴道前壁测量值命名为 Aa 和 Ba，其中 Ba 点随前壁脱垂程度而变动。Aa 点位于阴道前壁，距离尿道外口 3cm 处，相当于膀胱颈的位置，根据定义此点变动范围在 –3 ~ +3。Ba 点代表了阴道前壁上自 Aa 点到阴道前穹隆或宫颈前唇之间引导前壁上任一部位的最远点或脱垂点，可以根据患者支持缺陷的性质而变动。例如，Ba 点在没有任何脱垂时是 –3，而在完全阴道外翻时可以相当于阴道总长度的正值。中间部分由 C 点和 D 点组成，C 点表示子宫切除术后宫颈或阴道穹隆最下垂的边缘，D 点位于后穹隆，如果没有宫颈则可以忽略。此点正是宫骶韧带附着于宫颈后壁处，可以区分出是悬吊失败还是宫颈的延长。

阴道后壁的测量与前面相同，特定点为 Ap 和 Bp 点。9 个测量值可以用一系列简单数字来表示（如，–3，–3，–8，–10，–3，–3，1 1，4，3 各代表点 Aa、Ba、C、D、Ap、Bp 和阴道总长度、生殖道裂孔、会阴体），根据阴道总长度，6 个阴道特定点有一个正常范围。对特定点数值进行测量归纳后，依据脱垂的最低点进行分级（表 7–1），POP–Q 初看上去很模糊，如果不熟悉这种分级法的话，可以使用一些测量仪器（如有刻度的卵圆钳或有标志的棉签）。POP–Q 提供了标准的测量系统，测量值统一、可靠，可以描述盆腔器官脱垂的特定点，进行更精确的手术疗效评估。

表 7–1　盆腔器官脱垂的分级

分度	解剖描述	定位描述
0	没有脱垂	Aa、Ba、Ap、Bp 点均匀 – 3 cm，C 点在 –TVL 和 –（TVL – 2 cm）间
Ⅰ	脱垂最远端位于处女膜水平内侧，距处女膜缘 1 cm以内	脱垂的最远端定位于 < – 1 cm
Ⅱ	脱垂最远端在处女膜平面近端或远端 1 cm	脱垂的最远端定位于 – 1– + 1 cm
Ⅲ	脱垂最远端在处女膜平面一下 1 cm，小于阴道总长度 2 cm以上	脱垂的最远端定位于 + 1 cm ~（TVL – 2 cm）
Ⅳ	完全或几乎完全的阴道外翻，脱垂最远端 >（TVL – 2 cm）	脱垂的最远端定位于 >（TVL – 2 cm）

二、治疗纵观

由于脱垂妇女的盆底症状是多样的，这就意味着治疗不可能是单一的。通常的治疗包括保守治疗和手术治疗。保守治疗又包括盆底肌肉锻炼和子宫托。

（一）保守治疗

对于脱垂早期的妇女，几乎无症状或症状轻微，不至于影响生活质量，临床检查脱垂轻微，尚未达到处女膜，这种情况观察或期待就可以了。虽然许多研究者就脱垂和生活方式的相关性进行了研究，到目前为止，有关生活方式的改变可以预防和治疗脱垂的说法还没被证实。对于选择观察的早期脱垂患者，应该定期地检查是否有新的症状出现，以便及时治疗。如果有尿潴留、排便不畅或慢性输尿管扭曲引起肾盂积水等症状，保守治疗是解决不了问题的，应该给予治疗，即便是脱垂的症状很轻微。

1. 盆底肌肉锻炼　盆底肌肉由盆腔和尿生殖膈组成，它们存在于骨盆内形成腹腔的底。盆底肌肉可以进行有意识的收缩，收缩时挤压尿道、阴道和直肠并向内提升。盆底肌肉是在骨盆内唯一一组支撑盆腔脏器和骨盆出口（尿道、阴道和直肠）的肌肉群。在增加腹压之前或增加腹压过程中，有意识地收缩盆底肌肉就会使“头盖骨形”的盆底向上、向前提升，并挤压尿道、阴道和直肠，超声和 MRI 研究都已经证实了这种提升的存在，盆底功能障碍可以引起尿失禁和大便失禁、盆腔脏器脱垂、疼痛和性生活紊乱。

有规律地锻炼骨骼肌的目的就是通过增加肌肉交叉组合的面积来改变肌肉的形态，通过刺激运动神经元，以增加神经肌肉的功能，提高肌肉的“品质”。在所有骨骼肌内外，结缔组织是很丰富的，包括肌外膜、肌束膜、肌内膜。这些结缔组织鞘为肌肉提供张力和弹性，并为肌肉的负重提供支持。有证据证明，自然运动和张力训练可以增加结缔组织量，训练的强度是有效训练的主要因素。

为了使肌肉训练达到有效的强度，科学家建议每天进行 3 组锻炼，每天 8 ~ 12 次缓慢收缩到最大收缩力，每周训练 2 ~ 4 天，疗效的显现一般要训练 5 个月以上。一些研究显示，超过 30% 的患者在第 1 次就诊后，不能进行正确地收缩练习，普遍的错误是收缩臀肌、腹肌，而不是盆底肌；有 75% 的人反而进行了“Valsalval”运动，这个运动是使 POP 加重的一个危险因素。因此对于盆底肌肉训练是否正确，应加强检查。

一项英国妇女物理治疗的调查显示：92% 的被诊断为 POP 的妇女，普遍使用盆底肌肉锻炼进行治疗（同时使用或不使用生物反馈仪治疗）。Thankar and Stanron 认为盆底肌肉锻炼可以控制 POP 的发展并减轻脱垂的症状，例如腰痛、盆腔下坠感。它们认为如果脱垂远端达到或超过阴道外口，就不应单一进行盆底肌肉锻炼。

盆底肌肉锻炼是可以作为治疗 POP 的方法，主要因为该方法无不良反应，并且已经通过 RCT（随机试验）证实是有效的，对 SUI 和混合性尿失禁的疗效也有系统综述。此外放置子宫托与手术的常见并发症为尿失禁，因此盆底肌肉锻炼应该也是其他治疗方法的辅助方法。

2. 子宫托　子宫托是常见的，是没有手术的脱垂妇女的一种治疗方法。这个装置被放入阴道以减轻脱垂的程度，它能提供给盆底相关结构的支持，并能减轻膀胱和直肠的压迫。子宫托早在有历史记载的时候就已经开始用于治疗脱垂的妇女了，在公元 400 年前，希波克拉底就描述用半个葡萄酒浸过的石榴放在阴道里减轻脱垂。从那以后，成百上千种材料的子宫托被描述应用。今天，不到 20 种的子宫托被应用，全部是硅树脂或塑料的。最常用的是环形的，通常子宫托常用于那些拒绝手术的患者、医疗不健全不能手术的患者，或需要临时减轻与怀孕有关的脱垂。不幸的是，有关子宫托的应用引起的并发症的数据是有限的。有关子宫托治疗脏器脱垂的指征、恰当的处理和有效性方面的文献是有限的。

所有的子宫托都有各种尺寸，使用子宫托的时候很多因素需要考虑，包括脱垂的自然状态、范围和患者的感知状况，患者手的灵巧度和性生活的水平。要有效地减轻脱垂，并使患者感到舒适，就要评估阴道的大小，最接近的子宫托的大小和形状。医师应告知患者应采取的行为，包括站、走、做“Valsalva”练习和弯腰，要保证子宫托保持稳定。通常环形子宫托比较容易放置和取出，是首选。如果一个装置不能成功地放入，这种误差要根据患者个体情况进行试用，寻找合适的尺寸和形状。

关于使用子宫托后的随访时间尚无统一的意见，厂商要求一般随访每 4 ~ 6 周 1 次。Wu 和他的同事们在安装的第一年是每 3 个月随访 1 次，以后如果没有严重的并发症，每 6 个月随访 1 次，建议如果子宫托安全，可以减少随访次数。能够有效取放子宫托的妇女，随访时间可以比不会做的妇女延长，建议阴道萎缩的妇女使用子宫托之前最好先用 4 ~ 6 周的阴道雌激素软膏。每一次随访的时候，医师应当询问患者有无新的症状，并作妇科检查，了解有无阴道黏膜糜烂。如果糜烂发展了，就应取出子宫托，阴道内涂抹雌激素软膏，直到溃疡治愈。子宫托可以重新放置，但要考虑大小、形状的变化。如果溃疡长期不能愈合，应进行活检。

放置子宫托最常见的不良反应是阴道分泌物增多，且有异味。严重的并发症包括膀胱阴道瘘、直肠阴道瘘、排便不畅、肾盂积水和尿路感染。不管怎样，子宫托的不良反应往往被忽视，所以正规的随访是必要的。大约半数患者能成功使用子宫托并持续使用1年以上。子宫托长期使用相关因素有年龄大于65岁，有严重疾病但小便能自控者。

（二）手术治疗

当脱垂症状的妇女使用子宫托失败后，要改为手术治疗。手术治疗可被广义地分为重建和切除技术。重建手术的目的是用持久有效的方法纠正盆底支持结构的缺陷，同时保持阴道的性交功能，缓解患者的临床症状。手术途径可以采取经阴道，经腹和腹腔镜，虽然对术式的比例没有精确的评估，但据流行病学研究发现，大部分脱垂手术式是阴式的，约占80% ~ 90%。孤立的阴道脱垂可以发生但不常见，往往是多个方面的脱垂同时发生，手术修补往往要对阴道前壁、顶端或阴道后壁进行综合修补，治疗脱垂的手术方法要根据脱垂的种类而定，手术时应注意尽量一次修补好所有的缺陷。

手术治疗的历史悠久，种类繁多。早在1850年，Riggoli描述了宫颈延长；1859年，Huquer首创了宫颈截除；1861年，在美国新奥尔良Choppins施行了第1例经阴道子宫切除术；1877年，有了LeFort阴道封闭术；1888年，Donala施行了子宫颈截除术以及Manchester手术等。这些手术几乎均延续到现在，有些问题日显突出，包括扭曲或损害了解剖，未能改善阴道上端缺陷，容易复发，有些还明显地使阴道缩窄及影响功能，甚至丧失性生活条件，有些患者术后出现阴道不适和疼痛。美国著名妇科专家Shull教授在1999年将盆底重建手术应遵循的概念、应达到的目的分别总结为如下6条，值得我们借鉴。

1. 盆底重建手术应有的概念

（1）盆底支持缺陷在发生与临床表现上与外科疝极为相似。

（2）盆底支持缺陷常伴有内脏及性的功能异常。

（3）盆底支持缺陷的修补手术应包括每一个具体缺陷部位。

（4）盆底支持缺陷的矫正有可能改善尿道，膀胱，直肠，或阴道的功能，但也可能维持甚至损害其功能。

（5）盆底重建的外科手术必须个体化到满足不同的需求。

（6）手术成功的评价应包括多种标准。

2. 盆底重建手术应达到的目的

（1）缓解症状。

（2）治疗盆腔支持组织的缺陷。

（3）维持或改善内脏及性功能。

（4）防止盆腔支持缺陷或内脏及性功能问题的复发。

（5）防止再次的盆底重建或抗尿失禁手术。

（6）手术效果应持久。

3. 中盆腔缺陷的相关手术　中盆腔缺陷以子宫或阴道穹隆脱垂以及肠膨出、道格拉斯窝疝形成为特征。

（1）阴式子宫切除术：阴式子宫切除术的优点在于可以同时进行其他的阴道手术（如阴道前后壁修补或肠疝修补），不需改变患者体位或另作切口。因脱垂而作子宫切除术时，注意用McCall后穹隆整形术关闭后穹隆，将盆筋膜和骶韧带固定在阴道顶端加强支持，这个方法也可用在腹式子宫切除术中。子宫骶韧带的固定不仅可以防止子宫切除后的阴道顶端脱垂，也可以治疗子宫脱垂。标准的折叠术是将子宫骶韧带固定在中央，改良的方法是将宫骶韧带分别固定在阴道顶端的两侧，这样更接近正常的解剖，疗效更持久。任何折叠或悬吊子宫骶韧带的手术都要注意避开输尿管，以免损伤。

（2）Mmchester或Fothergil手术：Manchester手术是一种代替子宫切除术治疗子宫脱垂的方法，由Donald于1888年首先提出，随后Fothergil加以改进。手术中将膀胱从宫颈前方分离推开后，切去部分宫颈，将主韧带缝合到宫颈残端前方，缝合阴道前、后壁。该手术常与阴道前后壁修补术一起进行，适用于无生育要求、手术风险较大的患者。

（3）骶棘韧带固定术（sacrospinous ligament fixation，SSLF）：德国Sederl于1958年首次描述了SSLF。1971年，美国Nichols和Randll有关SSLF治疗阴道顶端脱垂的临床总结报告进一步推动了此手术在美国及欧洲的广泛应用。骶棘韧带位于盆腔后半侧，位置恒定，粗壮有力，为阴道残端的悬吊提供了坚实可靠的基础。骶棘韧带走行于尾骨肌内，从坐骨棘向后延伸到骶骨，经阴道、直肠旁可清楚触及。SSLF术因其创伤小、效果持久、保留阴道功能、维持阴道的正常解剖轴向以及能恢复满意的性生活等优点，成为盆底修复手术中的常用术式之一。

SSLF 主要适用于子宫脱垂同时伴主、骶韧带松弛者。因其创伤小而尤其适合于年老体弱者。SSLF 术有经阴道与经腹两条途径，因阴式手术创伤小，还可在手术同时矫正尿失禁与肠膨出，故是多数有经验的阴道手术医师首先考虑的途径。近来多数学者赞成应对有子宫切除术后易发生阴道顶端脱垂的高危患者实施 SSLF 术。比较一致的行 SSLF 的手术指征是：①子宫切除时，子宫呈完全性脱垂；②盆腔支持组织的中到重度松弛，子宫切除术后，阴道顶端在牵引下可低至阴道口，甚或超出阴道口外；③主骶韧带明显松弛、薄弱，无法利用其作为支持物。

SSLF 常见的手术并发症有阴部内动脉、骶丛血管损伤引起的出血、血肿，坐骨和阴部神经损伤引起的臀部、腿部、会阴部疼痛或感觉异常，输尿管、膀胱、直肠损伤、感染，术后尿失禁等。

（4）髂尾肌筋膜固定术：1963 年 Inmon 首次描述了采用髂尾肌筋膜悬吊阴道穹隆来治疗骶韧带松弛患者。1993 年 Shull 等学者对此术式治疗阴道穹隆脱垂进行了系统研究。该手术操作类似于 SSLF 术，但阴道残端悬吊的位置在于坐骨棘前方的髂尾肌筋膜上。这一筋膜属于盆内筋膜的一部分，坚韧有力，且更易接近，不易损伤血管、神经，但术后阴道的深度可能略短于 SSLF 术，但由此可能减少 SSLF 术后远期比较常见的阴道前壁膨出的发生率。我们认为此方法操作相对容易，对器械要求不高，并发症少，在 SSLF 操作困难时，可作为临床选择的方法之一。

（5）骶韧带悬吊术：因操作相对简单，适合腹腔镜手术特点，是目前腹腔镜下修补阴道穹隆脱垂经常采用的术式。手术适应证为有阴道手术禁忌证，单纯肠膨出患者。方法是在阴道顶端处将骶韧带与耻骨宫颈筋膜和直肠筋膜缝合，以恢复阴道的正常位置及功能。此术式的优点是微创，可在直视下明确阴道残端筋膜的缺陷部位，缺点是同其他骶韧带缝合术一样，有输尿管损伤的危险。此方法至今文献报告数量有限。

（6）后穹隆成形术（Culdeplasty）：也被称为子宫陷凹成形术，子宫直肠窝疝修补术，或阴道后疝修补术。手术的目的是关闭道格拉斯窝，以增强盆底组织的支持，减少肠膨出及肠疝的发生。常用的手术方法有 3 种：

1）腹膜高位缝合术：确定了子宫直肠窝的深度后，在膀胱、直肠浆膜附近尽可能高地以丝线将腹膜作 1 ~ 2 个荷包缝合，剪去多余的腹膜，同时在中线缝合主韧带、骶韧带。当收紧荷包缝线时，腹膜鞘使子宫直肠陷凹封闭，从而为以后肠疝的发生消除了隐患。腹膜缝合虽不直接影响输尿管，但可能牵拉或使输尿管附着的组织移位，引起一侧或双侧输尿管扭曲而发生梗阻，应予以警惕。

2）骶韧带高位缝合术：在子宫切除后，用 Allis 钳或 Babcock 钳从高位夹住宫骶韧带提起，用不可吸收线 2 ~ 3 针缝合到一起。美国 Mayo 医院对此方法进行了改进（Mayo modified McCall procedure），除了缝合骶韧带，他们再将阴道顶端悬吊于骶韧带上，故又称阴道骶韧带悬吊（utrosacral vaginal suspension）。此方法的优点是能较好地悬吊阴道，维持阴道正常轴向及长度，能与补片一起加强阴道的支持。行此手术时需注意输尿管损伤，可疑时应即刻静脉注射 5mL 靛胭脂，接着用膀胱镜观察双侧输尿管通畅情况。

3）经腹道格拉斯窝关闭术（Hallban Culdeplasty）：多在开腹术时采用。子宫切除后，用不可吸收线分几次在直肠前筋膜与阴道残端之间进行矢状面的间断缝合，逐一打结后起到关闭道格拉斯窝的作用。

（7）经腹阴道骶骨固定术：Lane1962 年首先描述了这一手术，近半个世纪来，这一术式得到不断改进，成功率也不断提高，目前已被多数人认为是治疗阴道顶端脱垂的最有效术式，治愈率 90% ~ 100%。然而，经腹阴道骶骨固定术绝非对所有人均为最佳术式，同时也缺乏长期、随机的比较试验。多数妇科泌尿盆底重建妇外科医师将此术式用于相对年轻、能够较好耐受手术及有阴道手术禁忌者，以及以前手术又复发者。该术式已经在 3 个随机研究中与阴式骶棘韧带固定术进行了比较，结论是经腹骶骨固定术有较低的复发率，但较阴式手术时间长，手术路径长和费用高，而阴式手术创伤小，还可在手术同时矫正尿失禁与肠膨出，故是多数有经验的阴道手术医师首先考虑的途径。另一项研究认为腹腔镜似乎是一个成功的技术，它虽然轻微的延长手术时间，但大出血的并发症减少。

（8）阴道完全闭锁术（Le Font operation，total colpoceisis，vaginectomy）：目前此手术在POP治疗中仍有其地位，用于无性要求的老年人，或伴有内科疾病、手术时间不宜过久者。手术简便，但只是姑息手术，并不加强阴道顶端的支撑力，术后完全丧失性功能，且易发生压力性尿失禁，因此近年已很少应用。

4. 前盆腔缺陷的相关手术

（1）阴道前壁修补术（Kelly operation）：由Kelly在20世纪初所倡导，沿用多年，现仍有其临床地位，优点是手术操作相对容易，术中、术后并发症少，缓解临床症状好，该术式的成功率从80% ~ 100%至40% ~ 60%，但对重度膨出者，解剖学上的矫正效果差，且有一定的术后复发率。

（2）经阴道旁修补术（paravaginal repair VPVR）：早在20世纪初，White就提出，膀胱膨出不是因为阴道壁及膀胱本身支持组织的过度伸展、变薄造成，而是因为两侧固定膀胱的耻骨宫颈筋膜在盆筋膜腱弓（ATFP），又称白线处被撕裂，形成阴道前壁旁侧组织缺陷而导致的，并提出了相应的手术方式。但他的理论与手术方式一直到20世纪70年代后才重新被人们所认识。Shull等通过对尸体及手术中的观察发现，阴道旁缺陷可以由3种不同的方式发生。第1种，整个白线仍附着于骨盆侧壁，而耻骨宫颈筋膜从腱弓分离；第2种，整个白线从盆壁分离，但仍与耻骨宫颈筋膜相连；第3种，白线裂开，一部分与盆壁相连而另一部分与耻骨宫颈筋膜相连。最近Delancey的研究又发现ATFP分离主要发生在其靠近坐骨棘处。上述研究为VPVR手术的合理性作了较好的论释。虽然VPVR手术的技术难度较高，但从恢复解剖及手术效果看来，是一种安全、有效的治疗阴道及膀胱膨出的可选用的方法，尤其是对膀胱膨出严重并伴有明显的阴道旁缺陷者。该术式有67% ~ 100%的成功率，但有很高的并发症的发生率，VPVR手术常见的并发症有出血、感染、阴部及下肢的神经损伤以及尿道膀胱功能失调（如尿潴留）等。耻骨后是静脉丛丰富的区域，分离时如操作不慎，极易引起出血。

目前，VPVR还未被临床广泛应用，其影响因素有下列几点：①医师缺乏对局部解剖的足够认识；②一般医院尚未具备盆底修复手术所需的特殊器械；③医师缺乏必要的阴道手术技巧。

（3）加用补片的阴道前壁修补术：目前多数学者主张对巨大的膀胱膨出，自身组织薄弱，或规范的手术后又复发者可考虑采用自体筋膜或合成材料的补片以加固阴道前壁的支持。替代材料主要有自体组织，同种异体移植物，异种移植物，以及人工合成材料4种。加用补片的方法、样式有多种，有梯形片，有“T”形状，有长方形，有两侧如翼状的双翼形，有吊床形，有吊带补片结合形等。多数人认为应将补片与其下方组织进行适当的缝合固定，但也有人报告仅缝合四个角或两点，甚至不固定，也可取得良好手术效果。多数学者报道对重度及复发的膀胱膨出加用补片修补者，短期随访结果优于不加补片者。补片材料以自身筋膜及不可吸收合成材料较为有力和牢固。

5. 后盆腔缺陷的相关手术

（1）阴道后壁缝合术：经阴道后壁缝合术可以修复阴道后壁脱垂引起的直肠膨出或肠疝。术中切开阴道后壁，从直肠旁筋膜上分离推开直肠，将肛提肌折叠固定于直肠前，再缝合阴道黏膜。由于术后常常发生性交疼痛，为了减少该不良反应，许多妇产科医师采取特定缺损点的修补，术中依传统方法切开阴道后壁黏膜上皮，手指进入直肠内寻找出阴道肌肉或直肠阴道间隔断裂处的缺损点，这些创伤出现于不同方向且大小可能不同，但往往还是有可能发现和进行修补。阴道特定点修补术的矫正更合理，成功率与传统的阴道后壁缝合术相同，术后阴道狭窄的发生率大大降低。特定缺损点的修补术（sitespecific defect repairs）可以达到很好的解剖修复及功能的改善，但对于排便梗阻症状的治愈率只有35% ~ 50%。近年来，Singh等和Maher等又提出了中线筋膜加固缝合术（midline fascial plication），同样实现了解剖修复和性功能的改善，同时使排便梗阻的治愈率超过了80%。这两种术式的成功率均为80% ~ 100%。Abramov等比较了以上两种方法，证明特定部位缺陷修补术后直肠膨出的复发率（44%）远高于中线筋膜加固缝合术（18%）。

（2）肛提肌缝合术：修复直肠膨出部分后，沿盆壁两侧找到肛提肌，于直肠出肛提肌板上3cm处将两侧肛提肌缝合到中线，以形成新的肛提肌板。但可能术后性交痛和便秘增加，而且无法达到解剖修复的目的。

（3）阴道后壁“桥”式缝合术（vaginal bridge repair）：1997 年，澳大利亚 Petros 医师基于整体理论（integral theory），提出阴道后壁的“桥”式缝合。在阴道后壁穹隆的顶端与会阴体之间，行一个倒三角形切口（如会阴体无缺陷，则可采用梭形切口），形成三角形“桥”体，锐性分离“桥”体以外左右两侧包含阴道直肠筋膜层的阴道黏膜全层约 3 ~ 5mm，以利于左右缘的缝合。采用单极电凝热透法电凝“桥”体表面的黏膜组织，使之丧失分泌功能，用 4 号丝线将阴道后壁“桥”体两侧的筋膜加固缝合于“桥”体上，用延迟可吸收线缝合两侧缘阴道后壁黏膜，这一手术摒弃了阴道后壁膨出修补术切除多余黏膜的传统方法，利用自体组织加固了直肠阴道筋膜，真正体现了“重建”盆底支持结构这一新观念。

（4）经阴道后路悬吊带术（posterior IVS）：1997 年由澳大利亚医师 Petros 基于整体理论（integral theory）创建并报道了经阴道吊带后路悬吊术（posterior intra-vaginal slingplasty，posterior IVS）。通过不可吸收吊带把阴道后穹隆固定于坐骨棘水平。这一新术式主要治疗阴道穹隆膨出。采用该法治疗阴道穹隆脱垂的有效达 91%，也可以有效地治疗重度子阴道后壁膨出。手术方法简单、微创，用手指帮助导入穿刺锥时，可以很好地避开血管和神经结构，同时避免挤压、损伤直肠。

与骶棘韧带固定术进行比较发现：骶棘韧带固定术是经阴道途径的一种被广泛应用的方法，治愈率为 70% ~ 97%。而经阴道后路悬吊术随访 1.0 ~ 4.5 年，治愈率为 91% ~ 94%，Mechia 和他的同事对两种术式随访 2 年，发现这两种术式对纠正脱垂有相同的疗效。经阴道后路悬吊术通过坐骨直肠窝进行直肠阴道筋膜间穿刺，可避免直肠前静脉损伤。但其缺点是吊带侵蚀的发生率大约为 5%，且吊带的价格较高。骶棘韧带固定术的坐骨神经损伤率约为 3%，严重者需拆除缝线。而行经阴道后路悬吊术时，因操作部位距阴部神经束至少为 3 ~ 4cm，因此可避免损伤阴部神经束。另外，盆底重建手术应恢复阴道的正常长度及轴性。骶棘韧带固定术将阴道拉向一侧，这样潜在地削弱了阴道的对侧，增加了阴道后疝形成的可能。同时，对于阴道短缩的患者，难以进行骶棘韧带固定术，大约 4% 的患者难以完成手术。经阴道后路悬吊术大大简化了阴道穹隆膨出和重度子宫脱垂的盆底重建手术。

（5）加用补片的阴道后壁修补术：研究显示，盆底支持组织的病理改变是导致盆底功能缺陷的重要因素。这一发现推动了人工合成材料和生物材料在盆底重建手术中的应用。对曾经历手术又复发者，可考虑在阴道后壁内加用补片修补以达到更牢固的支持作用。目前，在后盆腔缺陷的修补手术中并未确定应用人工合成材料补片的确切指征，但是为了减少术后复发率，一些学者提出了在复发性直肠膨出的患者及有自体组织薄弱的患者或有高危复发因素，如肥胖和慢性便秘的患者中使用补片加固的方法。

（6）改良的经后路阴道壁悬吊（posterior vaginal wall hammock，PVWH）：该手术是童晓文教授于 2003 年自行设计的，优点是利用聚丙烯吊带形成上下两个 U 字形，上 U 字形使子宫拉长的主骶韧带部分或全部得到恢复，后穹隆变深变宽；下 U 字形在宫骶韧带水平形成新的肛提肌筋膜和子宫骶骨韧带。但由于未对阴道前壁进行修复，使阴道前壁相对薄弱，部分患者可再发阴道前壁脱垂或宫颈延长。

6. 多区域盆腔缺陷手术　临床上盆腔脏器脱垂的表现是复杂和多样的，可局限于某一区域也可几个区域的缺陷联合存在，故检查者应尽量做到全面细致，才能制订出切合患者具体情况和恰当的手术方案。单个区域组织的缺陷，可行针对性的修补（site-specific repair），多个区域的组织缺陷，则需同时一一予以修补。对重度、广泛的盆腔缺陷患者，子宫切除后，可能既要做阴道前壁修补及无张力阴道吊带术，又要修补阴道后壁、封闭道格拉斯窝，同时行骶棘韧带固定术，还要缝合肛提肌及会阴体。已有多篇文章报道，行了阴道前壁修补术及阴道无张力吊带术后，因阴道被拉向前方，加大了子宫直肠窝的深度，造成了以后的肠膨出。反之，则因为仅进行了阴道后壁修补术及后陷凹成形术或关闭术后，促发了膀胱膨出及压力性尿失禁。故在盆底重建手术时，应充分了解盆底结构及腹压作用的方向，才有可能达到较满意的远期效果。

（1）PROLIFT 盆底修复装置：1998 年法国的盆底外科医师开始开发一种单一置入合成网片以同时支撑前壁、后壁和顶部膨出器官的方法，即 Prolift 网片，该项改进的技术采用一种特殊尺寸和形状的聚丙烯网片，通过网片的延长臂无张力地固定以达到解剖学修补的目的，包括穿过盆腔筋膜腱弓经闭孔在前部固定和穿过骶棘韧带经臀肌在后部固定。最近一项多中心的、687 例患者应用 prolift 网片的回顾性研究表明，盆底器官膨出经阴道 prolift 网片技术治疗（TVM）的安全性高，短期并发症发生率低。器官膨出复发（OPR）及 SUI 复发的发生率分别为 5.3% 和 5.4%。这些研究强调了避免子宫切除的重要性和阴道切口缩短减少了一些网片侵蚀和肉芽肿等并发症的发生。但令人担忧的是 OPR 复发以后的临床难处理及 SUI 复发仍需后续的尿道下吊带悬吊术，需要手术治疗的肉芽肿形成和阴道侵蚀（GF&VE）的发生率为 6.7%，网片挛缩 2.8%，并且该盆底修复装置价格昂贵，推广受到很大的限制。

（2）聚丙烯网片全盆底悬吊术：该手术是童晓文教授在 2005 年结合中国国情设计的一种微创而又经济的术式。利用一张 10cm × 15cm 聚丙烯网片耗材即可完成保留子宫的全盆底重建术。该术式强调盆底作为一个整体，保持其完整性及解剖复位的重要性，采用聚丙烯网片悬吊双侧子宫主韧带、骶韧带，并将网片的体部放置在盆底前腔室（阴道膀胱间隙）和盆底后腔室（直肠阴道间隙）内，将自行裁剪的蝶形聚丙烯网片并用牵引线将网片的翼部通过专用穿刺锥经闭孔和坐骨直肠窝在适当的位置对这些腔室进行支撑，同时进行肛提肌及会阴体的修复从而完成盆底 3 个平面的重建，如伴有 SUI 的患者则同时行压力性尿失禁的治疗。

（三）治疗方案

1. 阴道前壁脱垂Ⅰ度　如果无尿失禁症状，指导患者行盆底肌肉锻炼，并嘱咐患者尽量减少增加腹压的动作，例如经常负重，便秘，慢性咳嗽等。如果并发张力性尿失禁，则行 TVT 术或 TVT-O 术。

2. 阴道后壁脱垂Ⅰ度　盆底肌肉锻炼，并嘱咐患者减少增加腹压的动作。对于影响性生活者，可行会阴修补术。

3. 子宫或残端脱垂Ⅰ度　盆底肌肉锻炼，并嘱咐患者减少增加腹压的动作。

4. 阴道前壁脱垂Ⅱ度

（1）盆底肌肉锻炼。

（2）加网片的阴道前壁修补术。

（3）因 60% 的盆腔脏器脱垂的患者并发有张力性尿失禁，因此，在进行手术前要进行尿失禁方面的检查，例如残余尿的检测，膀胱容量的检测，诱导试验，指压实验等，如有张力性尿失禁或有该病的倾向，建议在性阴道前壁修补的同时行尿失禁手术。

5. 阴道后壁脱垂Ⅱ度

（1）加强盆底肌肉锻炼。

（2）加网片的阴道后壁修补术 + 会阴修补术。

6. 子宫脱垂Ⅱ度

（1）加强盆底肌肉锻炼。

（2）子宫托治疗。

（3）骶棘韧带悬吊术或后路 IVS。

7. 盆腔脏器脱垂Ⅲ度或Ⅳ度　盆腔脏器脱垂Ⅲ度或Ⅳ度时，往往几个区域的缺陷联合存在，如果子宫脱垂合并前后壁脱垂，则行全盆腔悬吊术。术前将子宫回纳的情况下行尿失禁方面的检查，如有尿失禁症状则加做尿失禁手术，也可预防性的行尿失禁手术。如果术前有尿潴留现象，术后应留置尿管 3 ~ 5 天。如果患者子宫附件未见明显异常，可保留子宫。如果子宫有病变或患者要求，可行阴式子宫切除术加全盆腔悬吊术。如果患者宫颈肥大或糜烂，可行部分宫颈切除，行 Mmchester 或 Fothergil 手术 + 全盆腔悬吊术，如果阴道后壁脱垂明显，在全盆腔悬吊的基础上加行肛提肌修补术及会阴修补术。

第八章

女性生殖器官肿瘤

第一节　子宫颈癌

一、病理

1. 子宫颈癌的组织发生来源

（1）宫颈阴道部或移行带的鳞状上皮。

（2）柱状上皮下的储备细胞。

（3）子宫颈管的黏膜柱状上皮。

2. 子宫颈癌的组织类型子宫颈鳞癌占子宫颈恶性肿瘤的95%，可分为早期浸润癌和浸润癌。

（1）早期浸润癌（微浸润癌）：一般肉眼不能观察到，只能在显微镜下证明是否发生早期浸润。浸润深度不超过基底膜下3 ~ 5mm。

（2）浸润癌：系指癌组织突破基底膜，明显浸润到间质内，浸润深度超过基底膜下3 ~ 5mm，肉眼可见溃疡状、外生乳头状、菜花状。其分化程度可分为三型：a. 高分化鳞癌，约占20%，对放疗不敏感；b. 中分化鳞癌，约占60%，对放疗比较敏感；c. 低分化鳞癌，约占20%，对放疗最敏感，但预后效果较差。

（3）子宫颈腺癌：较少见，约占宫颈浸润癌的5%左右。近年来逐渐上涨，约占宫颈浸润癌的8% ~ 12.7%，平均发病年龄为56岁，较鳞癌患者平均年龄大5岁。

二、临床表现与分期

（一）临床表现

1. 白带异常

（1）生育年龄的妇女当患有子宫颈癌时，白带状况及白带量周期性变化的特点消失。

（2）绝经以后的妇女可一反常态，由常态的白带极少转而白带增加，如同月经阵阵排出，并且具有黏性。

（3）子宫颈癌早期白带中可夹杂血丝或呈血性白带。

（4）子宫颈癌可以出现“接触性出血”，在性交后或做妇科检查时，阴道有少量出血。

（5）老年妇女性生活稀少或“无性”生活，或单身妇女“无”生活，早期子宫颈癌时均可出现无接触性出血。

2. 晚期阴道出血

（1）阴道出血。

1）开始出血时，先少后多，或时少时多，或出血时出时停。

2）年轻女性可能将阴道出血误认为月经失调。

3）中年女性可能将阴道出血误认为更年期表现。

4）老年女性可能将“铁树开花”“老来红”视为瘤子。

5）严重者阴道出血伴有大量血块，而导致致命性的失血性休克。

（2）阴道排液。

1）开始白带增多时，多是黏液状。

2）癌肿破溃时，可出现大量浆液性分泌物水样物，如同月经一样，一阵流出。

3）晚期癌肿坏死、脱落或继发细菌感染时多并且混浊，类似于淘米水或呈脓性，同时伴有腥臭味。

（二）临床分期

1. 浸润前期　0期：宫颈上皮内瘤样病变（CIN）病变。

2. 浸润期

Ⅰ期：病灶局限在子宫颈范围内。

Ⅰa期：子宫颈临床前癌或原位癌早期浸润，镜下早期浸润癌等，只有在显微镜下才能发现间质部微小浸润癌细胞，肉眼未能见到癌的病灶，间质浸润最深为5mm，最宽为7mm。

Ⅰa1期：由显微镜证明的微小间质浸润，有两种量度可以测量，一是从病变起源部起至间质深度不超过3mm，二是宽度不超过7mm。

Ⅰa2期：由显微镜发现能测出的病变。取其上皮基底，浸润深度不超过5mm，可以超过3mm，水平方向扩展不超过7mm。

Ⅰb期：临床上可见病变，但也可能见不到病变。但肯定局限于子宫颈部，病变范围超过Ⅰa2。临床病变已超过Ⅰa期，病理检查血管间隙浸润，血管内或淋巴管内产生瘤栓。

Ⅰb1期：临床病变 < 4cm。

Ⅰb2期：临床病变 > 4cm。

Ⅱ期：癌瘤虽然超过子宫颈部向宫旁侵犯，但未达盆壁，癌累及阴道，但未到达阴道下1/3或者癌瘤侵犯子宫旁组织，未到达骨盆壁。

Ⅱa期：癌瘤向下侵犯阴道，但未向子宫旁组织浸润，以浸润阴道为主。

Ⅱb期：癌瘤向子宫旁组织浸润，但未到达骨盆壁，以浸润宫旁组织为主。

Ⅲ期：癌瘤朝下浸润阴道下1/3或向子宫旁组织侵犯已到达骨盆壁。直肠检查时，癌肿与骨盆壁之间无空隙。向阴道侵犯或向宫旁组织浸润，二者有其一就属Ⅲ期。除去非癌性或其他原因造成的肾盂积水或无功能现象外，若出现肾盂积水或肾无功能亦同Ⅲb期。

Ⅲa：癌瘤向下侵犯阴道已到达阴道下1/3，而向子宫旁组织浸润未达到盆骨，以浸润阴道为主。

Ⅲb：癌瘤向子宫旁组织浸润，已经到达骨盆壁，癌肿和骨盆之间无空隙存在，有肾盂积水或肾无功能，以浸润宫旁组织为主。

Ⅳ期：癌的扩散已超越骨盆或已浸润膀胱肌、膀胱黏膜或直肠黏膜。不过泡状水肿不属于第Ⅳ期。

Ⅳa：肿瘤播散至邻近器官，膀胱或者直肠黏膜等邻近器官已被癌浸润。

Ⅳb：肿瘤播散至远处器官，超越骨盆，向远处脏器转移扩散，骨盆腔以外的远处脏器已被癌转移、侵犯。

三、诊断

根据病史和临床表现，尤其有接触性出血者，首先应想到有宫颈癌的可能，应做详细的全身检查及妇科检查，并采用以下辅助检查。

1. 子宫颈刮片细胞学检查　此法是发现宫颈癌前期病变和早期宫颈癌的主要手段。注意正确取材，仔细镜检，也会出现5% ~ 10%的假阴性率，所以均应结合临床情况，定期检查，并以此方法做筛选。近年来，有条件的医院常行宫颈液基细胞学替代宫颈刮片，可提高阳性检出率，使假阴性率降低。

2. 碘试验　无病变宫颈或阴道鳞状上皮富含糖原，可被碘液染为棕色，但是宫颈管柱状上皮、宫颈糜烂及异常鳞状上皮区，主要有鳞状上皮化生、不典型增生，原位癌及浸润癌区都没有糖原存在，所以不着色。临床上用阴道窥器暴露宫颈之后，去除表面黏液，用碘液涂抹宫颈及穹隆，若观察到不正常碘阴性区，就能够在此区处取活检，送病理检查。

3. 宫颈和宫颈管活体组织检查　在宫颈刮片细胞学检查为Ⅲ～Ⅳ级以上涂片，但宫颈活检为阴性时，应在宫颈鳞柱交界部活检，也可在碘试验不着色区及可疑癌变部位取多处组织，进行切片检查，或应用小刮匙搔刮宫颈管，将刮出物送病理检查。

4. 阴道镜检查　阴道镜不能直接诊断癌瘤，但可协助选择活检的部位进行宫颈活检。如果可以于阴道镜检查的协助下取活检，早期宫颈癌的诊断准确率可达到98%左右。但是阴道镜检查不能够替代刮片细胞学检查及活体组织检查，也不能发现宫颈管内病变。

5. 宫颈锥形切除术　在活体组织检查不能明确是否浸润癌的情况下，可采取宫颈锥形切除术。当宫颈癌确立后，根据实际情况，可进行淋巴造影、肺摄片、膀胱镜以及直肠镜检查等，以确定宫颈癌临床分期。

四、治疗

要保证恶性肿瘤不再复发，就要争取早期准确的诊断和治疗，否则比较困难。应于术前明确诊断，及时发现可能影响完成治疗计划的内科或其他并发症，精确预计病变的范围、程度和临床期别，依据这些因素以及患者身体具体情况，制定合适的治疗方案，进行恰如其分的手术。既要彻底清除病灶，又要注意保护不必要切除的组织，尽量减小患者损伤，减少术后并发症的概率，尽快恢复各脏器的功能，从而获得理想的疗效，恢复健康体魄。

1. 适应证与禁忌证

（1）适应证。

1）Ⅰ期及Ⅱa期子宫颈浸润癌。

2）全身情况较好，没有严重的重要器官如心、肺、肾、肝等不易纠正的并发症，并且估计能够耐受手术的患者。

3）老年患者并不是手术的禁忌，凡年龄在70岁以下、能耐受手术的患者，均适宜行广泛性全子宫切除及盆腔淋巴结清除术。当然，老年患者应特别注意手术前、后的准备及处理。

4）子宫颈残端癌、阴道狭窄不宜进行放射治疗者、早期子宫颈癌并发妊娠者、子宫肌瘤或附件肿块者皆可考虑手术治疗。

（2）禁忌证。

1）过度肥胖患者，易损伤血管和邻近器官。

2）年老体弱患者手术病死率较高。

3）原有严重心、肺疾病及糖尿病者，麻醉和手术易出现问题，可威胁生命。

2. 术前准备

（1）心理和精神的预防措施：医护人员应关心照顾和同情安抚患者，帮助她们解决困难，尽量使患者建立起对医护人员的尊重信任，采用合理的、有意义的方式进行适当的术中演示，消除患者对手术的顾虑、畏惧和恐惧心理，缓解其紧张的压力和精神状态，以利于对手术的耐受。

（2）体格检查：患者入院后应该尽快安排做体格检查，它既是全身性又是系统性的检查，主要分两大类，即物理性检查和化验室检查。

1）物理性检查：所谓的物理性检查，就是主要通过闻、望、听、切等检测方法，加之各类电子仪器检测设备等方法对患者进行全面检查。

2）化验室检查：所谓化验室检查就是用化学试剂对某些物质做化学反应，获得常数值。

A. 血液常规检查：主要包含以下几项：a. 血红蛋白；b. 血黏度；c. 红细胞数；d. 红细胞沉降率；e. 白细胞总数及分类；f. 血小板数；g. 出血时间；h. 凝血时间；i. 血型鉴定。

B. 粪便常规：检查粪便的目的主要有两个，一是检查是否有寄生虫，任何寄生虫对人体都有害，危害最大的是血吸虫，钩虫也可造成人体严重贫血；另一个目的是检查粪便中是否出现隐血或潜血，恶性肿瘤向胃肠道转移以及恶性肿瘤细胞的毒素，可致粪便中有隐血。

C. 小便常规：能反应膀胱、尿道、输尿管、肾盂、肾脏泌尿系统的病变，与此同时也可发现其他系统性的病变。

正常的尿呈淡黄色、澄澈、有特殊气味，放置后因磷酸盐沉淀而变混浊，潜血、乳糜尿定性、糖定性、酮体定性、血红蛋白定性、蛋白定性等，在正常时都呈阴性。

根据尿 pH 呈弱酸性的特点，可以判断糖尿病、肾功能不全的尿酸性增高，膀胱炎，肾盂肾炎的尿呈碱性。尿液中的红细胞和白细胞超过上述介绍过的数字，宜考虑有无尿道炎等尿路感染。若有发烧、呕吐、腹泻，妊娠剧吐，缺乏碳水化合物，全身麻醉后毒血症，真性糖尿病，各种疾病如肿瘤引起的脱水等，尿液中都可出现酮体。

（3）专科术前准备。

1）膀胱镜和直肠镜检查：观察癌肿是否累及邻近器官，可把膀胱镜检查列入常规检查，需要时做染色膀胱镜检查和直肠镜检查。

2）缩减局部肿囊的体积：如果子宫颈局部的肿瘤呈较大的菜花状或结节形，体积大，又易出血，甚至能干扰或妨碍手术的操作，放射线照射时，可先做阴道内照射，待体积缩小后，再做手术。

3）应用抗生素：子宫颈癌患者的癌肿部分易出血，易并发感染，如有感染，术前应使用抗生素抗感染治疗，如未发现感染，术前半小时至 2h 应预防性使用抗生素，术后继续预防感染治疗 48 ~ 72h。

4）鉴别子宫颈癌的正常组织和病变部分：一般可用 schiller 氏碘液涂抹子宫颈部、患处及周围，健康组织遇到碘，便被着色为棕紫色，但是癌肿组织因上皮细胞内糖原被破坏不着色，健康组织和病变范围就有了清晰的分界。此外，可给被检查者口服荧光素，用荧光探测仪，在 1 ~ 5h 内，用阴道扩张器充分暴露子宫颈，擦去子宫颈表面的分泌物，紫外线照射被检查部位约 1min 左右，这时子宫颈的正常组织与病理组织就出现不同的色泽，假使出现中黄或老黄色，便是癌变部分。但是以上两种检查法有时在一些较重的子宫颈糜烂，也可以出现阳性，但仍能作为参考，施术时作为病变部分而切除，对手术是有益的。

5）强壮体质：术前强壮体质以增强被手术者对手术的耐受力，尤其是子宫颈癌广泛性根治手术。血液如果达不到标准，原则上应从各方面来改善体质，需要时输血。对年老体弱者，可补充葡萄糖溶液，可保护肝、肾，增加热量。

6）局部消毒和个人卫生：于术前 2 天，对阴道与子宫颈及其穹隆部进行清洁消毒。经腹部手术者，用消毒肥皂水擦拭手术区，并用乙醚擦去皮肤表面脂肪，后用 75% 酒精涂拭，最后以消毒腹中包扎腹壁。

7）调整胃肠和饮食：主要依靠胃、肠功能的吸收手术后恢复健康。

8）灌肠和禁食：灌肠的要求比其他手术严格，以免在手术过程中肠管充盈影响操作。在患者就寝前作一次清洁灌肠，允许在手术前 6 ~ 8h 吃些清淡流质，以防止因饥饿而耗损机体从而降低患者对手术的耐受力。

9）应用镇静剂：手术前晚患者临睡时，口服 0.09g 苯巴比妥或 0.18g 异戊巴比妥或其他镇静剂，并于手术前 1 ~ 2h 重复应用，以上药物也可做肌内注射。应用镇静剂既可提高麻醉效果，又能保护机体。

3. 术中准备　工作患者带好帽子和口罩，穿好容易松解的衣服，即送入手术室。然后安排患者的体位，手术人员进行消毒。

4. 手术治疗　采用广泛性子宫切除术和盆腔淋巴结消除，其切除范围主要有全子宫、双侧附件、阴道上段和阴道旁组织以及盆腔内各组淋巴结，如子宫颈旁、闭孔、髂内、髂外、髂总、腹股沟深淋巴结。手术要求安全、彻底，并且严格掌握适应证，防止并发症。

5. 术后处理　手术后的处理非常重要，不能因手术成功而忽略，否则仍可影响后果，增加并发症和死亡率，不可等闲视之。子宫颈癌手术的成功是以近期疗效和远期疗效来判定的。术后，医护人员仍必须高度负责地对待预防和治疗手术后并发症的发生和发展，考虑患者的安危。

（1）术后早期监护：术后对患者早期监护宜严密细微，若是全身麻醉，患者未清醒前，医护人员近床照护，采取头侧平卧或头低位，以免残留液吸入气管。清醒后可按患者情况采取平卧位或斜坡位。无论采用何种卧位，当患者觉醒后宜经常鼓励和帮助翻身，以改善血液循环。可按医嘱常规测量血压、脉搏和体温，根据情况每 10 ~ 30min 测量 1 次血压，待血压稳定后改为 1 ~ 2h 测量 1 次，以后每日 3 次，以至每日 1 次，早期发现异常，及时处理。

（2）防治手术后休克：由于手术范围广，创伤面大，出血较多，手术和麻醉时间长，术后易致休克。防治时，对休克的发病机制要有认识，可分二期：

1）兴奋期：又称前导期，可能只持续几分钟，甚至数秒钟，所以常被忽略。假使能够在这阶段开始治疗，便能向好的方面逆转。兴奋期的患者可能有呻吟或叫唤，面部肌肉痉挛，表情紧张，脸色发白，叫嚷时发肿变紫，脉搏快而有力，呼吸浅而急促。这时血压可能反而增高或正常，对血压出现的假象，必须高度警惕。因为若不好转，血压会开始下降。

2）抑制期：由兴奋期负诱导过渡而来，保护神经细胞不受过度或持续刺激的影响，以便逐渐恢复。不过若存在继续的刺激进入大脑皮层，可出现抑制期的明显症状，如血压下降较快，前额出汗，皮肤冷湿呈灰白色，口渴、畏寒与头晕，精神状态抑郁、淡漠，瞳孔散大。进一步恶化时，看上去似失去知觉，此时的血液循环就会失去平衡，多数体温下降，呼吸急促，尿量少，最后导致多器官、多功能衰竭，若不及时抢救，就很可能会危及生命。

（3）注意手术后的出血：手术创面大，术中失血量较多，虽然手术结束前经过多次探查和止血，结扎线有时仍会滑脱或血管断裂，可发生意外出血，有时渗血也较多。因此，医护人员必须经常观察引流处的血液，其特点是量少、持续。若引流处的血量多，流速快，就应考虑有无上述的意外出血，必要时，再开始结扎，充分止血。除了直接观察引流处的血量外，应定时测量血压，若血压逐渐下降，提示可能继续出血，如经过输血补液等处理后，血压基本稳定，可能无继续出血。

（4）感染预防：子宫颈癌病属于二类手术切口，手术操作时间长，出血量多，癌症患者免疫力低下、身体抵抗力较差，感染的机会相对较多，术前应严格消毒阴道，术前半小时至 2h 使用抗生素，术后继续预防感染 48 ~ 72h，抗生素一般使用头孢一代或头孢二代，也可选用头孢三代的头孢塞污钠或头孢曲松钠，由于操作涉及阴道，可加用甲硝唑。如已有感染发生，还可根据菌种的敏感性而选用合适和有效的抗生素。

（5）镇痛和安眠：手术后一般均有较严重疼痛，但疼痛的程度与患者的神经类型、精神状态、手术广泛性的程度、技术水平以及手术早期的护理等关系密切。手术后假使有严重的疼痛刺激，可引起机体内物质代谢的紊乱和代谢产物的排泄障碍，导致术后酸中毒，故手术后应用止痛剂。疼痛难忍时，可用盐酸异丙嗪或吗啡，有条件的可使用镇痛泵持续镇痛 48 ~ 72h。同时，患者在术后应有充分的安眠，加快神经细胞功能的恢复、血液和组织的化学及机能状态的改变。睡眠可在大脑皮层机能消耗时起保护作用，使大脑皮层细胞恢复自己的正常活力，又通过大脑皮层与内脏的联系，使内部器官的机能活动正常。

（6）准确计算液体出入量和补液：由于麻醉、失血、创伤、禁食以及感染等原因，术后容易产生体液相电解质的平衡失调和营养吸收障碍。这些变化对人体生理起着根本的改变，可妨碍组织的愈合，对患者全身代谢甚至生命也能发生严重的威胁。因此，术后每天必须准确记录尿、出汗和胃肠减压时吸出的液体出入量，根据每天体液的需要做适当的补液。要求每日所须补充液体的总量，应按机体失水的情况加以决定相调整。

（7）保持保留性导尿管的通畅并注意尿量：保留性导尿管不宜细软或过硬，因为手术后患者的血容量有一短时期处于低水平，有时有血絮状物，特别是插放输尿管导管后有几天血尿，患者手术后几天由于不舒服经常动弹，当导尿管开口处贴在膀胱内壁时，容易堵塞，经常移动一下导尿管，可保持通畅。术后尿液出现红色，表示有血尿，若没有安置输尿管导管而呈血尿时，应检查有无溶血，膀胱或输尿管有无损伤，然后针对情况加以处理。

导尿管一般保留 5 ~ 7 天，第 5 天开始每 3 ~ 4h 分次放尿，以排空和充盈膀胱，进行膀胱锻炼。在导尿管取出后 3h 或 4h，可测定一下残余尿量。残余尿量少于 50mL 时，可认为膀胱能基本正常，超过 70mL 时，表示膀胱功能恢复较差，需继续放置保留性导尿管 5 ~ 7 天。同时，下腹部做持续性热敷和针灸，这样膀胱功能便可慢慢恢复，然后再拔除导尿管。假若膀胱破损经修补或有坏死性输尿管阴道瘘发生时，保留性导尿可相应延长，以利愈合。

（8）腹部胀气的处理。

（9）饮食：根据麻醉的种类视患者消化道的情况而定。

（10）取出引流条：引流条原则上在 7h 内取出，可稍做延长。

（11）伤口处理和拆线：无菌伤口，通常不在拆除缝线之前去干扰它。但假使遇到渗湿、脱落、发热或其他不适情况时，可随时检查。关于拆线的时间，无统一的规定，一般下腹横切口术后 5 ~ 6 天拆除缝线，中下腹纵切口术后 7 ~ 9 天拆除缝线，张力性缝线约在手术后 10 ~ 12 天拆除。感染化脓伤口愈合不良者，宜扩充引流，使分泌物排出通畅，每日更换敷料 1 ~ 2 次。不能再缝合时，待其自然愈合。

（12）出院日期：一般在拆线后，若无异常，就可出院，要定期复查，做好随访工作，特殊情况，也可通信随访，至少要随访 10 年，多则更好。

6. 放射治疗　为宫颈癌的首选疗法，各期宫颈癌均适用，放射范围主要包括子宫颈及受累的阴道、子宫体、宫旁组织及盆腔淋巴结。照射方法一般都采取用内外照射结合，内照射主要针对宫颈原发灶及其邻近部位，包括子宫体、阴道上部及其邻近的宫旁组织（“A”）点。外照射则主要针对盆腔淋巴结分布的区域（“B”）点。目前对早期宫颈癌多主张先行内照射。而对晚期癌，特别是局部瘤体巨大，出血活跃或伴感染者则以先行外照射为宜。

7. 化学治疗　到目前为止子宫颈癌对大多数抗癌药物不敏感，化疗的有效率不超过 15%，晚期患者可采用化疗、放疗等方式进行综合治疗。化疗药物可采用 5– 氟尿嘧啶，阿霉素等进行静脉或局部注射。

五、手术并发症及处理

1. 手术常见并发症及处理

（1）输尿管损伤：输尿管损伤是妇科手术中出现的较为严重的并发症，且容易引起输尿管瘘、隐性肾功能丧失等并发症。发生输尿管损伤时少数可在术中发现，绝大多数则在术后出现症状时被发现。

1）常见的损伤原因：缝扎周边组织引发输尿管屈曲成角，错误切断，错误结扎以及钳挫压等机械性损伤是引发输尿管损伤的主要原因，还有剥离不当破坏输尿管血供致输尿管局部缺血坏死。

2）输尿管损伤的好发部位。

A. 输尿管与子宫动脉交叉处：输尿管在距子宫颈内口水平外 1.5 ~ 2cm；输尿管在子宫动脉下方与子宫动脉交叉，几乎垂直于子宫颈管，向前向内走行。当宫旁组织分离不清或不是紧靠子宫颈钳夹，极易将输尿管缝扎，尤其是当血管钳或结扎线滑脱时，为快速止血而钳夹、缝扎不慎时更易损伤输尿管。

B. 输尿管与宫骶韧带并行段：输尿管下段进入盆底时，最初一小段在宫骶韧带外侧 2cm 处，几乎与宫骶韧带并行。处理宫骶韧带钳夹过多，尤其是阔韧带后叶与宫骶韧带有粘连分离不彻底时，极易损伤输尿管。

C. 输尿管末段：输尿管在子宫动脉下方与之交叉后，走行于膀胱宫颈韧带内，再进入膀胱三角区，长 3 ~ 4cm。当膀胱向下或向两侧推离不充分，在缝扎主韧带时，极易将输尿管末段挫伤或缝扎。

D. 输尿管与骨盆漏斗韧带交叉段：一般较少见，但在高位结扎骨盆漏斗韧带时，处理不慎可将输尿管结扎。

（2）膀胱损伤：妇科手术造成膀胱损伤多见于病变粘连、膀胱位置变异等困难手术，但也有因切开腹膜或分离膀胱不慎造成损伤者，应予重视。

1）常见的膀胱黏膜挫伤：大部分是因为牵拉过重、拉钩过久或导尿管在膀胱内活动过度产生，术中即可出现血尿，但尿量正常，患者无其他症状。血尿多在数小时至 1 ~ 2 天内逐渐转淡至完全正常，无须特殊处理。

2）术后晚期膀胱瘘：术中损伤膀胱肌层未能及时修补，但并未穿透全层，术后导尿管引流障碍，尿液将受损膀胱胀破，多在术后 1 ~ 2 天内出现。牵拉压迫膀胱过度造成局部组织坏死膀胱穿通，多在术后数日内出现。膀胱穿通后由于尿液浸润损伤周边组织，可出现下腹疼痛、血尿并伴有发热，检查时可触及下腹部包块，患者拒按，B 超有助于辅助诊断。膀胱穿通后 1 ~ 2 周内形成膀胱瘘，包括阴道瘘、宫颈瘘及宫颈阴道瘘，继而引发阴道流尿，并且不止，但同时腹痛减轻，体温恢复；妇科检查时在阴道内找到瘘管口可确诊，有时瘘管口太小不易发现，可向膀胱注入亚甲蓝，在阴道内见有蓝色液流出，则可确诊。

3）膀胱肌壁损伤：多因病变粘连严重或病变使膀胱位置变异，在钝性或锐性分离中造成损伤，若损伤全层则立即见有尿液溢出或可见到膀胱中留置的导尿管，则可明确诊断。若诊断不清，则应在导尿管中注入美蓝，如有蓝色液体溢出则可诊断。术中发现膀胱肌壁损伤应予修补。

（3）肠损伤。

1）常见的损伤原因

A. 切口过小术野暴露不清，麻醉不善，不熟悉解剖，分离不当等损伤。

B. 因粘连过重，肠管与生殖器官致密粘连，尤其是直肠窝粘连封闭时，解剖关系改变，在分离肠管时可造成损伤。

2）肠损伤的预防。

A. 术前应详尽了解病情，认真检查，做好肠道造影、肠道清洁等术前准备。

B. 术中应充分暴露术野，完善麻醉，粗暴操作。慎重选择手术方式。对有盆腔手术史、盆腔粘连的患者，应仔细辨别解剖关系，切忌盲目追求小切口及手术速度，不可

C. 在分离粘连严重病例的肠管时，应依据解剖关系进行分离，先易后难，层次分明。对致密粘连的肠管应以血管剪刀沿准备切除的生殖器官一侧逐步进行锐性分离，切忌撕拉或钝性分离，以确保肠壁的完整。

（4）血管损伤。

1）髂血管损伤：在剥离盆腔广泛粘连或转移病灶时，有可能损伤髂总动、静脉，以及髂内动、静脉，造成严重出血。

2）子宫动、静脉及其升、降支损伤

A. 宫颈旁：宫颈两侧主韧带间有子宫动脉降支走行，若结扎不牢靠、止血钳滑脱或者缝针贯穿血管，均会引起出血。

B. 子宫体旁：处理宫旁组织时沿宫旁钳夹切断、缝扎宫旁组织，止血钳松脱、缝扎不牢或过分靠近血管钳，多数会引起出血。

C. 膀胱宫颈韧带：剪开膀胱反折腹膜及膀胱宫颈韧带后，在下推膀胱过程中，若解剖层次不清，盲目剥离损伤膀胱血管丛，易造成出血。

D. 阴道残端：两侧角有子宫动脉降支分出的阴道动脉，若不妥善结扎，将引起出血。

E. 子宫骶韧带：两侧子宫骶骨旁有子宫动脉降支，处理该韧带过分靠近宫颈后唇，会造成组织滑脱出血；若钳夹组织过多过宽，将损伤子宫动脉降支引起出血。

F. 子宫角部：切除子宫前，用血管钳提拉子宫时，可能将宫角夹破，进而引起出血，故钳夹时止血钳应距子宫角 1cm 处，连同圆韧带及卵巢子宫韧带一并钳夹，可避免损伤。

（5）术后阴道残端出血：在宫旁与阴道两侧壁间有静脉丛分布，若术中结扎欠妥，致使血管回缩，即可形成血肿，是术后出血常见部位，又称“出血三角”，应打开腹膜，认清血管并结扎。

术时阴道断端的活动出血处结扎不够牢固或未予结扎造成早期出血；创面感染或缝线过早脱落或者阴道残端缝合不够紧密，致使创口裂开，血管暴露导致中期出血；晚期出血则与局部感染、炎症，过早地进行房事，阴道残端愈合不良，息肉形成甚至创面裂开等因素有关。

（6）其他并发症：常见并发症有发热、泌尿道感染、断端蜂窝组织炎、血栓栓塞和肺部疾患。有关文献报道，偶有并发输卵管下垂进入阴道及卵巢脓肿。

2. 手术前的并发症及其处理

（1）贫血：子宫颈癌容易出血，持续，时间稍久，会引起贫血，有时出血量较多，贫血较重，要求高营养且含较丰富的铁质。先小量多次输血，在需要时中量或较多量地输血。尽快纠正贫血，使患者能适应和耐受大手术治疗。

（2）感染：子宫颈癌患者常有血性和恶性排液，局部易感染。若有畏寒感觉，此时化验血常规，白细胞总数和分类的中性白细胞常偏高，要应用抗生素，控制感染。

（3）血凝机制障碍：有些患者血凝机制在未患病本身就较差，有些是患病后产生影响，不论是哪一种都要治疗，至少需做一下出血时间、凝血时间和血小板计数，否则在手术中的出血和渗血增多。

（4）高血压：很少患子宫颈癌者发病在青年，中、老年较多，往往血压偏高，甚至较高。为确保手术的安全性，术前先治疗高血压，接近正常时再施行手术。若是顽固性高血压，一时降不下来，最好选用子宫颈癌阴道内广泛性根治手术，较为安全。

（5）妊娠：患子宫颈癌者仍能受孕，并发妊娠发病率虽只占子宫颈癌总数的0.9% ~ 7.0%，但由于治疗效果差，其危害性甚大。按照子宫颈癌的转移特点，虽主要是淋巴系统转移，但妊娠时盆腔明显充血，血行旺盛，淋巴系统也增大，因此癌细胞可由淋巴系统及血液循环系统直接蔓延和远端转移回路“进兵”，发展快，预后差。

3. 手术时的并发症及其处理　妇产科领域里，子宫颈癌广泛性根治手术是较大的手术。手术越大，并发症也越多，最常见的是大出血和脏器的损伤。

（1）出血：子宫颈癌腹式广泛性子宫切除术与淋巴结清扫术上自主动脉下段，两侧近盆壁，下至深盆腔。这样大的手术野，有时出血量不可控，处理时不要误伤大血管，不能违反操作规程。

（2）手术易出血的部位。

1）闭孔区：聚集着纵横交叉的血管丛，若血管撕裂，亦可有猛烈的出血，由于在盆腔侧壁深部，止血操作受到限制，宜小心操作。

2）髂内动、静脉末端：此处血管细小，向子宫、膀胱和直肠各有分支，部位深，若撕裂出血，止血困难。

3）髂外血管末端：易出血，若手术粗暴，髂外动、静脉就会断裂，能发生致命出血。

4）主韧带区：此部位有成网交织的状血管，其内侧是子宫旁和子宫颈旁，向外侧盆壁分布，呈扇形，分布面广，血管撕裂时，出血很多，尤其近盆壁处，因盆壁硬度的限制，给止血带来困难。

5）开放尿管隧道处：输尿管进入膀胱部的必经开放尿管隧道处，若隧道不能打开，宫旁组织与阴道壁的组织就取不多，手术便不算成功。但膀胱部的血管丰富，解剖不熟，手法不巧时，出血就很多，往往是小动脉的活动性出血和小静脉渗血的混合性出血，止血也较困难。

（3）止血方法。

1）较大血管的撕裂和断裂：必须立刻修补或再接，因为如对髂外动脉刺激厉害，可能引起不能消除的痉挛，断裂后可发生大出血致死，若对接不佳，能引起该侧下肢坏死。

2）小血管撕裂出血：可结扎止血。如静脉丛的渗血可采用埋藏缝合，无效时，用热盐水纱布交替压迫止血，压迫的时间可稍长，纱布取出后，观察15min，无出血时，才算有效，纱布压迫后，可继续操作别处。有时在深部血管丛的出血，可用干的纱布条或纱布块加压阻塞，腹壁用银线一次缝合，第2天拆去银线取出纱布。可在阴道断端留一个相当大的空隙，纱布条由阴道内缓慢抽出，就不必再开腹取纱布了。此法也可在其他的腹部手术使用。

3）术中易出血的代表区：主要是动、静脉系统分布密集广袤之处，即形成网状处，如闭孔区、主韧带区、输尿管进入膀胱区等。有些小动脉在手术过程出血或渗血的干扰和时间限制下，不易被发现。尸体解剖无出血、渗血的干扰，也无时间的限制，所以能够详细地解剖出来。

4. 手术后的并发症及其处理　子宫颈癌广泛性根治手术在妇产科领域里是最大的手术，因为手术范围广，操作时间长，出血渗血多，因而死亡率亦相应增高，常见的手术后并发症是：

（1）出血：由于手术中出血多，渗血多，虽然手术结束时，经探查过已基本止血，但有时凝血机制继发性失调或结扎线脱落，可发生继发性出血。在正常情况下，24h引流出的血水为50 ~ 100mL。若手术后2h引流出的血量多且快，就要考虑有继发性出血而要采取阴道内填塞纱布、下腹加沙袋、输血等措施。若无效，只有打开创口，重新止血，确保患者安全。

（2）原发性心力衰竭和呼吸障碍：由于手术出现代偿功能障碍而引起的发热、呼吸困难、皮下静脉紧张等症状，但是血压并不下降。可应用毒毛旋花子甙K，停止输血、输液，即可好转。其症状是呼吸浅表、频繁，应及时用山梗菜碱或尼可刹米注射，必要时人工呼吸，或请内科协助处理。

（3）休克：手术中会发生休克，甚至可持续到手术后，形成继发性休克。也有在手术中未发生休克，而在手术后发生的。在手术中延至手术后或者在手术后短时间内发生的休克，基本上是属于失血性休克，一般情况下，当血容量减少 35% 就会出现休克。

（4）水、电解质平衡失调：术前和术中的补液及输血等，患者的水、电解质会出现一定的平衡失调，纠正水、电解质平衡，应先考虑造成水、电解质平衡失调的主要因素，如麻醉、创伤、失血、禁食、感染、营养障碍等。故术后所计的出入量，包括尿、汗、胃肠减压吸出的液体，都要非常准确，才能根据需要进行补液。一个健康人每日需液量至少为 1 500mL，禁食期间每 24h 可静脉滴注 5% 葡萄糖水等液体约 3 000mL，手术大、天热时，可适当增加。手术后 1 ~ 2 天，身体里的电解质常有潴留现象，最好比验一下每天所需钾、钠等电解质的毫克当量而加以调整。

（5）手术后病率：机体受到大手术的干扰，大面积的创伤，血液被机体吸收的反应等。故在手术后 24h 患者的体温较平时为高，要预防感染，防止其他病理的发生。

（6）感染：手术后的感染有两大类：①外来性的：通常是由于污染所致，如术后常见感染的急性病原菌链球菌、葡萄球菌、大肠杆菌等；②内在性的：就是机体内部早有病原潜伏，由于机体的免疫力等因素或抵抗力、过敏、条件反射等，未引起病发。假使感染蔓延、恶化，就可波及全身，发生败血症。有时和出血的后果一样，可引起弥漫性血管内凝血（DIC），这些都可引起死亡。癌肿患者在手术后引起感染的机会是很多的，因为手术大，创面深，时间长，癌组织蕴藏着毒力强的病原菌，淋巴系统中也会有一定数量的细菌，淋巴道的细菌，可因手术的分离而散布。

（7）尿潴留：尿潴留是子宫颈癌广泛性根治手术常见而顽固的并发症，是和局部彻底性成正比的，特别是阴道壁切除越多，尿潴留发病愈高。造成尿潴留的原因有多种，其中有单一因素，也有综合性因素。

1）神经系统功能失调：为了广泛性切除子宫，切除部分阴道和子宫旁结缔组织必须游离膀胱，避免损伤和切断膀胱副交感神经及其纤维，减小损伤范围，数日内即可恢复。

2）膀胱后屈：子宫被广泛切除，阴道壁也部分切断，宫旁组织亦大块切除，膀胱失去支撑而后屈，倒向直肠陷窝，造成膀胱底部和尿道后段之间形成锐角，以致尿液积聚在膀胱难以外排，形成尿潴留。

3）体位关系：患者常是仰卧位的，不习惯在病床上解小便。

4）精神因素：手术后精神紧张，局部伤口刺激膀胱括约肌痉挛。

5）酸中毒：因手术后禁食引起酸中毒，氢离子指数发生改变，尿液浓缩而致尿潴留。

6）麻醉：有些患者对麻醉特别敏感，麻醉后神经系统中毒，神经活动机能暂时失调，排尿反射受到障碍引起尿潴留。

（8）尿道括约肌闭锁不全：因为术前和术后较长期的插放橡皮导尿管的影响，在术后有发生后遗性尿道括约肌闭锁不全的可能性，一般可尝试热敷或超短波疗法。

（9）肠麻痹和便秘。

1）肠麻痹：手术后肠麻醉的主要症状是肠胃充气，它是手术时对腹膜肠管本身的刺激而引起的反射性肠麻痹和肛门括约肌痉挛的结果。盆腔神经除子宫、膀胱的分枝外，尚有到肠胃的分枝，肠壁内神经的直接损伤亦能发生肠麻醉。由于肠麻痹，肠胃道的分泌与吸收机能发生障碍，肠道内发酵和腐败作用增加肠内气体的形成，因而改变了肠道的消化作用，气体难以排出，引起严重的胃肠充气。患者在手术后长期静卧或吃过分易于消化的食物，对肠道的生理功能缺少刺激，可增加和延长已存在的肠麻痹。处理肠麻痹首先在于预防，手术前调理肠胃，做好手术前的准备工作。手术中除了尽量勿干扰肠胃外，先用温生理盐水纱垫遮盖保护好肠胃，再轻轻推移暴露手术野。除非病灶波及后宫颈，一般是不切除直肠表层的，尽量保留不损伤分布直肠的神经。调整电解质的平衡，尤其是钾和钠的平衡，调整饮食，床上翻身活动和早期离床活动，配合针灸疗法，可使肠麻痹逐渐恢复。

2）便秘：手术后的便秘有些原因是与肠麻痹相同的，主要是手术降低了患者的抵抗力，干扰了肠胃系统的生理功能，影响了水、电解质的平衡等。有些患者手术前就有习惯性便秘，手术后会继续发生。治疗上比肠麻痹容易，有的纠正水、电解质平衡，生理盐水清洁肠，服用轻泻剂，即可奏效。

（10）淋巴囊肿：关于淋巴清扫是否要结扎淋巴管的问题，较大的淋巴管是要结扎的，由于大块的分离以清扫淋巴结，故小淋巴管特别是微淋巴管不易发现，没有必要寻找结扎，应尽量缩短手术时间。关键问题要引流通畅，所有的渗血、淋巴渗液和多余水分，均要通畅无阻地引流出来，就不会形成淋巴囊肿。

（11）栓塞性静脉炎：手术后发生栓塞性静脉炎的可能性不大，但因为手术时间长，静脉系统受压迫，有时亦会引起栓塞性静脉炎。主要症状是下肢水肿，呈白色，故又名“白腿”。处理时可抬高患者患侧的下肢约 38cm，局部使用湿热敷，透热电疗或用神灯照射，配合针灸和抗生素等，一般很快即可恢复。

（12）腹直肌分离：中老年妇女的腹壁脂肪本来就多，腹壁松弛，假使手术的分层缝合不好或脱线，手术后经过一短时期就会类似于有些分娩后的妇女，发生腹直肌分离；术后患者没有经过很好的休息，就从事转动，特别是进气的劳动，也可诱发腹直肌分离。腹直肌分离进一步发展，则网膜肠管顶着腹膜等腹部组织向外鼓出，患者经常有下坠疼痛感。

六、预防

（一）普查预防

子宫颈癌的预防措施有两方面，一是进行子宫颈癌的普查，使子宫颈癌的患者得到早期发现和早期治疗，可提高治愈率，降低死亡率；二是对子宫颈癌的病因预防，消除致癌和促癌因素，以减少子宫颈癌的发生。

1. 子宫颈癌的普查　是指某地区内在一定年龄范围的妇女中进行防癌检查，通过普查能够早期发现、早期诊断和早期治疗子宫颈癌患者，并掌握各地子宫颈癌的患病动态变化分布情况，以及发现子宫颈癌发病的有关因素，为研究发病学提供线索。

（1）发现早期患者：早期子宫颈癌一般无症状或有很轻微的症状，尚不足以引起患者注意，因此多数是在普查中发现的。来医院就诊的大多数已是中、晚期子宫颈癌患者。

（2）提高治愈率、降低死亡率：早期子宫颈癌，无论采取手术或放疗效果都很好，逐渐连续防癌普查，使大部分子宫颈癌患者获得早期诊断，可大大减少浸润癌和晚期癌的发生率，使治愈率大大提高，死亡率不断降低。

（3）为防治工作提供依据：对某地区抽样普查，初步确定该地区子宫颈癌的患病率，同时通过肿瘤的普查，能明确各地区各种肿瘤的患病率和子宫颈癌所占的比例，为该地区确定防治的重点肿瘤提供依据。

（4）对子宫颈癌病痛原因的研究：研究各地子宫颈癌的发病率，了解子宫颈癌在地区及不同人群中存在的差异，进一步研究子宫颈癌与种族、特殊宗教习惯及环境等因素的关系。对子宫颈癌的普查还能提示与子宫颈癌其他有关的因素，如子宫颈癌与婚产等因素的关系。

（5）检验防预措施的效果：普查还能检验防癌措施的效果，发现子宫颈炎与子宫颈癌关系密切，积极治疗子宫颈炎，其防癌效果在普查中已得到验证。

2. 普查的步骤和方法　由于普查工作量很大，要在较短的时间内，用较少的人力、物力完成这项任务需要在各级党组织的领导，依靠群众，全面落实，统筹安排，才能确保防癌检查工作的顺利完成。

选择适宜的普查地点和对象后，开始实施普查，肿瘤普查常分为三个阶段：准备阶段，普查阶段，总结阶段。

（1）准备阶段。

1）组织普查领导机构，由领导干部、卫生专业人员、群众代表等组成。其任务是：a. 领导普查工作，贯彻执行党的方针政策，帮助和指导解决普查中遇到的实际问题；b. 确定防癌普查方案，制定各种统计表格和普查卡片；c. 检查和总结普查情况。

2）宣传教育：采用不同形式，综合利用各种宣传工具，清晰阐述肿瘤普查的意义，普及肿瘤知识，提高群众对肿瘤的认识，使群众自觉开展防癌普查行动。

3）建立普查班子，培训有关人员，普查中要全面完成各种项目，具体问题具体分析。

（2）普查阶段。

1）统计普查地区的人口资料：这项工作是进行肿瘤统计的基础，必须详细收集地区人群相关信息，统计普查地区的自然人口和应查人口，检查人口的标准，可根据具体情况而定，对子宫颈癌可考虑 30 岁到 60 岁，如条件允许，可考虑到所有已婚妇女。

2）临床检查。

A. 详细准确采集病史，询问有关子宫颈癌的症状，如白带的量和性质，有关接触性出血和阴道不规则流血等，完整记录包括初潮年龄、月经周期、持续天数、月经量、颜色、月经期前后的症状、末次月经和停经日期、初婚年龄、婚次、初产年龄、妊娠和分娩次数、流产史和难产史，配偶年龄、健康与否、有无包茎及性生活情况，以及个人的经济、卫生、文化教育程度、家族肿瘤史等。

B. 体格检查：按系统、部位依次进行，注意锁骨上和腹股沟淋巴结，注意外阴有无白斑、囊肿，子宫颈有无撕裂伤、糜烂、息肉，子宫体大小以及位置，附件及宫旁组织情况。

C. 特殊检查。

a. 阴道镜：检查应用于临床已 50 多年，作为子宫颈癌的早期诊断方法近几十年来已经广泛被重视，阴道镜检查子宫颈癌的符合率高，如果与阴道细胞学合并应用时，符合率更为提高，普查中对可疑病例做此项检查，有助于诊断和指导活检。

b. 阴道细胞学检查：对已婚适龄妇女，都应行子宫颈刮片，用巴氏染色或苏木素－伊红染色，按 5 级分类法诊断，如涂片 4 级或 5 级的患者都应做活检确定诊断。阴道细胞学检查操作方便，符合率高，适合于大规模普查，能早期发现子宫颈癌，是一种接近理想的方法。

c. 病理检查：任何可疑病均需活组织检查，以肯定诊断。临床确诊的宫颈癌也均应有病理检查证实。早期子宫颈癌肉眼不能发现时，可借助于碘试验、组织脆性试验或阴道镜直视下采取标本，以提高活检阳性率。

d. 其他：条件允许时可采用荧光显微镜检查、子宫颈表面涂色等方法。

（二）病因预防

1. 加强宣传教育，普及肿瘤常识 做好子宫颈癌的预防工作，充分利用发动群众力量，开展多种多样的宣传教育，普及子宫颈癌基础以及相关知识，增强体质，提高健康水平。动员女性积极参加子宫颈防癌检查，重视癌前疾病的治疗，发现症状后应及时处理，及早就医。同时也要解除女性的恐癌心理，树立战胜肿瘤的信心。在健全基层卫生机构的同时，建立一个自上而下的各级肿瘤防癌网，负责肿瘤防治的各项工作和经验交流，推动本地区的肿瘤防治工作。

2. 一般的预防措施

（1）提倡晚婚、优生优育：早婚妇女中子宫颈癌的患病率较高，发生年龄也相当早，通常 20 岁以前结婚的妇女，比 20 岁以后结婚的发生子宫颈癌的可能性约高一倍。我国提倡晚婚，对预防子宫颈癌有一定意义。

（2）保持性生活卫生：影响子宫颈癌发生率的重要因素是性生活，大部分几乎都发生于已婚妇女人群，早婚和性生活混乱的妇女发病率尤高。应注意保持性生活卫生，月经期及产褥期严禁性交，如发生，必须避免性交过频，保持外生殖器清洁，注意月经期卫生。

（3）定期检查：对 25 岁以上的已婚妇女，有条件者争取每年进行一次全面妇科检查，并做阴道细胞学涂片，以便于发现癌症，及时治疗癌前期病变。女性如发现有接触性出血、白带异常等症状，应立即就医。医院的妇科门诊对 30 岁以上的妇女常规做阴道细胞学检查，以发现早期子宫颈癌。

3. 积极防治与子宫颈癌有密切关系的疾病

（1）积极治疗性传播疾病，30 岁以上的妇女初诊均应常规做宫颈刮片或液基细胞学检查和人乳头瘤病毒（HPV）检测，早期发现及诊治宫颈上皮肉瘤样病变患者，阻断宫颈浸润癌的发生。

（2）积极治疗子宫颈慢性疾患：子宫颈慢性炎症与子宫颈癌有一定关系，是最常见的妇科疾病。

（3）子宫全切术代替子宫次全切术：由于一些良性疾患需要进行子宫切除术的患者，特别是术后无条件随访复查者，可以行子宫全切除术。

（4）切除过长的阴茎包皮，既可以达到预防阴茎病的目的，又能减少子宫颈癌的发病概率。子宫颈癌尽管其病因复杂，但是只要认真贯彻“预防为主”的方针，长期坚持，根据已了解的发病因素，采取相应预防措施，提倡计划生育、晚婚晚育，积极防治子宫颈癌等妇女疾病，坚持肿瘤普查，就能降低患病率。

第二节　子宫内膜癌

一、概述

子宫内膜癌又称子宫体癌，是指子宫内膜发生的癌，是发生在子宫体内层的一种恶性肿瘤，较为常见。子宫内膜癌占女性生殖系统恶性肿瘤的 20% ~ 30%，为女性生殖道常见三大恶性肿瘤之一，多发生在 60 岁以上绝经期的老年妇女，近年来发生率有上升趋势，排在女性生殖器官恶性肿瘤前列。

二、子宫内膜癌组织学基础

1. 肉眼观察　病变多见于子宫底部内膜，尤以两侧宫角部位更常见。依其病变形态和范围分为两种：

（1）弥漫型：癌组织波及大部或全部子宫内膜，可见菜花样物，自内膜层长至宫内，甚至充满宫腔并脱出子宫颈管口之外。癌组织呈灰白或淡黄色，表面有出血、坏死，晚期侵犯肌层并扩散至宫颈管时，可能阻塞宫颈口引起宫腔积脓。

（2）局限性：癌灶局限子宫腔一小部分（底部或其他部位），常见小息肉样突起，表面伴有溃疡，容易侵蚀肌层。

2. 显微镜观察　子宫内膜癌的组织学分类比较杂乱，1988 年国际妇科病理学会提出新的分类方法。

（1）腺癌（adenocarcinonma）：占 80% ~ 90%，镜下见内膜腺体明显增多，大小不一，排列紊乱，腺体之间呈背靠背现象；癌细胞较大，形态不规则，核大深染，可见较多核分裂象；间质少，有少量淋巴细胞浸润；分化差的腺癌，腺体结构消失，常为实性癌块。

（2）腺角化癌（adenoacanthoma）：又称腺棘皮癌，镜下主要特点是腺癌组织中含有成熟分化好的良性鳞状上皮。

（3）腺鳞癌（adenos-squamouscardnoma）：包括腺癌和鳞癌两种成分。多数为分化差的腺癌，鳞癌细胞核异型明显，核分裂象多。

（4）浆液性腺癌：又称乳头状浆液性腺癌，癌组织以复杂分支的乳头状结构为主，与卵巢浆液性乳头状腺癌相似，其乳头表面可见成簇的上皮细胞“出芽”和散在成团的游离细胞。此型易早期发生淋巴管转移，预后差。

（5）透明细胞腺癌：肿瘤主要由两种细胞组成：一种为透亮细胞，大而规则，多呈乳头状或小管状排列，胞浆透亮，糖原染色（PRS）阳性，核大、深染，核仁明显；另一种为鞋钉样细胞，胞浆少，核大，畸形并突向腺腔内。

（6）鳞状细胞癌：子宫内膜原发性鳞状细胞癌很少见，其发生可能与腺上皮鳞化有关，或直接来源于子宫内膜柱状上皮与基底膜之间的储备细胞，此型预后不良。

三、病因及病理学

（一）病因

子宫内膜癌的发生与雌激素过高或长期刺激、子宫内膜增生过长、肥胖体质、绝经推迟与晚绝经、遗传等因素有关。子宫内膜癌有弥漫型和局限型两类。前者累及宫腔内膜的大部，但侵入肌层者少见；后者主要为局灶型增生，有时呈息肉样，常深入肌层。癌组织呈灰黄色或灰白色，脆弱易碎。癌细胞的分化程度与癌的恶性度及对放射的敏感度成反比，即分化越低，恶性度越高，对放射治疗的敏感也越高。

（二）病理分析

1. 癌前病变　子宫内膜癌的癌前病变称为子宫内膜上皮内瘤样病变 EIN，EIN 是一组病变的统称，包括子宫腺瘤型增生过长伴细胞不典型及子宫内膜原位癌。

根据细胞不典型程度，内膜不典型增生过长分轻、中、重 3 度，分度的标准为：内膜一上皮下 1/3 细胞不典型增生为轻度；内膜上皮下 2/3 细胞不典型增生为中度；超出上皮下 2/3，几达上皮全层细胞不典型增生为重度。

EIN 分为 3 级：

EIN Ⅰ级：腺瘤型增生过长伴细胞轻度不典型。

EIN Ⅱ级：腺瘤型增生过长伴细胞中度不典型。

EIN Ⅲ级：腺瘤型增生过长伴细胞重度不典型及内膜原位癌。

2. 病理表现

（1）弥漫型：起病时子宫内膜大部或全部为癌组织侵犯，病灶为不规则菜花样突出于子宫腔。癌变广泛累及子宫内膜，但较少浸润肌层，晚期可侵犯肌肉全层并扩展至宫颈管，导致宫腔积脓。

（2）局限型：癌灶局限子宫腔的一部分，多见于子宫底或宫角，后壁多于前壁，呈息肉或小菜花状。局限型癌灶易侵犯肌层，晚期可扩散于整个宫腔。

3. 组织学　占 80% ~ 90%。依据细胞分化程度，可分为 3 级：Ⅰ级为高分化癌；Ⅱ级为中分化癌；Ⅲ级为低分化或未分化癌。

4. 手术 – 病理分期

Ⅰ期：

Ⅰ a 期：肿瘤无浸润或浸润深度≤ 1/2 肌层。

Ⅰ b 期：肿瘤浸润深度至 1/2 肌层或以上。

Ⅱ期：

Ⅱ a 期：宫颈黏膜腺体受累。

Ⅱ b 期：宫颈间质受累。

Ⅲ期：

Ⅲ a 期：肿瘤累及子宫浆膜和（或）附件和（或）腹腔细胞学阳性。

Ⅲ b 期：阴道和（或）宫旁转移。

Ⅲ c：盆腔和（或）腹主动脉旁淋巴结转移。

Ⅲ c1 期：患者盆腔淋巴结转移。

Ⅲ c2 期：患者腹主动脉旁淋巴结受累，以此来反映子宫内膜癌患者淋巴结肿大的不良预后。

Ⅳ期：

Ⅳ a 期：肿瘤侵及膀胱和（或）直肠。

Ⅳ b 期：远处转移，包括腹腔内转移和（或）腹股沟淋巴结转移。

四、诊断

1. 病史　老年、肥胖、绝经延迟或不育以及家族有肿瘤病史。

2. 症状与体征

（1）阴道出血：多为不规则出血，量一般不多，大量出血者少见。绝经后的妇女可表现为持续性或间歇性出血，尚未绝经者可表现为月经量增多、经期延长或经间期出血。年轻患者可有月经过多或月经前后出血。

（2）阴道排液：早期白带增多，黄色水样，有时血性，当癌灶溃烂感染时，浆液性或浆液血性白带，晚期并发感染呈脓性或脓血性白带，有恶臭味。

（3）疼痛：早期可有下腹阵发性疼痛，是由癌组织或血块刺激子宫而引起宫缩所致。在晚期，当癌瘤侵犯周围组织或压迫神经时出现下腹及腰骶部疼痛，并向下肢及足部放射。若病灶侵犯宫颈，堵塞宫颈管导致宫腔积脓时，可出现下腹胀痛及痉挛样疼痛。

（4）宫腔积脓：当颈管被癌组织堵塞或因年老宫颈萎缩闭锁时，脓液积聚子宫腔而成积脓，此时宫体增大伴有腹痛、体温增高等症状。

（5）子宫体有时可增大：年老妇女宫体本已萎缩，故子宫增大往往不明显，有时宫颈管开放，可触及息肉状赘生物，若蔓延至宫颈时，则宫颈较硬而大，子宫旁有浸润时，局部有增厚感。

（6）全身症状：晚期可伴全身症状，贫血、恶病质、消瘦、发热及全身衰竭等。

（7）绝经过渡期功血：以月经紊乱如经量增多、经期延长及不规则阴道流血为主要表现。妇科检查无异常发现，应做分段诊刮活组织检查确诊。

3. 辅助检查

（1）诊断性刮宫：为确诊的可靠方法。对于年龄较大而有不规则子宫出血者，或细胞学图片有腺癌可疑者，或有其他疑似症状的患者，在进行治疗前均应做刮宫术。

（2）细胞学检查：从阴道后穹隆或颈口吸收分泌物做涂片寻找癌细胞，阳性率不高。

4. 鉴别诊断

（1）更年期功血：主要表现为月经紊乱，盆腔检查无异常，与内膜癌的症状及体征相似，应先行分段性诊刮，明确诊断后对症处理。

（2）老年性阴道炎：也有血性白带，检查阴道壁充血或黏膜下散在出血点。内膜癌患者的阴道壁正常，排液来自宫颈管。

（3）子宫黏膜下肌瘤或内膜息肉：多表现为月经过多或经期延长，借助 B 超、宫腔镜等不难鉴别。

（4）子宫颈管癌、子宫肉瘤：均有不规则阴道出血及排尿增多。子宫颈管癌病变在宫颈管内，宫颈管扩大。子宫肉瘤病灶多在宫腔内，子宫增大。借助分段诊刮、宫颈活检等不难鉴别。

（5）原发性输卵管癌：典型症状为阴道排液、阴道出血和下腹疼痛。该病宫旁可扪及包块，诊刮阴性，而内膜癌宫旁一般不能扪及包块，诊刮阳性。B 超检查有助于鉴别。

五、治疗

早期宫体癌以手术治疗为主，亦有采取手术与放射结合治疗。晚期则一般采用综合疗法，如放射治疗、激素治疗及中西医结合治疗等。

1. 放射治疗　单纯放疗适用于晚期或有严重的全身疾病、高龄和无法手术的病例，术后放疗用于补充手术的不足及复发病例。在大多数西方国家常采用先放疗，然后进行全子宫及双侧附件切除术及选择性盆腔和腹主动脉旁淋巴结切除术的方法。腔内放射包括宫颈腔内放射、宫腔填充法腔内治疗、后装法腔内放射 3 种方法。腔内照射可在术前进行，以利于手术的成功，可减少复发，提高 5 年生存率。近代研究表明，术前先行腔内放疗，2 周内切除子宫者，36% 已无残余癌；8 周后手术者，59% 无残余癌。无残余癌患者 5 年复发率为 3.8%，有残余癌者为 19.2%。又有研究指出，Ⅰ期癌单纯手术 5 年存活率为 69.5%，术前腔内放疗组 5 年存活率为 93.75%；单纯手术组复发率为 51%，术前放疗组为 6.97%。此外，腔内照射亦可在术后进行，主要针对病变累及宫颈或阴道切缘残端，最好在术后 3 ~ 4 周辅以阴道内放射。

2. 化学治疗　子宫内膜癌的化疗主要适宜于晚期或复发、转移的患者或作为高危患者手术后的辅助治疗，如低分化肿瘤，肿瘤侵犯至深肌层、盆腔或主动脉旁淋巴结阳性者，以及一些恶性程度极高的病理类型的肿瘤。

（1）单药：卡铂（CBP），300 ~ 400mg/m^2，第 1 天，快速静脉滴注，溶于 5% 葡萄糖液 20mL。

（2）PA 方案：顺铂（DDP），50 ~ 60mg/m^2，静滴，第 1 天，溶于生理盐水 200mL 中；EPI（表阿霉素），50mg/m^2，静滴，第 1 天，每 3 ~ 4 周重复 1 次。

（3）VP-16+DDP+5-Fu 方案：VP-16，80mg/m^2+ 生理盐水 500mL，静滴，第 1 ~ 3 天；DDP，35mg/m^2+ 生理盐水 30mL，静注，第 1 ~ 3 天；5-Fu（5- 氟尿嘧啶），600mg/m^2+5% 葡萄糖液 500mL，静滴，第 1 ~ 3 天，每 3 ~ 4 周重复 1 次。

（4）AEP 方案：VP-16，75mg/m^2 +生理盐水 500mL，静滴，第 1 ~ 3 天；DDP，20mg/m^2+ 生理盐水 30mL，静注，第 1 ~ 3 天；EPI（表阿霉素），50mg/m^2，静滴，第 1 天，每 3 ~ 4 周重复 1 次。

（5）TAX+DDP 方案：TAX（紫杉醇），175mg/m^2+5% 葡萄糖液 500mL，3h 静滴完；DDP，75mg/m^2+ 生理盐水 30mL，静注，第 1 ~ 3 天。静脉注入，第 2、3 天，每 3 ~ 4 周重复 1 次。

（6）TAX+CBP 方案：TAX（紫杉醇），135 ~ 175mg/m^2+5% 葡萄糖液 500mL，3h 静滴完，第 1 天；卡铂（CBP），ACU4-5+5% 葡萄糖液 500mL，第 1 天，静脉滴入，第 2 天，每 3 ~ 4 周重复 1 次。

3. 激素治疗　对晚期癌、癌复发患者，不能手术切除的病例或年轻、早期患者要求保留生育功能者均可考虑孕激素治疗。

（1）孕激素：正常子宫具有较丰富的雌激素受体（ER）和孕激素受体（PR），能分别识别雌激素和孕激素，与其结合后发挥生物效应。子宫内膜癌为激素依赖性肿瘤。但受体含量较正常内膜低，且肿瘤分化程度越差，临床期别越晚，受体含量就越低。公认激素受体含量与预后和治疗选择有重要关系：受体含量低者，肿瘤复发高，生存期短、预后不良、死亡率高，对孕激素治疗反应差，对细胞毒药物反应好；反之，受体含量高者，肿瘤分化好，生存期长，预后好，适宜孕激素治疗。据报道，受体阳性者，治疗有效率分别为：ER 阳性者 50% ~ 60%，PR 阳性者 70% ~ 80%，两者均阳性者为 80%；未做受体检测者则为 30%。

在孕激素作用下，子宫内膜癌细胞可以从恶性向正常内膜转化，直接延续脱氧核糖核酸和核糖核酸的合成，从而控制癌瘤的生长。孕激素还可增强癌细胞对放疗的敏感性，使早期患者肿瘤缩小、消失或分化好转。

（2）抗雌激素药物：近年报道，雌激素拮抗剂三苯氧胺（TMX）对原发性肿瘤为雌激素受体阳性的复发病变有效，或当孕激素治疗失败时，应用此药有效。氨鲁米特是一种作用于中枢神经系统的药物，除有镇静作用外，还能抑制肾上腺，从而抑制外周组织芳香化酶的产生。

4. 手术治疗

（1）分期程序：腹部正中直切口，打开腹腔后立即取盆、腹腔冲洗液或腹腔积液进行细胞学检查，然后仔细探查整个腹腔内脏器。网膜、肝脏、结肠旁沟和附件表面均需检查和触摸任何可能存在的转移病灶，然后仔细触摸腹主动脉旁和盆腔内可疑或增大的淋巴结。在开始手术前先结扎或钳夹输卵管远侧端以防在处理子宫及附件时有肿瘤组织流出。切除子宫后，应该在手术区域外切开子宫以判断病变的范围。

（2）常用术式：有常规全子宫切除术、次广泛式子宫切除术或称扩大的子宫切除术以及广泛式子宫切除术或根治性子宫切除术 3 种，现各简介如下：

1）常规全子宫切除术：即单纯全子宫双附件切除术。适用于 I 期的早期内膜癌。由于内膜癌绝大多数为早期病例，所以此手术为内膜癌中最常应用的手术。

为了预防阴道断端由于术时瘤细胞种植而复发，可在术前先将宫颈口缝合或用钳夹紧。术中为了避免瘤细胞挤入腹腔，切除子宫前可先将两侧宫角夹紧并用丝线将伞端扎住。术时尽量避免挤揉子宫。由于卵巢转移比较多见，故双侧附件切除一般均列为常规。

主要手术步骤如下：

A. 暴露腹腔后，如有腹腔积液取 60 ~ 100mL，标本送细胞学检查，找寻癌细胞。如无腹腔积液可做盆腹腔冲洗液的细胞学检查。

B. 探查腹盆腔。

C. 如决定行单纯全子宫双附件切除术，则可按下述步骤进行：

切断结扎双侧圆韧带，缝扎外侧端圆韧带的头保留，以备悬吊用。

切断结扎双侧漏斗韧带，以三把带齿弯钳并排夹住骨盆漏斗韧带。夹时应贴近卵管卵巢侧，剩下足够的韧带，以免切下的断端过短易致其中血管滑脱形成血肿。在近卵管、卵巢两钳间切开，用粗丝线贯穿缝扎，断端用中号丝线缝扎一道加固。

打开膀胱腹膜反折下推膀胱。

切断结扎双侧子宫动脉。

切断结扎双侧主韧带及宫骶韧带。

游离宫颈外口旁及阴道穹隆两角组织，钳夹阴道角。

检查断端无出血及渗血，缝合后腹膜致腹膜化。用盐水冲洗盆腔，逐次关腹。

2）次广泛式子宫切除术：适用于隐匿型 I 期内膜癌。此种手术不同于一般子宫切除术的要点是将子宫动脉在输尿管外侧切断结扎，然后将输尿管向下游离 5 ~ 6cm 的一段，将膀胱下推，如此在切除子宫的同时可切除一部分宫旁组织及 2cm 的阴道穹隆部分。此种手术稍延长手术时间，操作难度和创伤增加不多，术后形成输尿管瘘者极少。

1972 年 Milton 比较常规子宫切除术和次广泛切除术的 5 年生存率，前者为 75.7%，后者为 91.4%，认为次广泛切除有助于降低术后复发率。

3）广泛式子宫切除：也称根治性子宫切除术。此种手术包括广泛性子宫切除及盆腔淋巴结清除术。

A. 范围：切除全子宫、附件、宫旁组织、阴道上段及盆腔淋巴结，包括髂总、髂外、髂内、闭孔及腹股沟深组淋巴结。此手术适用于肉眼Ⅱ期患者或组织学分化不良（G3）者。

B. 手术要点。

暴露输尿管，剪开阔韧带后叶及侧腹膜，于腹膜后游离输尿管并牵拉至侧方。

切除髂总、髂外、髂内、闭孔及腹股沟深组淋巴结等。

子宫动脉于髂动脉分出处结扎。

清扫直肠侧窝及膀胱侧窝。

打开输尿管隧道，游离下段输尿管。

六、预防

（1）保持正常的精神、心理状态，合理营养。

（2）及时治疗月经失调等疾病。

（3）正确掌握使用雌激素的指征，更年期妇女使用雌激素替代治疗时，应在医生指导下加用孕激素，以对抗雌激素的作用。

（4）加强防癌意识，定期进行防癌检查。高危人群，尤其是更年期妇女，月经紊乱或绝经后出现不规则阴道出血时，应及时去医院检查，先排除子宫内膜癌，然后再根据情况做其他治疗。

（5）大力加强防癌知识宣传，定期开展防癌普查。

（6）注意家族史等高危因素，建立病案；更年期妇女出现月经紊乱或经前后出现不规则阴道出血者，首先排除内膜癌。

（7）对 40 岁以上妇女应定期做妇科检查，尤其是绝经后妇女有不正常的阴道排液增多或不规则的阴道流血时，应立即就诊。

（8）平时应注意控制饮食和体重，控制外源性雌激素药物的剂量，尤其应避免长期应用。对于不孕、肥胖并患有高血压、糖尿病的妇女，应提高警惕。

（9）对更年期综合征、功能性子宫出血患者，应使用雌激素治疗，以免用药不当引起子宫内膜过度增生。对于已经出现子宫内膜增生的患者，宜及时应用孕激素。

（10）密切随访及治疗子宫内膜癌的前期病变，尤其是腺瘤样增生及不典型增生，以防癌变。

（11）无论是手术、放疗、化疗或综合治疗后的子宫内膜癌患者均需密切随访，定期检查，发现异常及时处理。

第九章

女性不孕症

不孕症虽然不是致命性的疾病，但是一种特殊的生殖健康缺陷，不同于其他疾病，由于其生理、心理因素并存，可造成个人身心痛苦、夫妻感情破裂、家庭不和等社会问题。近年来，随着生活节奏加快、环境污染、饮食结构改变以及人们生育观念变化，不孕症的发病率有所上升。

第一节 概述

一、定义

我国对不孕症的定义是：婚后两年，同居，有正常性生活，未采取任何避孕措施而不能生育。对女性单方面而言，不孕是指不能妊娠，不育是指虽有怀孕但无足月分娩。对男性来讲统称为不育症。上海纺织系统1989年的资料表明，婚后1年的初孕率为87.7%，2年的初孕率为94.6%，3年的初孕率仅上升1.9%，故既往我国将不孕症定为婚后2年不怀孕，但婚后1年不孕超过5%患者为真正不孕，即应当引起关注。世界卫生组织在1995年编写的《不孕夫妇标准检查与诊断手册》中规定不孕的诊断年限定为1年。

二、发病率和患病率

发病率是指结婚满1年时的妇女患不孕症所占的比率。患病率是指在育龄人群中（22 ~ 40岁）不孕症患者的比率。北京宣武医院于1986年调查343 109对已婚育龄夫妇，患病率为1.6%。上海纺织系统1989年的调查显示患病率为1.7%，发病率为5.2%，1989年大连地区调查显示患病率为1.01%。不孕症的发病率及患病率在各国有很大差别，与社会发展、民族习俗、文化卫生等因素有关。2007年的文献报道显示全球不孕症发病率升高，最高的是北欧为16.7%，最低的是澳洲为3.5%，我国上海地区为9.3%。

三、不孕症患者的心理分析

一项对来自全国各地不孕症患者的来信研究显示，所有患者都盼子心切，46.3%患者心理压抑，13.0%夫妇关系受到影响，7.6%患者甚至想自杀。

四、不孕症治疗中应该注意的事项

除了药物及助孕技术治疗外，应注意下列几个方面。

1. 有关生殖的科学认知　仍有一部分患者有迷信思想，各处烧香拜佛，或信购偏方药品。因此必须进行宣教，使广大群众了解不孕症治疗的相关知识。

2. 医务工作者对生殖医学的认识　医务工作者必须严格掌握辅助生殖技术应用指征，并认识其中所涉及的伦理学和法律学的问题。

3. 治疗中应重视心理治疗　咨询应从伦理学、社会学角度出发了解患者的经济情况，家庭及社会地位，了解患者的思想顾虑，减轻他们的压力。

第二节　正常受孕过程

女性生殖器官包括内、外生殖器官，内生殖器包括阴道、子宫颈、子宫体、输卵管和卵巢。卵巢有产生卵子及性甾体激素的双重功能。育龄妇女卵巢每个月排一个卵，也有一个月排两个及以上的卵。正常女性月经周期为（28 ± 7）天，排卵的日期约在下次月经来潮前的第 14 天。如果在近排卵日期有过性交活动，精液排入阴道，活动的精子进入宫腔，顺宫腔进入输卵管。在通过女性生殖道的过程中精子获得穿入卵母细胞的能力，谓之获能。在输卵管的壶腹部精子和卵子相结合成为受精卵。借输卵管的蠕动及纤毛的活动，受精卵逐步向输卵管峡部移动，同时逐步分裂成多个分裂球，最初限制在透明带内，体积不变，形成桑葚体（morula），约 3 天后进入宫腔，在宫腔内流动 2 ～ 3 天，此期间桑葚体逐渐增大，内部出现腔，称为胚泡（blastocyst），围绕胚泡的透明带断裂，其中的早、早期胚胎孵出（图 9–1）。另一方面，子宫内膜增厚，有很多腺体和血管基质形成蜕膜，早、早期胚胎植入蜕膜生长和发育，成为胎儿和胎盘，一直到足月分娩。

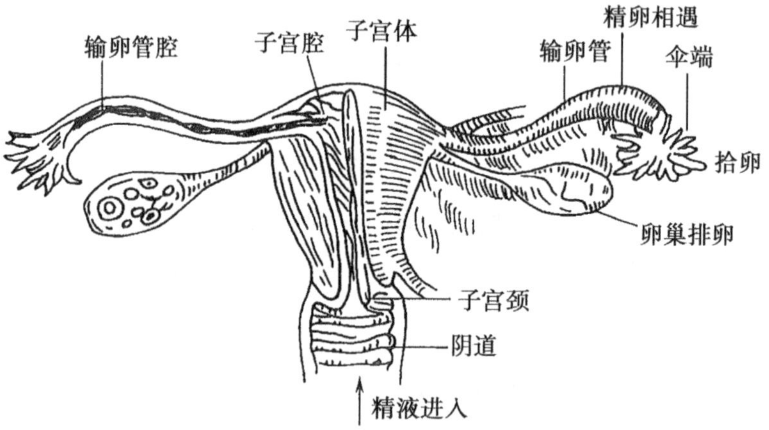

图 9–1　正常受孕过程

一、卵泡发育和排卵

（一）卵子的生成

原始生殖腺（primitive gonad）或性腺始基（sex gonad anlage）包括表面上皮、中胚叶形成的间质和原始生殖细胞，原始生殖细胞来源于卵黄囊上皮，于胚胎 25 天开始沿着后肠的背侧系膜向生殖脊迁移，约在 6 周时到达，在女性原始生殖细胞进入性腺即成为卵原细胞（oogonia），随之带入一些中胚叶细胞，以后成为颗粒细胞。卵原细胞有 46 条染色体，在胎儿期进行有丝分裂，在胎儿 3 ～ 5 个月时有丝分裂停止，而开始进行第一次减数分裂。初级卵母细胞（primary oocyte）在第一次减数分裂的过程中长期停滞在前期双线期（prophase dictyotene）阶段。这个时期可以长达 50 年。初级卵母细胞，周围一层扁平的颗粒细胞及其基底膜构成的始基卵泡（primordial follicle）。以后逐渐形成初级卵泡（primary follicle）、次级卵泡（secondary follicle）即窦前卵泡（preantral follicle），出生前后卵泡都处于此阶段。此阶段的发育不受生殖激素的调节。到了青春期，卵泡的发育受到促性腺激素和性甾体激素的调控和各种生长因子的影响，在排卵前初级卵母细胞完成第一次减数分裂，分为次级卵母细胞（secondary oocyte）及第一极体（polar body），各含 23 条染色体。第二次减数分裂发生在精子进入之前，形成含 23 条染色体的卵子及第二极体，受精卵含雄核及雌核，各含 23 条染色体，融合后胚胎中的分裂球各含 46 条染色体，为 46，XX 或为 46，XY。

在女性胚胎 6 个月阶段，卵巢内生殖细胞数最多 600 万 ~ 700 万，在新生儿阶段卵巢内约有 100 万 ~ 200

万个初级卵母细胞，但其中 99% 在不同的生命阶段开始发育后即发生凋亡，卵泡在不同生长阶段即发生退行性变，卵泡闭锁，在整个生育年龄时期只有几百个卵泡可以发育成熟并排卵。

（二）卵泡的发育

卵泡的发育和生长过程从始基卵泡到窦前卵泡、窦状卵泡及排卵前卵泡（graffian follicle），在各级各期卵泡都同时有闭锁。自然周期只有一个卵泡排卵，从早期窦状卵泡（直径 0.1mm）到排卵前卵泡（直径 20mm）的发育时间需 85 天或 3 个卵巢周期。最初被募集来的小卵泡可有数百个，募集是指卵泡进入"生长曲线"，即卵泡从静止状态开始一系列生长发育的过程，但在任何时期都可发生闭锁而离开生长曲线，这数百个卵泡经过 65 天的生长过程大都退化，在最后的 2 周，卵泡已达到 2mm 直径大小时，约有 15 ~ 20 个可供选择，出现一个优势卵泡后排卵。

（三）卵泡的基本结构

始基卵泡开始发育后，其中的卵母细胞，逐步长大，直径从 15 → 20 → 80 → 100 μm，周围颗粒细胞形成数层，分泌糖蛋白，形成透明带，颗粒细胞通过透明带的间隙与卵母细胞联系。在卵泡腔形成前这一段发育是卵巢局部调控的。在卵泡腔形成后即窦状卵泡的发育则依靠激素环境。FSH 作用于颗粒细胞使之分泌黏多糖形成卵泡液。最后可有 2 种不同的结果：一是很多卵泡发生闭锁，颗粒细胞退化，卵母细胞凋亡，成为瘢痕组织；二是继续发育形成成熟卵泡。

排卵前卵泡中的卵母细胞，透明带的一侧为卵母细胞的微绒毛，另一侧为颗粒细胞的突出所贯穿，这些突出进入卵母细胞的细胞浆供给营养，排卵前此联系停止，但减数分裂继续前进。

卵母细胞中有核，周围有透明带，卵丘细胞在卵母细胞周围呈放射状排列，称放射冠，并和周围颗粒细胞联结，颗粒细胞中无血管，基底膜外周围的卵巢间质形成内泡膜细胞（theca interna cell），其间有血管和淋巴管与外周血直接联系。

（四）两细胞、两促性腺激素学说

卵泡内膜细胞和颗粒细胞对两种促性腺激素 FSH 和 LH 的协同反应促成 E_2 的合成，有助于卵泡的生长、优势卵泡的形成及最后排卵。在卵泡内膜细胞上有 LH 受体，在低水平的 LH 刺激下通过性激素的生物合成途径产生雄激素（雄烯二酮，A）及睾酮（T），这些甾体激素进入血流或通过卵泡的基底膜进入颗粒细胞，颗粒细胞有 FSH 受体，FSH 作用于颗粒细胞，活化芳香化酶，将雄激素转化为雌二醇（E_2），颗粒细胞上也有 E_2 受体，E_2 升高，颗粒细胞增殖，芳香化酶活性也增高，E_2 再升高，卵泡腔增大。E_2 分泌进入卵泡液并可进入血流，近成熟卵泡的卵泡液中 E_2 浓度为血液循环的 1 000 倍。在月经周期的第 7 天即可看出某一个卵泡被选中，不只是凭其形态、颗粒细胞的增殖或卵泡液中的 E_2 浓度，而是此卵泡对 FSH 最敏感，为 FSH 阈值最低的卵泡。优势的意义还在于它能压抑其他卵泡的发育。E_2 升高后首先致成负反馈，使血 FSH 下降，E_2 峰出现后，E_2 峰的正反馈使下丘脑 GnRH 的脉冲频率增加，垂体对之高度敏感，出现 LH 峰。LH 峰使颗粒细胞产生的卵母细胞成熟抑制素（ovarian maturation inhibitor，OMI）也被压抑，促成卵母细胞的最后成熟。其他卵泡则由于 FSH 阈值高而陆续退化、闭锁，要使这些卵泡继续生长必须使用外源 FSH，以提高 FSH 水平，那么，这些卵泡可能被拯救而继续发育。

在卵泡发育早期，FSH 和少量 LH 刺激卵泡生长，一些卵泡则一批批地发生闭锁，发育的卵泡产生 E_2，E_2 最初对 FSH 有负反馈作用，E_2 峰又致成正反馈，引起 LH 峰及较低的 FSH 峰，使卵泡完成最后的成熟并排卵。

（五）排卵

增大的卵泡接近卵巢皮层，卵泡壁和腹腔只隔有一层上皮细胞，卵泡壁突出，但卵泡内压力并未增高，血液供应增加，卵泡壁水肿、变薄，纤溶酶（plasmin）、活化胶原酶（collagenase）、前列腺素作用于卵泡壁的基底膜，消化卵泡壁的蛋白并使周围平滑肌收缩，上皮细胞坏死，释放水解酶、蛋白酶，排卵孔（stigma）形成，卵泡破裂，卵冠丘复合物（oocyte corona cumulus complex，OCCC）排出（图 9-2）。

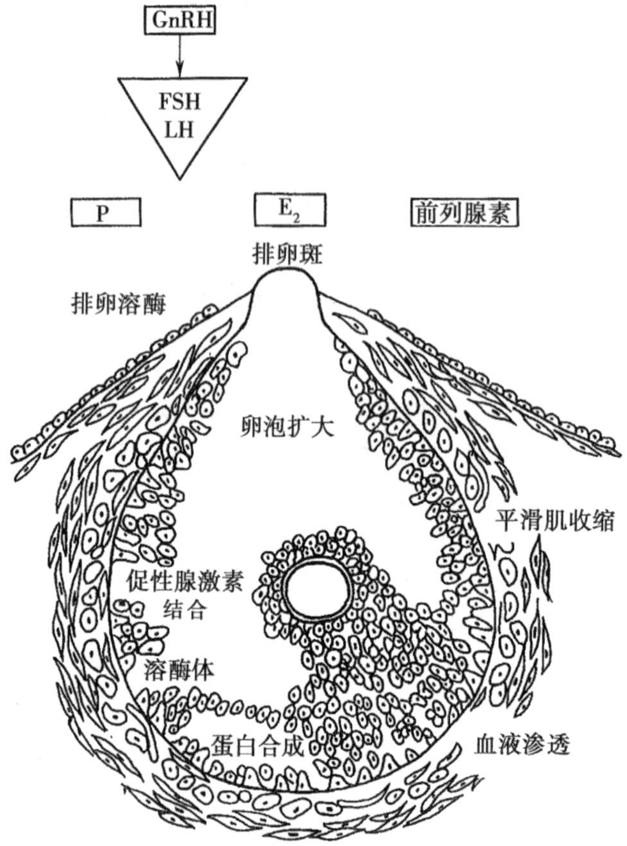

图 9-2　排卵过程

（六）黄体形成

排卵后毛细血管及来自周围基质的成纤维细胞增生进入基底膜，首先形成血体，排卵后 2 ~ 3 天卵泡内膜细胞恢复对 LH 的反应而黄素化，催乳素（PRL）促使 LH 受体的恢复，颗粒细胞也黄素化形成黄体（图 9-3），卵泡发育的不同类型影响黄体的功能。黄体产生雌激素和孕激素，作用于子宫内膜，为胚胎的植入做准备。黄体功能一般持续（14 ± 2）天左右。由于 E2 和 P 的负反馈及抑制素的作用，促性腺激素下降，黄体于排卵后 1 周开始逐渐退化，经过 5 个周期变为白体。如果有胚胎植入，产生绒毛膜促性腺激素，可维持黄体。妊娠 6 周时，由于血管及结缔组织的增生和黄素化颗粒细胞及泡膜细胞的增大，黄体的体积增加了一倍，以后逐步发生退行性变，由胎盘取代其功能。

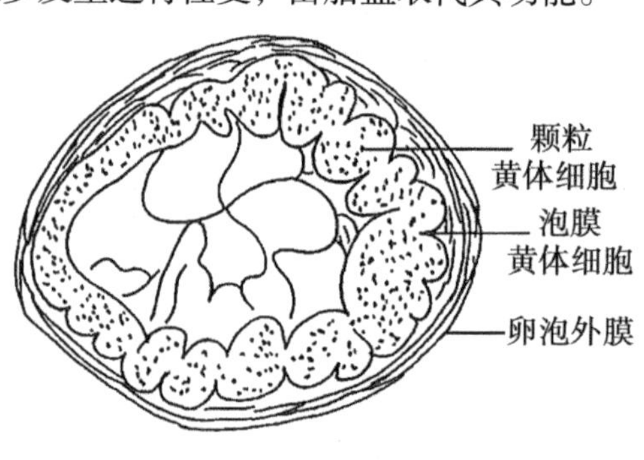

图 9-3　黄体的基本结构

（七）调控卵巢功能的其他因子

卵巢的颗粒细胞、泡膜细胞及基质细胞可产生多种蛋白质，还有其他细胞因子及生长因子和卵巢的功能有关，简述如下：

1. 蛋白质

（1）抑制素：是卵巢颗粒细胞及黄体产生，随着卵泡的发育，血中抑制素浓度在排卵期上升，而血中 FSH 浓度缓缓下降。推测抑制素的分泌受 FSH 的调控，而抑制素是通过阻断垂体对 GnRH 的反应而抑制 FSH 的分泌，抑制素对 LH 分泌的促进作用也是通过 GnRH 的诱导，正常妇女中抑制素在黄体期与孕酮呈正相关，在卵泡期或黄体期与 FSH 呈负相关。

（2）激活素：颗粒细胞来源的激活素，促进 FSH 引起的颗粒细胞上的 LH 受体的形成。

（3）促性腺激素分泌峰抑制因子（gonadotrophin surgeinhibiting factor，GnSIF）：是非甾体物质，可压抑 LH 及 FSH 分泌高峰，该高峰的引起依靠促性腺激素释放激素（GnRH）及 E_2。GnSIF 来源于卵巢，作用很短暂，有别于抑制素，抑制素只压抑垂体释放 FSH。

2. 细胞因子

（1）对下丘脑 – 垂体 – 卵巢轴的影响：白介素 1（IL–1）可抑制大鼠下丘脑分泌黄体激素释放激素 LHRH，从而影响 LH 的分泌。此外 IL–1，11–6 与 TNF α 影响下丘脑体温调节中枢。排卵后基础体温升高与孕激素引起的下丘脑内这些细胞因子的浓度升高有关。

（2）对垂体细胞的研究：TNF α 可使大鼠垂体细胞分泌 LH、PRL 和 ACTH。腺垂体细胞可分泌 IL–1、11–6，而 IL–1 又可以反作用于垂体细胞产生 LH、FSH 及 PRL。

（3）对卵巢功能的影响：TNF α 抑制颗粒细胞芳香化酶的活性，使卵泡期孕激素增加，并直接影响 P 及 E：的合成。IL–1 使颗粒细胞增殖，抑制颗粒细胞分泌 P 和 LH 受体表达，从而压抑卵泡过早黄素化。排卵前期卵泡液中 IL–1 及 TNF α 浓度最高，增加前列腺素与纤溶酶激活物，诱发排卵。

（4）巨噬细胞还产生多种细胞因子，刺激黄素化的颗粒细胞产生 P，及时中止排卵后黄体内的纤维溶解，促进黄体生成。在黄体萎缩退化阶段，巨噬细胞又产生大量 TNF α，抑制 P 的分泌，诱发黄体退化。

3. 其他肽类生长因子

（1）胰岛素样生长因子Ⅰ和Ⅱ（IGF–Ⅰ and IGF–Ⅱ）：IGF 对卵巢甾体激素的形成具有重要作用，并能使未成熟的人卵母细胞自发成熟。在 PCOS 患者中，卵泡液中含有高浓度的 IGF–Ⅰ，与 LH 协同作用，提高雄激素水平。

（2）表皮生长因子（EGF）：在人及大鼠腺垂体存在 EGF–R，推测 EGF 可通过受体作用于腺垂体，促进 LH、PRL 的合成和分泌。EGF 对垂体细胞 FSH 的合成分泌有间接促进效应已得到证实。研究发现给新生雌鼠注射 EGF 后发现卵巢和卵泡的发育均明显低于对照组。EGF 对孕酮类甾体激素的合成分泌具有间接增强作用，但却抑制 FSH 诱导的 E：分泌。

二、卵的受精

射精时精液储存在阴道后穹隆，阴道液为酸性，但精浆内混有前列腺、尿道球腺和精囊的分泌液，呈碱性。大量的宫颈黏液（pH7 ~ 8）也可以中和阴道酸度，保护精子存活。子宫颈管黏膜皱褶形成隐窝，其分泌细胞产生黏液，促使精子进入子宫，纤毛细胞运动使黏液向下流动，黏液进入阴道，黏液性质随月经周期的改变而发生变化。精子穿入子宫颈黏液后借其尾部运动及子宫肌肉收缩，在短时间内到达输卵管壶腹部，另一部分进入子宫颈隐窝，形成“精子库”，使精子一批一批进入输卵管。

输卵管的肌层和子宫肌层相接，伞端肌层最薄，峡部的外层纵肌、中层环肌和内层纵肌明显，而环肌最发达。输卵管液流向腹腔方面也推动精子前进。

（一）精子和卵子的运行

性交后，精子进入输卵管壶腹部——受精的部位，数目明显减少。射精后阴道内有 6 000 万 ~ 8 亿个精子，但到达输卵管的精子只能以百数计。精子的尾部活动使之穿过宫颈黏液，性交后 30 分钟，输卵管中就发现有精子。只有形态完整的精子才有能力进入子宫腔，精子的运行还有赖于女性生殖道的肌肉活动。妇女在正常排卵期宫颈黏液稀薄，在性交后 3 天或 3 天以上仍可在宫颈黏液中找到活动的精子，宫颈黏液中含有高度黏蛋白分子，在黄体期黏液变黏稠，精子不易穿入。

卵子进入输卵管首先依靠输卵管伞端的拾取作用，卵巢周围区域平滑肌有节奏的收缩改变了卵巢的方位，使之接近于输卵管开口处，卵巢表面和伞部接触，卵冠丘复合物进入输卵管后，通过壶腹部，达壶腹和峡部的连接处，由于峡部肌肉收缩而在此停留。卵在输卵管的移动是由平滑肌的活动和纤毛运动的协同作用调节的。进入输卵管的精子已获能，因此在排卵后短短的时间内，精子即迅速穿入卵子。

（二）精子的基本结构和顶体反应

精原细胞的有丝分裂产生一种新的生殖细胞即初级精母细胞。这些细胞先进入间期的休止状态。在间期的末期即减数分裂前期的开始，DNA 量加倍。第一次减数分裂前期的时间很长。第一次减数分裂产生次级精母细胞，染色体含量减半，从双倍体（46）到单倍体（23），遗传物质重新分配，X 和 Y 染色体被分离，次级精母细胞间期核比初级精母细胞的核要小得多。次级精母细胞经过第二次成熟分裂产生了精子细胞。二分体在着丝点分裂成两个单分体，一个单分体经过了一次典型的纵向复制以后成为精子细胞。

人的成熟精子有头部和尾部，头部由核和顶体所组成，尾部有颈、中段和尾段。圆形的头前面是扁平的，侧面是梨形的，核由染色质组成，其中含有一些小泡。核的前部覆盖着顶体帽，内有顶体基质及顶体内、外膜，见图 9-4A。头部的精子膜和精子的其他部分的膜相连续，纤维鞘组成尾部的主段。通过女性生殖道的过程中去除了精子表面附着的大分子物质是精子获能的关键，精子内包含多种水解酶。精子和卵子相遇时，顶体外膜发生破裂，基质内各种酶组分散出，这种现象即称之为顶体反应。其中的变化是精子膜先和下面紧连的预体外膜出现多处融合，形成很多膜性囊泡和通道，然后顶体基质内酶成分沿通道释放出去，见图 9-4B。

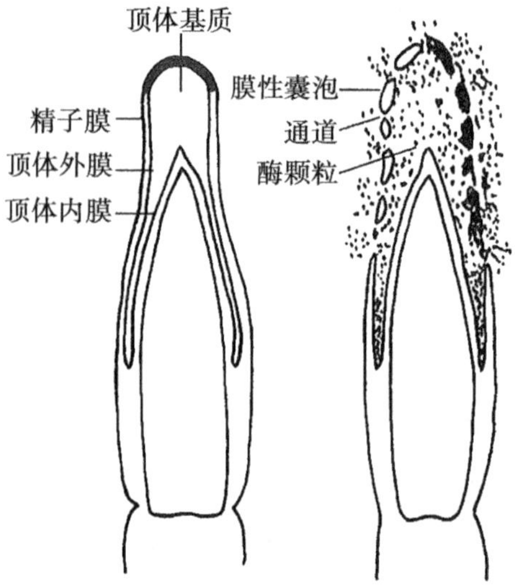

图 9-4　哺乳动物精子头及模式图

A. 精子顶体的结构；B. 精子顶体反应

（三）精子和卵子的结合

当精子穿过透明带进入卵黄周间隙（perivitelline space）时，位于卵细胞膜下的皮质颗粒释放内含物，这些含酶颗粒改变了透明带，使之不能再被其他精子穿入，有效地防止了多精子受精。卵细胞质的激活可以促使卵细胞第二次减数分裂迅速完成，卵的染色质随之散开，染色质周围亦出现新的核膜，形成了雌性原核。精子进入卵细胞后，核膜开始破裂，染色质散开，周围出现核膜，形成雄性原核。两个原核向卵细胞的中央移动，彼此靠近，两者核膜破裂，来自双方的单倍染色体合并，导致第一次细胞分裂及胚胎发育的开始（图 9-5）。

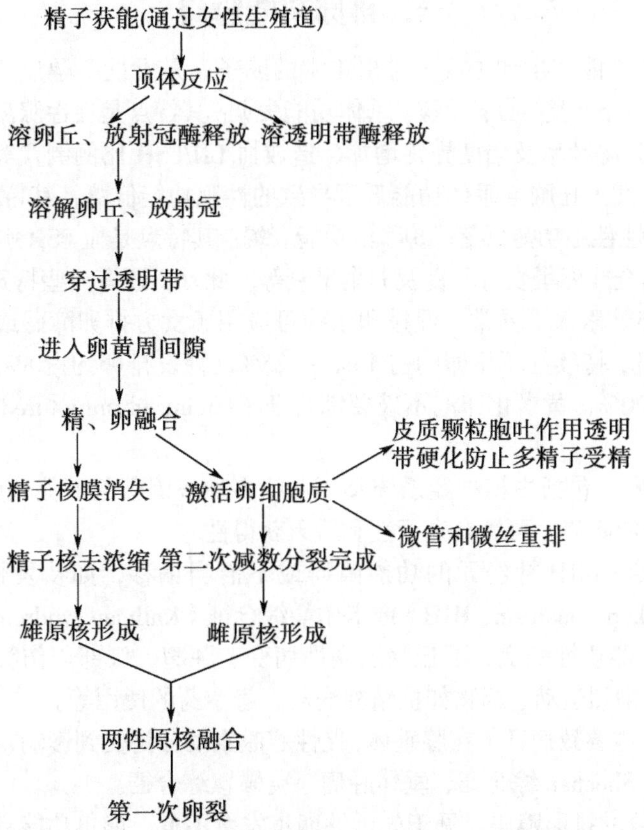

图 9-5 人卵受精过程

（四）胚胎的着床

胚胎进入子宫腔后约有 3 天漂浮在宫腔内吸取营养并继续发育形成胚泡，以后透明带消失，胚胎孵出，含内细胞体及外细胞体即初期的绒毛层，胚泡长大并和子宫内膜相接近。胚胎的绒毛膜和内膜接触、粘连，钻入内膜而着床。

（五）子宫内膜的变化

子宫内膜由三层组成，即致密层、海绵层及基底层，前两者为功能层，含上皮、腺体、基质、血管。内膜受卵巢内分泌的影响，在排卵前的卵泡期，内膜在雌激素的作用下发生增殖期的变化。排卵后的黄体期，在雌激素和孕激素的协同作用下，形成分泌期变化。月经期是月经周期的 1 ~ 4 天，此时坏死的内膜从海绵层底部脱落伴出血。修复期为月经周期第 4 ~ 6 天，内膜从基底层修复，约 1 ~ 2mm 厚，增殖期为月经周期第 7 ~ 14 天，腺体变长而弯曲，血管亦增长，内膜约 2 ~ 3mm 厚，分泌期为月经周期 15 ~ 23 天，腺体更长而弯曲，分泌物由核下转到核上，继之分泌到腺腔内，螺旋动脉直达内膜表面。基质细胞形成蜕膜样细胞，在螺旋小动脉周围尤为显著，此时内膜可达 4 ~ 5mm 厚。在月经周期 24 ~ 28 天的月经前期，卵巢黄体逐渐萎缩，雌激素和孕激素撤退，内膜腺体塌陷，基质水肿消失，内膜变薄，螺旋小动脉被压缩，使血流变慢，内膜表面缺血坏死，血管痉挛放松时，血流从断裂血管流出，血液及坏死内膜排出形成月经。如果胚胎着床于分泌期，月经周期第 20 天左右，黄体继续发育，继续产生雌激素和孕激素，内膜继续发育，月经也不会来潮。

第三节 不孕症的原因

Collins 对 14 141 对不孕夫妇的病因进行总结，其中排卵障碍占 27%，精液异常占 25%，输卵管因素占 22%，子宫内膜异位症占 5%，其他因素占 4%，不明原因不孕占 17%。

一、排卵功能障碍

排卵功能障碍指女方不能产生和（或）排出正常的卵子，是女性不孕症的主要原因之一，导致无排卵的原因繁多，可归纳为以下3类：①下丘脑－垂体功能失调：其特点是促性腺激素LH/FSH分泌比例异常，如多囊卵巢综合征，LH分泌频率及幅度异常增加，造成血LH/FSH比例倒置等，这类患者雌激素水平相当于卵泡早、中期水平；②下丘脑－垂体功能低下导致的性腺功能低落，其特点是血LH、FSH及雌激素水平低下，称低促性腺素性性腺功能低落；③卵巢功能衰竭：其特点是血FSH水平升高、雌激素水平低下，病因为先天性性腺发育不全或卵巢发育不良及卵巢早衰等。此外，还有一些特殊类型，如高泌乳素血症，包括垂体微腺瘤引起的泌乳素水平异常。促排卵治疗可应用于女方排卵障碍或用于正常排卵妇女在进行助孕技术超排卵刺激周期。持续性不排卵约占15%～25%；稀发排卵约占8%～10%；不恰当排卵如小卵泡排卵等约占15%～20%，黄素化卵泡不破裂综合征（luteinized unruptured follicle syndrom, LUFS）占3.5%～29%。

1. 下丘脑性排卵障碍　包括中枢神经系统及下丘脑多种病因引起的促性腺激素释放激素（GnRH）脉冲分泌异常所引起的排卵障碍，可源自先天性和后天获得性。

（1）先天性：下丘脑GnRH神经元的功能障碍或不恰当偏移，如特发性下丘脑性腺功能减退症（idiopathic hypothalamic hypogonadism，IHH）或卡尔曼综合征（Kallman syndrome）等，均为遗传性疾病。

（2）后天获得性：①器质性病变：下丘脑浸润性病变、肿瘤、头部创伤等。②功能性因素：包括紧张应激刺激、营养缺乏、剧烈运动、药物如抗精神病药、避孕药的使用等。

2. 垂体性排卵障碍　主要致病环节在腺垂体，促性腺激素的分泌受到影响，导致卵泡生长和排出障碍。常见病变包括垂体梗死如Sheehan综合征、垂体肿瘤、空蝶鞍综合征。

3. 卵巢局部因素导致的排卵障碍　见于先天性卵巢发育不良、卵巢功能衰竭、卵巢炎症、卵巢肿瘤及卵巢子宫内膜异位囊肿等。

（1）先天性卵巢发育不良：性腺呈条索状，性征幼稚，可见于染色体异常型如45，XO及其嵌合体，也可见于染色体正常型如46，XX或46，XY。

（2）酶的缺陷：17α－羟化酶、17，20－碳裂解酶及芳香化酶等酶的缺陷患者可出现性征幼稚，无排卵。

（3）卵巢抵抗综合征：患者卵巢对促性腺激素不敏感，又称为卵巢不敏感综合征，其发病可能与促性腺激素受体基因突变有关。患者可有女性第二性征发育，内源性Gn升高，卵巢内多为始基卵泡和初级卵泡，但无卵泡发育和排卵。

（4）卵巢功能早衰：40岁之前绝经，FSH > 40U/L，伴雌激素水平下降。可能与遗传、感染、自身免疫性疾病、医源性损伤等原因有关。

4. 多囊卵巢综合征（polycystic ovary syndrome，PCOS）　PCOS是育龄妇女常见的内分泌代谢疾病。临床表现：月经异常、不孕、高雄激素征、卵巢多囊样表现等，同时伴有肥胖、胰岛素抵抗、血脂异常等代谢异常，成为2型糖尿病、心脑血管病和子宫内膜癌发病的高危因素。该综合征在育龄妇女中发病率为5%～10%，在月经异常妇女中占70%～80%。目前大多数学者采用的是2003年Rotterdam诊断标准，即稀发排卵和（或）无排卵；高雄激素的临床表现和（或）生化指标；卵巢的多囊改变。以上三项中有两项指标符合即可诊断PCOS，同时排除具有相似临床症状的其他异常。我国2011年实施的卫生行业标准中有关PCOS的诊断如下：①疑似PCOS：月经稀发或闭经或不规则子宫出血是诊断必须条件。另外再符合下列2项中的一项：a. 高雄激素的临床表现或高雄激素血症；b. 超声表现为PCO。②确诊PCOS：具备上述疑似PCOS诊断条件后还必须逐一排除其他可能引起高雄激素的疾病和引起排卵异常的疾病才能确定诊断。排除疾病：迟发性先天性肾上腺皮质增生、库欣综合征、分泌雄激素的肿瘤、低促性腺激素低性腺激素性闭经、甲状腺功能异常、高泌乳素血症。

5. 高泌乳素血症　催乳素（prolactin，PRL）来源于腺垂体的嗜酸细胞，血PRL浓度正常上限为500mIU/L，将高催乳血症定为PRL > 880～1 000mIU/L（30ng/mL）。早孕时PRL为正常未孕妇女的2倍。高催乳素血症可以引起妇女卵巢功能紊乱、月经异常、溢乳和不孕，可表现为单纯溢乳、闭经—溢乳或单纯闭经。

6. 黄素化未破裂卵泡综合征 有学者观察到在黄体期3～5天时，有的患者基础体温上升、孕酮升高、子宫内膜有分泌期改变，而腹腔镜检查却未发现卵巢表面排卵斑，腹腔液的E_2，P低，而将此情况命名为“卵泡未破裂黄素化综合征”。

LUFS并无特殊的临床表现，月经周期正常，基础体温双相，子宫颈黏液的改变亦为正常，子宫内膜亦有分泌期改变，但发育较迟缓，黄体期亦较短。LUFS卵泡发育不同于正常排卵的卵泡，生长速度较快，LH峰后卵泡急剧增长，并可持续长大，最大可达直径8cm，直至下次月经来潮。

激素的变化亦有其特点：在卵泡早期、黄体期FSH均高，排卵后下降需4～5天；LH峰值低且较正常排卵者出现晚；E_2显著增高，排卵前峰值与LH同天出现；P较低，PRL亦有增高的趋势；雄烯二酮升高。

腹腔液激素浓度：排卵前腹腔液中E_2与血中相仿，P较血中低；如卵泡液排入腹腔，PFE_2较血中高5～10倍，而PFP则高10～20倍。LUFS因卵泡未破裂，故PFE_2、PFP明显不同于排卵者，PFE_2 < 2 775pmol/L（750pg/mL），PFP < 256nmol/L（80ng/mL）。

关于LUFS的机制尚不清楚，可能与前列腺素有关。动物实验发现服用吲哚美辛后可出现LUFS。此外还与子宫内膜异位症、高泌乳素血症及精神因素等有关，推测这些因素可能通过多环节引起下丘脑－垂体－卵巢轴功能紊乱，导致卵巢功能和内环境的改变。LUFS的发生还可能与机械性因素如盆腔粘连有关，纤维粘连包裹卵巢，卵泡表面增厚，卵子无法排出，即机械性LUFS。

对LUFS可用促排卵法治疗，机械性LUFS须经手术去除粘连，或行IVF-ET治疗。

7. 黄体功能不足（luteal phase deficiency，LPD） 1949年，Georgeanna Jones首次提出了黄体功能不足的概念。LPD是指由于黄体分泌黄体酮不足或黄体酮对子宫内膜的作用不足导致子宫内膜不能在正确的时间达到正确的状态。由于胚胎种植高度依赖于内膜状态，LPD会影响妇女受孕及成功妊娠。黄体功能不足的发生率在不孕人群中为5%～10%。

（1）LPD的原因：LPD是排卵障碍的一种表现。常见于高龄女性、高泌乳素血症和PCOS的患者、出现LUFS的周期及超促排卵中。其发生原因包括：①卵泡生长障碍：垂体分泌FSH、LH异常或卵泡对促性腺激素不敏感，卵泡生长障碍，颗粒细胞分泌雌激素水平低，不能诱导正常LH峰的出现，最终导致形成的黄体功能异常。此外，卵泡期促性腺激素分泌的微小变化也会影响后期的黄体功能。如卵泡早期LH脉冲频率的增加，早卵泡期血清LH和FSH水平的增加等。②颗粒细胞黄素化不充分，孕酮产生不足或黄体过早衰竭。③子宫内膜对正常水平黄体酮反应欠佳。④在助孕技术超促排卵周期中，黄体功能不足十分常见，这是由于：a. 卵泡抽吸术损失了大量的颗粒细胞。b. GnRH激动剂和GnRH拮抗剂的使用使LH水平明显降低。c. 超生理量的甾体激素通过负反馈机制直接抑制垂体LH的分泌。

（2）LPD的诊断：LPD的诊断标准一直存有争议，到目前为止没有找到一个准确的可以应用于临床的诊断方法。传统的诊断方法包括以下几种：①基础体温曲线显示高温相过短，对于诊断LPD不敏感，多个连续的BBT显示黄体期短于12天才具有临床价值。②黄体中期血清孕酮水平 < 10ng/mL。由于孕酮的分泌模式也呈脉冲式，变异范围大，因此即使是随机的多次的孕酮水平测定也不能作为LPD的诊断标准。③子宫内膜活检，病理学家将子宫内膜根据特定月经周期天数的典型表现进行分期。如果子宫内膜形态与取样时的实际月经周期天数一致，则认为结果正常，子宫内膜为同相；如果偏差≥2天，则子宫内膜为异相。至少需要连续2个月经周期的内膜活检均显示分期延迟，才可考虑LPD的诊断。

8. 全身性因素 其他系统疾病，如甲状腺功能亢进或低下、肾上腺皮质腺功能亢进或低下、糖尿病、肥胖或严重营养不良等可影响卵巢的正常排卵功能。

二、输卵管问题

输卵管上皮是由被覆纤毛的柱状上皮细胞和无纤毛的分泌细胞组成。随着输卵管的蠕动，纤毛的摆动，将分泌细胞的分泌物和卵子向宫腔方向运送。在生理的月经周期中，输卵管细胞的纤毛化和去纤毛化在不断发生，雌激素诱导纤毛化而孕激素诱导去纤毛化。当输卵管在炎症过程中遭到破坏时，纤毛细胞的纤毛数量和质量会发生永久性降低。

引起管性不孕的主要原因有：盆腔感染及盆腔手术史、阑尾炎、反复的宫腔操作史、结核及子宫内膜异位症等。输卵管损伤包括输卵管梗阻或输卵管纤维化，可能通过以下途径导致不能正常地运输配子和受精卵而引起不孕：盆腔解剖扭曲输卵管阻塞或纤毛损伤；输卵管蠕动异常；输卵管卵巢的解剖关系变化，影响拾卵；卵巢周围粘连，影响排卵。

1. 盆腔炎性疾病后遗症　大多数导致输卵管损伤的原因是源于下生殖道的感染迁延至上生殖道，导致盆腔感染性疾病(PID)的发生。PID由表现为子宫内膜炎，子宫旁组织炎、输卵管炎和输卵管—卵巢脓肿。引起感染的微生物主要包括淋病奈瑟菌、沙眼衣原体和阴道的需氧厌氧菌群。

（1）淋病奈瑟菌：将输卵管上皮与新鲜分离的淋病奈瑟菌及其内毒素进行体外共培养，结果引起输卵管纤毛活性的丧失。淋病奈瑟菌侵袭输卵管黏膜层的非纤毛细胞，同时引起纤毛细胞脱落。

（2）沙眼衣原体（Chlamydia trachomatis，CT）：在女性生殖道内最易侵及的部位是宫颈的柱状上皮细胞，引起局部炎症，当炎症向上蔓延即可引起子宫内膜炎、输卵管炎、附件炎和盆腔炎。衣原体对输卵管黏膜有直接的细胞毒作用，引起微绒毛脱失，细胞间连接断裂，上皮细胞遭破坏。但是相当一部分衣原体感染者没有临床症状，属于“隐匿性感染”，因此能否预测并及时发现感染对输卵管造成的损害成为临床诊治的难题。治疗应开始于有症状的PID和输卵管损伤之前才有效。

感染衣原体后患者的结局存在很大差异，有些患者很快痊愈而不引起输卵管的损害，而另一些患者感染呈持续状态，成为管性不孕的高危人群。目前认为，输卵管永久性的瘢痕形成与免疫反应有关，而且持续的或重复的感染会使这种结构的变化加剧。这主要取决于微生物的毒性、阴道环境因素和宿主的免疫因素。不同血清型衣原体感染所引发的临床表现不同。

（3）支原体：支原体是女性下生殖道正常菌群的组成部分之一，属于条件致病菌。在健康女性下生殖道中，总体支原体的检出率达到40% ~ 60%。支原体致病与否与身体抵抗力下降和（或）某些亚型的感染有关。有研究显示，人型支原体可引起输卵管感染，但在不孕症妇女下生殖道检出率很低（2.1%和2.4%）。因此认为人型支原体有可能只是上生殖道病原体的协同菌。

生殖支原体（Mycoplasma genitalium，Mg）感染是引起脓性宫颈炎症的独立致病因子，与子宫内膜炎密切相关，并能上行感染输卵管。Simms等首次就Mg与PID之间的关系进行病例对照研究，发现存在一定关联。

（4）细菌性阴道病（Bacterial vaginosis，BV）：BV是以厌氧菌和兼生菌过度生长为特征，与内膜炎、盆腔炎性疾病，特别是性传播疾病的发生相关。而且BV与不孕症的发生有显著相关性。

对于生殖道菌群赖以生长的环境一阴道微生态体系的评估，已成为一门独立的学科。北大医院徐阳研究发现不孕女性BV、VVC的患病率和阴道菌群异常的发生率不高于正常体检妇女，原发不孕与继发不孕之间、单纯管性因素不孕与单纯男性因素不孕之间阴道微生态的状况也无显著性差异。

2. 输卵管结核　杨燕生等对1 120例输卵管性不孕患者，进行腹腔镜检查，发现盆腔结核712例，占63.6%。根据不同报道结核致成输卵管性不孕的为25.4% ~ 31.1%。腹腔镜下表现为输卵管僵直、结节状，部分可见干酪样团块或腹膜有粟粒样结节。可分为几种不同类型。

（1）急性期：可表现为输卵管充血，浆膜表面粗糙有白色细小的纤维素渗出物及大量粟粒样结节，粘连疏松并伴有浆液性腹水。

（2）粘连包块型：即慢性期，管壁增厚、肿胀，伞部外翻，其间或周围有干酪状坏死样物。输卵管和其周围组织，即卵巢、肠管、大网膜、盆腔腹膜形成粘连包块。有时虽然卵管伞端暴露在腹腔内，但和卵巢隔绝，致碘油造影仍诊为通畅，但由于粘连形成盆腔分隔，伴有盆腔局限性腹水。

（3）粘连钙化型：较为常见。盆腔呈多层次网状、条索状粘连，盆腔封闭或半封闭；粘连带上见钙化点，输卵管僵硬，被周围粘连所固定，卵巢表面卵泡不可见。

（4）结节硬化型：轴卵管硬化，峡部可见串珠状改变，角部可见结节状改变。以粘连包块型及粘连钙化型较多见。病理检查有的具典型的结核肉芽肿，有的未见典型结核结节，但管壁可见到陈旧玻璃样变及灶性干酪样坏死，管腔可见干酪样物质。

文献报道盆腔结核中输卵管结核占100%，子宫内膜结核占74%。如临床表现月经量变少或痛经，则需进一步检查，如阴道B超或宫腔镜检查。

3. 非特异性盆腔感染 引起输卵管病变占36.4%。患者过去曾有过宫腔、腹腔手术史者占66.4%，如化脓性阑尾炎手术、多次人工流产史等。北医三院分析了559例因输卵管不通行IVF-ET的患者，其中218例继发不孕中47.5%曾有过宫腔内妊娠，其中有过人工流产者占34.9%，中期引产史者1.8%。这些患者的输卵管病变较盆腔结核者为轻。有的输卵管外观正常，只是管腔内部梗阻，或输卵管卵巢性包块、输卵管伞端和周围组织粘连、输卵管积水等。

4. 输卵管结扎或绝育后 术后引起输卵管积水属常见，但浆膜下组织受损可能更严重，成为输卵管复通术后影响功能的因素。积水引起管腔黏膜变薄，皱襞间距增大，上皮细胞变短，纤毛减少、缺失；这些都可能是炎症的后果，非感染因子致成。绝育术后输卵管近端组织和细胞的病变与绝育时间长短有关，因此绝育术后时间越长，复通成功率越低。输卵管结核为输卵管复通手术的禁忌证，即使输卵管通后，其功能亦不能恢复。术后效果好的条件有：①输卵管壁薄；②输卵管内膜肉眼观察正常；③粘连少；④无固定的粘近。在考虑手术时应重视患者的年龄。

5. 异位妊娠术后 二次异位妊娠切除双侧输卵管的患者要求IVF-ET患者并不少见，一般曾有一侧输卵管妊娠史者，对侧输卵管也常不通。另外切除输卵管时应将全长切除，剩下一段还可致日后的输卵管妊娠。近年来提倡保守疗法，不切除输卵管并保持其通畅，效果尚有待继续观察。

三、子宫问题

先天性子宫缺如或发育异常、子宫内膜结核及宫腔粘连可致不孕。子宫黏膜下肌瘤、内膜息肉和某些子宫畸形有可能影响正常的生殖过程。

1. 子宫内膜息肉 月经正常的不孕妇女中，内膜息肉发生率为15.6%。临床观察发现，生育能力的恢复与摘除的息肉大小无关，即使摘除直径< 10mm的小息肉，也可提高人工授精的妊娠率。息肉的存在可能对生殖带来以下不利影响：不规则的内膜局部出血；产生炎性内膜反应；宫内异物；阻挡精子运输；影响胚胎着床；增加内膜面积，导致妊娠相关蛋白分泌过多，抑制精子与透明带结合。

2. 子宫肌瘤 与生殖的关系并不确定，比较~致的观点认为，单单由于肌瘤导致的不孕仅占2% ~ 3%。引起宫腔变形的肌瘤和黏膜下肌瘤对生殖有负面影响，肌瘤的药物治疗不提高生育力。应注意肌瘤剔除术后的盆腔粘连对生殖有潜在影响。由于安全性没有得到证实，不推荐不孕患者采用消融术和子宫动脉栓塞术治疗子宫肌瘤。

3. 宫腔粘连（Asherman综合征） 最常发生于妊娠内膜创伤。非妊娠内膜创伤见于诊刮、宫颈活检或息肉摘除术、取放环、放疗后、子宫动脉栓塞术后，子宫动脉结扎/切断术后、子宫内膜切除术后等，感染和某些先天异常也可以引起宫腔粘连。严重宫腔粘连的患者妊娠预后极差。

4. 先天性的子宫异常 包括子宫纵隔、双角子宫、单角子宫和双子宫。除了较大的子宫纵隔外，很难证实这些异常对妊娠的影响。因此尽管某些异常可能与妊娠并发症有关，子宫畸形不被视为不孕的原因进行评价。

5. 宫颈因素 子宫颈作为精子通过的门户在生殖过程中占据重要的一席之地。宫颈腺体分泌碱性黏液，阻碍下生殖道微生物上行感染。在排卵期，雌激素作用后的宫颈黏液还有几个作用：①形成管道系统，有利于精子通过并直接进入宫腔；②形成精子的储存池，将精子不断地向宫腔内释放，以保持精子的受精潜能；③将非精子物质和死精子过滤掉。宫颈的炎症或损伤有可能改变宫颈黏液的性状和（或）宫颈的解剖结构而不利于精子通过。

四、子宫内膜异位症

育龄妇女中子宫内膜异位症（endometriosis，EMT）的发病率约为10%，EMT患者中约有50%伴发不孕，而35%以上的不孕症是由EMT造成的。EMT患者中不孕为非EMT人群的20倍。EMT影响生殖的多个环节：①影响卵泡的质量、成熟及排卵：EMT的患者合并排卵功能障碍约占17% ~ 27%。EMT患者多合并泌乳激素升高，抑制甾体激素合成和分泌，降低LH受体的数量，使卵泡对LH不敏感，因此LUFS和黄体功能不足的发生率高。同时EMT患者卵泡发育潜能降低、颗粒细胞功能异常、卵泡微环境及内分泌发生改变，直接或间接对卵母细胞质量造成损害。②影响输卵管的通畅性及功能：EMT的患者常常出现盆腔粘连、输卵管粘连和扭曲，对拾卵及配子/合子的运输不利。③影响受精过程。④改变腹腔液功能：活化巨噬细胞及肿瘤坏死因子等浓度升高，对配子造成不良影响。EMT患者的腹腔微环境不同于生育力正常的女性，有证据显示，EMT患者腹腔内活化巨噬细胞的水平升高。轻~中度EMT患者的腹腔液对输卵管纤毛的拍打频率有明显的抑制作用。⑤着床率降低：Ⅲ~Ⅳ期的患者子宫内膜整合素av的表达降低。⑥自身免疫因素的改变：EMT患者常伴有局部及全身细胞免疫、体液免疫和分子免疫功能异常，改变腹腔内环境，干扰生殖过程。

五、男性问题

育龄夫妇未采用任何避孕措施同居生活1年以上，由于男方因素造成女方不孕者，称为男性不育症。通常分为睾丸前、睾丸和睾丸后三个环节，但是仍有高达60%~75%的患者找不到原因。

1. 睾丸前因素　该类患者生育功能的损害系继发于体内激素的失衡。包括下丘脑疾病、垂体疾病、内源性或外源性激素异常。

2. 睾丸性因素　涉及睾丸的先天性异常、生殖腺毒素、全身性疾病、感染、睾丸创伤和手术及免疫性因素。

3. 睾丸后因素　包括输精管道梗阻、精子功能或运动障碍、免疫性因素、感染、性交或射精功能障碍。

4. 特发性病因　是指男性不育症找不到明确病因者，其影响生殖的环节可能涉及睾丸前、睾丸本身、睾丸后的一个或多个环节。目前倾向与遗传或环境因素等相关。

六、免疫问题

体液免疫和局部细胞免疫影响配子的形成、滋养细胞的生长、胚胎植入和发育。妊娠是半同种移植过程，成功妊娠是免疫耐受的结果，一旦免疫功能异常，将导致受孕失败。由免疫引起的不孕症占不孕症的10%~15%。许多免疫性疾病直接导致了受孕能力的降低，如抗磷脂抗体综合征、系统性红斑狼疮、1型糖尿病等。

（一）男性免疫性不孕

主要涉及抗精子抗体（antisperm antibody，AsAb）的产生。精子有其特异抗原，可引起自身或同种的免疫反应。在正常情况下，精子被血睾屏障所分离，防止循环系统的免疫细胞与精子抗原接触，但一旦这一屏障受到破坏、如输精管的损伤，或睾丸、附睾的炎症等，即会引起精子的自身免疫产生AsAb。AsAb可导致精子的凝集和制动导致不孕。AsAb的检测需采用WHO推荐的方法即新鲜精液行混合抗球蛋白反应（mixed antiglobulin reaction，MAR）试验或直接免疫球方法（immuno bead test，IBT）。阳性者可行子宫腔内人工授精（intrauterine insemination，IUI），洗涤上游法可将精液中抗体的有害作用减少到最低，但不可能去除结合在精子上的所有AsAb。对IUI失败者采用体外受精和胚胎移植技术（in vitro fertilization and embryo transfer，IVFET）。小剂量口服泼尼松5mg每日3次，共3~12个月，用于AsAb阳性的少精症患者，但有不良反应。严重少弱精者需行卵胞浆内单精子注射（intracytoplasmic sperm injection，ICSI）。生殖道局部产生的AsAb能导致精子的凝集和制动，对生育力的影响较大。

（二）女性免疫性不孕

女性体内产生的自身抗体和局部免疫功能的异常可导致女性免疫性不孕。

1. 女方血清内及宫颈黏液中抗精子抗体　精子和精浆有许多抗原物质，阴道和子宫等可以吸收这些抗原并分泌抗体，性交后反复进入阴道的精子抗原却未产生抗体。原因可能是精浆内含有免疫抑制物，如果此抑制物受到破坏，或女性生殖道黏膜破损或出血时性交，则精子抗原通过上皮屏障进入上皮下的淋巴细胞产生抗精子抗体，从而导致不孕。AsAb可阻止精子穿过宫颈黏液。随AsAb抗体滴度升高，精子穿透性下降。输卵管含免疫物质最多，并在此发生局部免疫作用，阻止精子的进入。在原因不明不孕症妇女中，约有30%在血清中检测到抗精子抗体。

可行性交后试验：近排卵期性交后卧床约 0.5 ~ 1 小时后来院查子宫颈黏液，检查子宫颈黏液中的精子是否存活。正常值为 10 ~ 15 活精子 /HP，精子存活率受到子宫颈黏液性质、其中有无抗精子抗体及精液本身的影响。还可进行体外精子 – 宫颈黏液接触试验。

对 AsAb 阳性者在积极预防生殖道感染的同时可试用下列治疗方法：

（1）采用避孕套 6 ~ 12 个月：避免因性交而使精子抗原暴露于女性生殖道。这样可以使 AsAb 滴度下降。

（2）免疫抑制剂：局部用氢化可的松制剂置阴道内，用于子宫颈黏液中存在 AsAb 患者。小剂量口服泼尼松 5mg 每日 3 次，共 3 个月治疗血清 AsAb 阳性的患者。

（3）应用子宫腔内人工授精（intrauterine insemination，IUI）以避开子宫颈黏液，但由于整个生殖道可发生免疫作用，效果不理想。

（4）应用体外受精胚胎移植技术（in vitro fertilization and embryo transfer，IVF–ET）：由于 AsAb 阻碍精子在女性生殖道的运行，配子输卵管内移植（GIFT）及 IUI 用于治疗 AsAb 的免疫性不育效果不好，IVF–ET 治疗 AsAb 阳性的女性不育者，无论受精率还是妊娠率和对照组无差异。即使精子表面结合 AsAb 阳性，IVF–ET 结果和对照组亦无差异。

2. 女方血清内抗磷脂抗体（antiphospholipid antibody） 抗磷脂抗体是一组自身免疫性抗体，此类抗体多发生于组织炎症，损害及粘连后，带负电荷的磷脂是细胞膜的组成部分，可与之结合而产生一系列不良反应，主要是引起小血管内血栓形成倾向而引起蜕膜或胎盘血流不足，其机制是前列环素（PGI2）受到抑制。

3. 抗子宫内膜抗体 子宫内膜抗体是以子宫内膜为靶抗原产生的自身抗体。子宫内膜抗体可在 60% 的子宫内膜异位症的患者血清中检出，而且患者常合并抗甲状腺、抗内皮、抗卵巢抗体。子宫内膜抗体和子宫内膜中抗原产生抗体反应，引起内膜损伤，干扰孕卵着床和胚胎发育。因此检测不孕症妇女血清中的抗子宫内膜抗体是诊断子宫内膜异位症和不孕症的方法。对抗子宫内膜抗体阳性者可采用皮质激素治疗，抑制抗体的形成和异常免疫反应。对抗子宫内膜抗体阳性的子宫内膜异位症患者行相应的治疗，积极助孕。

4. 系统性自身免疫性疾病与不孕症

（1）系统性红斑狼疮（systemic lupus erthematosus，SLE）：不孕症患者中有 1% 诊断为系统性红斑狼疮，较整个人群的发病率明显升高。在 40 岁以下的系统性红斑狼疮患者中 53% 合并月经不规律。狼疮性肾炎可导致闭经和卵巢功能低下，也可影响男性的阴茎勃起和精子的形成。SLE 选择合适的时机怀孕很重要，建议 SLE 患者在疾病控制期或缓解期受孕，妊娠后由免疫医师和产科医师定期共同监测。孕前和孕后用羟氯喹、泼尼松和阿司匹林治疗。

（2）自身免疫性甲状腺疾病（autoimmune thyroid disease，AITD）：正常卵的形成依赖正常的甲状腺激素水平，自身免疫甲状腺疾病导致甲状腺功能减退，患者常合并月经不规律和不孕。AITD 表现为血清中甲状腺球蛋白抗体、甲状腺微粒体抗体和甲状腺过氧化物酶抗体升高。甲状腺抗体升高的妇女孕早期甲状腺储备功能低下。大部分甲状腺球蛋白抗体阳性的患者存在轻微的 TSH 升高，因此在怀孕前和早孕期应用甲状腺激素补充疗法，另外还可应用免疫球蛋白治疗。

（3）1 型糖尿病（type 1 diabetes mellitus，TIDM）：是胰岛细胞的免疫性病变，由于内分泌的异常而导致月经紊乱及生殖年限缩短如初潮延迟和早绝经。高的胰岛素血症和胰岛素抵抗与 PCOS 的发病相关。TIDM 患者的生育力较整个人群降低 20%。

5. 外周血和子宫内膜局部的免疫问题 正常月经周期及早孕期子宫内膜中，典型的 $CD3^+$、$CD4^+$、$CD8^+$ 淋巴细胞分布较少，而以不典型淋巴细胞 $CD56^+$ 较多（又称 NK 样细胞，自然杀伤细胞），并随月经周期和妊娠期而变化，而血中的 NK 细胞多数为 CD56dim。动物实验表明，此细胞可能被着床前滋养层产生的 α 干扰素活化，杀伤子宫上皮细胞和基质细胞，协助滋养层细胞植入子宫内膜。同时 NK 样细胞产生的细胞因子 TNFα、TGFβ_2 可以抑制滋养层细胞的 DNA 合成，限制其无限增殖，因此起到了对滋养层细胞的免疫监视作用，维持滋养层细胞与子宫内膜之间的动态平衡，保证了胎儿的正常形成。当免疫失调时 CD56$^+$ 细胞的功能减弱从而引起不孕和流产。有研究显示反复着床失败患者外周血 CD56dim 浓度和比率较怀孕妇女升高，应用免疫疗法可增加妊娠成功率。对外周血 NK 细胞升高的反复着床失败者应用泼尼松和免疫球蛋白治疗。黄体期内膜搔刮通过改变内膜局部的细胞和生长因子改善 IVF 着床率。

6. 卵巢早衰（POF） POF 患者常伴有其他自身免疫性疾病；患者血液循环中存在抗卵巢抗体、抗透明带抗体等；患者卵巢组织中有淋巴细胞和浆细胞浸润。有报道对 POF 患者雌激素治疗的同时联合应用糖皮质激素可提高排卵率和妊娠率。

七、原因不明

经过检查证实女方有排卵，输卵管通畅；男方精液正常方可考虑不明原因不孕，可能同时存在其他免疫问题或卵巢功能不正常未能查及。有时有些心理上存在某种障碍也可能造成不育。

第十章

异位妊娠

第一节 概述

正常妊娠时，孕卵着床于子宫体部内膜。异位妊娠（ectopic pregnancy）是指受精卵种植并发育在子宫体腔以外部位的妊娠，俗称宫外孕（extrauterine pregnancy）。

由于性紊乱、性开放、性传播性疾病、剖宫产、辅助生殖技术的应用等多种因素影响，全世界范围内异位妊娠的发生率均有提高，约占妊娠总数的2%，死亡率约占孕产妇死亡总数的9% ~ 10%，是早期妊娠死亡率最高的疾病之一，是妇产科常见的急腹症。统计资料显示，近几年异位妊娠发病率与20世纪最后二十年相比呈三至五倍增长，在过去20年中美国异位妊娠的发生率增加了6倍，英国增加了4倍。我国内地一些大、中城市的发病率也有成倍的升高，尤其是青、少年发生异位妊娠的案例所占比例也在增加。随着超声诊断技术的普及，以及人绒毛膜促性腺激素（hCG）测定方法灵敏度的增强等，绝大多数异位妊娠已能在早期做出诊断，得到及时的治疗。但对于非典型病例，症状变化多，临床易造成诊断延迟或误诊，甚至死亡，故越来越受到重视。

异位妊娠发生部位以输卵管最为常见，占90%以上，其他部位有卵巢、腹腔、阔韧带、子宫颈、宫角以及残角子宫等。少见的异位妊娠有子宫憩室妊娠、子宫小囊妊娠、子宫壁妊娠、子宫峡部妊娠、子宫切除后异位妊娠、腹膜后妊娠、阴道妊娠、宫内宫外复合妊娠、多胎异位妊娠、持续性异位妊娠、绝育后异位妊娠等，由于近年来国内剖宫产率的上升，剖宫产子宫瘢痕妊娠的报道也日渐增多。

引起异位妊娠的原因主要有以下几个方面。

1. 延迟或阻止受精卵进入子宫腔　如下所述。

（1）慢性输卵管炎：输卵管黏膜炎症轻者可引起输卵管黏膜粘连和纤毛缺损，影响受精卵的运行受阻而在该处着床。重者可引起管腔完全阻塞而致不孕。

（2）输卵管周围粘连：输卵管病变主要在输卵管的浆膜层或浆肌层，常造成输卵管周围粘连，输卵管扭曲、僵直、管腔狭窄、管壁肌蠕动减弱，使受精卵的运行缓慢。常继发于阑尾炎、腹膜炎和盆腔子宫内膜异位症。

（3）盆腔结核：盆腔结核会导致输卵管病变部位炎症、部分阻塞或狭窄，使其蠕动异常或黏膜纤毛破坏，影响精子或受精卵的输送而致异位妊娠。

（4）输卵管发育不良或先天性缺陷：发育不良的输卵管较正常输卵管细长，肌层薄弱，收缩力差，内膜纤毛薄弱，对精子、卵子或受精卵运送迟缓，容易发生异位妊娠。先天畸形如输卵管憩室、副伞均易发生异位妊娠。

（5）盆腔肿瘤：肿瘤的压迫和牵拉使输卵管变细变长或迂曲，可阻碍受精卵的运行而发生异位妊娠。

（6）既往输卵管手术：输卵管粘连分离术、伞端造口术、再通吻合术和输卵管妊娠保守性手术，均可造成手术部位瘢痕狭窄、输卵管管腔狭窄、部分阻塞或输卵管周围粘连。输卵管结扎术后再通或近端形成瘘管，均可能引起异位妊娠。

2. 胚胎发育异常　胚胎畸形或男方精液中精子计数过低及异常精子数过高，亦可增加异位妊娠的险。

3. 受精卵的游走　一侧卵巢排卵，受精后经过宫腔移行到对侧输卵管，并在该处植入，称作受精卵内游走。若经过腹腔，被对侧输卵管摄取并植入，称作受精卵外游走。由于在移行过程中孕卵逐渐长大，当不能通过输卵管，即在该处着床时，就发生了输卵管妊娠。

4. 排卵异常　未排出卵巢的卵子受精于卵巢，在卵巢组织内种植和生长、发育，形成卵巢妊娠。以受精卵种植部位为基础，卵巢妊娠分为原发性及混合性两大类：原发性卵巢妊娠指孕卵种植于卵巢上，不论其卵泡内或卵泡外，包括卵巢表面、皮质内、髓质内；混合性卵巢妊娠是指孕囊壁由部分卵巢及其他器官或组织所构成。临床上所见的卵巢妊娠，绝大多数为原发性卵巢妊娠。

5. 输卵管妊娠流产或破裂　输卵管妊娠流产或破裂后胚囊进入腹腔，胎盘附着或种植于其他组织如盆腔腹膜、肠系膜、大网膜和子宫阔韧带等继续发育，形成腹腔妊娠。

6. 内分泌和精神因素　雌、孕激素调节平衡失调或精神因素导致自主神经功能紊乱，影响输卵管的蠕动功能，较易发生异位妊娠。黄体功能不足时孕酮水平低，子宫内膜发育不良，孕酮水平与输卵管蠕动功能有关，浓度低时输卵管纤毛末端向子宫方向活动力低，推动力弱，使卵细胞容易停滞而致异位妊娠。

7. 发生异位妊娠的危险因素　尽管一部分异位妊娠患者未发现明确的诱发因素，但仍有一些危险因素是异位妊娠发生率增加的原因。

（1）盆腔炎性疾病：盆腔炎性疾病是导致异位妊娠发生率增加的最为重要的因素之一。

1）国内 20 世纪 80 年代后期女性盆腔炎症发病率明显升高，导致了输卵管妊娠发病率的升高。阴道菌群的微生物动态平衡被破坏，优势致病菌种异常繁殖，沿黏膜面上行，并可通过血管、淋巴管或周围组织直接扩散达输卵管和盆腔内组织，致输卵管急、慢性炎症，形成输卵管粘连、封闭、扭曲、狭窄、蠕动减弱或僵硬，管内纤毛细胞与黏膜分离和纤毛定向摆动紊乱，均可不同程度地影响精卵的结合、输送。

2）20 世纪 90 年代后性传播疾病在国内成为高发病，其中淋菌性盆腔炎和沙眼衣原体性输卵管炎引起的盆腔广泛粘连，被认为是近年输卵管妊娠发病率大幅度增加的重要原因。研究发现，发生急性输卵管炎以后，异位妊娠发生的危险性增加了 7 倍，以沙眼衣原体感染所致的输卵管炎症最多见。国内外报道均发现不孕患者输卵管中衣原体检出率高，沙眼衣原体感染可形成瘢痕性输卵管，而导致异位妊娠发生率升高。

3）结核性输卵管炎近年发病率已明显下降，但一旦感染，常可致原发不孕及输卵管妊娠，

4）多种病原体引起宫内膜炎症、粘连、内膜缺失，干扰孕卵着床而致孕卵异位着床。

（2）盆腔和腹腔手术：多种盆、腹腔手术均可引起粘连，改变输卵管的解剖和生理而导致孕卵游走异常，形成输卵管妊娠。

1）输卵管手术：输卵管妊娠时不论是开腹手术或腹腔镜下的保守性手术治疗后，再次发生输卵管妊娠者占 8% ~ 15%，最高达 40.5%，输卵管结扎术后的复通手术、输卵管—盆腔脏器分离粘连术、输卵管整形术、输卵管通液及子宫输卵管造影术、保守性输卵管妊娠手术和期待治疗增多，也都是输卵管妊娠的综合病因。有过异位妊娠史，再次发生异位妊娠的概率明显增高。一方面，输卵管妊娠保守性手术可造成部分管腔的堵塞或输卵管周围炎症粘连；另一方面，异位妊娠多由炎症所致，而盆腔炎、附件炎等多为不可逆炎症，也可造成部分管腔的堵塞或输卵管周围炎症粘连，从而导致异位妊娠的发生。

2）其他妇产科手术：近年来剖宫产率明显上升，人工流产和药物流产后清宫术在年轻未生育女性中比例增加，其他如子宫肌瘤挖除术、宫腔镜手术、卵巢囊肿剥除术等，均可引起子宫内膜损伤和炎症，不利于孕卵着床，成为输卵管妊娠的综合病因。

3）外科手术：凡可引起盆腔粘连的外科手术、阑尾炎、肠梗阻或脏器穿孔出血手术，均因增加盆腔炎及粘连而增加输卵管妊娠的概率。

（3）与计划生育有关的因素。

1）宫内节育器：宫内节育器能防止绝大部分宫内妊娠，但不能有效地防止宫外妊娠。宫内节育器是否引起输卵管妊娠发生率升高一直有争议。多数学者认为未使用过 IUD 的妇女与使用过 IUD 的妇女异位妊娠发生概率相等。有研究认为，IUD 改变宫腔内环境，干扰孕卵着床部位的子宫内膜，阻碍受精卵着床，

并改变子宫及输卵管液，缩短配子的存活时间，以降低精卵结合和受孕的机会。此外，IUD 可以激活输卵管的免疫系统，干扰输卵管的免疫功能，并影响其在受精过程中的作用，从而干扰了着床前的生殖过程。此种理论支持了 IUD 并未增加异位妊娠危险性。但也有学者认为放置宫内节育器避孕失败后异位妊娠的危险显著增高，可能与以下因素有关：①IUD 对子宫的机械性刺激产生的局部组织反应可改变宫腔内环境，引起宫腔内膜的炎性反应，或类似前列腺素物质的大量分泌，使输卵管蠕动紊乱，甚至产生逆蠕动，从而影响孕卵的运行，增加异位妊娠的机会。② IUD 的使用可能引起支原体、衣原体及淋病的感染。经宫颈管伸出的 IUD 尾丝，游离在阴道内，可能成为阴道细菌进入宫腔的通道，引起上行感染，使输卵管黏膜充血、水肿、粘连、致管腔不同程度狭窄，失去正常蠕动及拾卵功能，阻碍受精卵在子宫内着床和发育，从而着床在输卵管而发生输卵管妊娠。文献报道，使用 IUD 避孕者患盆腔炎的概率较未使用者高出 3 ~ 4 倍，在西方国家，使用 IUD 者发生盆腔炎较未使用者高 5 ~ 8 倍。

流行病学研究和临床试验表明，不同国家的使用者中异位妊娠率也不同，可能与 IUD 的类型、使用者社会经济地位等有关。不同类型的 IUD 异位妊娠发生率也有一定差异。带铜节育器和释放左旋炔诺孕酮的节育器能够最有效地防止异位妊娠。带铜节育器表面的金属铜经氧化成亚铜与亚铜化合物，进而游离出铜离子。当子宫内膜内铜离子增高时，锌离子含量降低，使许多重要的含锌酶如碳酸酐酶、碱性磷酸酶等酶的活性受到抑制，因而使精子的代谢受到较严重的影响；另一方面，溶酶体活性显著增强，使细胞结构发生破坏，从而破坏精子结构，加强了抗生育作用，因此，放置带铜节育器异位妊娠发生率较普通节育环低。

2）口服避孕药：所有的避孕方法都可通过防止妊娠而减少异位妊娠的发生。但复方口服避孕药服用者异位妊娠的发生率最低，可减少 90% 的危险。口服避孕药通过有效防止排卵和受精，以及对盆腔炎的保护作用间接减少异位妊娠发生。但使用低剂量纯孕激素避孕药时，可使输卵管蠕动异常，如排卵未被抑制，易发生输卵管妊娠；使用含有大剂量雌激素的事后避孕药避孕失败而受孕者，约 10% 为输卵管妊娠。紧急避孕的应用在减少非意愿妊娠、降低人工流产率方面起到了积极作用，但随着广泛应用，由此引起的异位妊娠已引起大家的注意，有关于紧急避孕后发生异位妊娠的个案报道。

3）输卵管节育：节育导致异位妊娠的原因可能为：①输卵管的自发再通；②形成输卵管腹腔瘘；③结扎过松、结扎不牢、机械性闭塞和黏堵不全使输卵管管腔闭塞不全。④绝育术后复通术、输卵管成形术或输卵管妊娠保守性手术，亦可因瘢痕使管腔狭窄，通畅不良而致病。

4）人工流产、中期妊娠引产和药物流产后清宫、部分药物流产后阴道流血时间过长伴感染等因素，均可引起子宫内膜损伤和炎症，不利于孕卵着床；也可造成子宫内膜炎症，炎症扩散到输卵管和盆腔而致输卵管及盆腔炎等并发症，均可阻止孕卵着床而发生异位妊娠。人流、药流、自然流产的次数越多，异位妊娠的发生率越高。

（4）辅助生殖技术的应用：文献报道，辅助生殖技术的应用可导致异位妊娠发生率升高 2 ~ 3 倍，可以达到 5%，较自然周期高 2 倍以上。由于辅助生殖技术中促排卵及 IVF-ET 等技术的应用，一些在自然妊娠中较少见或不可能发生的异位妊娠，如宫内外同时妊娠、宫外多胎妊娠、双侧输卵管切除术后的输卵管间质部妊娠、宫角部妊娠等也时有发生。输卵管结构和（或）功能改变是导致辅助生殖技术中异位妊娠发生的主要危险因素。此外，由于胚胎移植技术的应用，如操作时宫腔内置管位置不当，将胚胎直接置入输卵管管腔内，受术者头低位可因重力作用使胚胎移入输卵管。用于胚胎移植的黏稠介质含量过高，也可使胚胎移入输卵管，胚胎移植过多也可能发生异位妊娠。

（5）寄生虫：有血吸虫卵感染至输卵管引起异位妊娠的报道。虽罕见，但在血吸虫疫区的妇女应注意。

（6）吸烟：女性吸烟对妊娠的不良影响包括孕卵发育、排卵、拾卵、卵子运输、受精及早期胚胎发育等多方面。吸烟者的异位妊娠发生率高出不吸烟者 40%，并且随每日吸烟量和吸烟史的延长呈上升趋势。吸烟从两方面可能影响异位妊娠的发生率。其一为尼古丁成分能引起输卵管纤毛的逆蠕动而降低输卵管的活动性，推迟卵细胞进入子宫以及胚泡的形成和种植。其二为吸烟可明显增加盆腔炎性疾病的发生率，导致输卵管的解剖结构异常，进而增加了异位妊娠的发生。

（7）吸毒：与吸毒女性的性紊乱生活方式及妇科炎症发病率较未吸毒女性升高有关。

（8）子宫内膜异位症使宫腔内解剖结构改变和微环境改变，干扰排卵、受精、改变黄体功能、输卵管运动障碍、子宫内膜与受精卵发育不同步等多种原因造成不孕，并增加输卵管妊娠发生率。

（9）阴道冲洗：阴道冲洗后易破坏阴道 pH，引起菌群失调；也易引起上行感染，增加盆腔炎症的机会，易患异位妊娠。

（10）性生活：初次性生活年龄早、性生活频繁、性伴侣数量多以及性行为方式如口交、肛交等易致盆腔炎症，是异位妊娠发生的危险因素。

第二节　输卵管妊娠

卵子在输卵管壶腹部受精后，受精卵因某些因素在输卵管内运行受阻，而停留在输卵管的某一部位着床、发育，发生输卵管妊娠。其发生部位以输卵管壶腹部最为常见，占 50% ~ 70%，其次为峡部，占 20% ~ 25%，输卵管及伞部占 17%，间质部较少，占 2% ~ 4%。

（一）病理

1. 输卵管变化　受精卵在输卵管壶腹部种植最多，其次为峡部、伞部及间质部。受精卵着床后，输卵管壁出现蜕膜反应，但由于输卵管管腔狭窄，管壁较薄且缺乏黏膜下组织，蜕膜形成较差，不利于胚胎发育，往往较早发生输卵管流产；输卵管的血管分布不利于受精卵着床，胚胎滋养细胞往往穿破输卵管动脉或小动脉。由于小动脉压力较绒毛血管高，故血液自破口流入绒毛间；同时，输卵管肌层不如子宫肌层厚和坚韧，胚胎滋养细胞容易侵入，甚至穿透输卵管壁而引起输卵管破裂。

2. 子宫变化　和正常妊娠一样，输卵管妊娠时合体滋养细胞产生的 hCG 使黄体类固醇激素分泌增加，子宫肌层和子宫内膜发生相应的变化，子宫增大、变软，子宫内膜发生蜕膜化，蜕膜化的程度与 hCG 水平有关。但输卵管妊娠蜕膜下的海绵层及血管系统发育较差。当输卵管滋养细胞活力下降时，蜕膜白宫壁剥离，发生阴道流血，有时可以排出完整的蜕膜管型，排出组织做病理检查无绒毛结构，这一点有助于异位妊娠的诊断。子宫内膜可见有 Arias-Stella（A-S）反应，即子宫内膜呈过度增生和分泌状态，内膜腺体增生，腺体细胞肥大，边界消失，排列成团，突入腺腔，细胞极性消失，核深染，胞质有空泡。内膜 A-S 反应与妊娠有关，并非异位妊娠所特有。

3. 卵巢变化　与正常妊娠相似，卵巢黄体转变成为妊娠黄体，有时还可见到黄素囊肿。

4. 转归和结局　输卵管管腔狭小，管壁薄弱，妊娠时不能形成良好的蜕膜，不利于胚胎的生长发育，常发生以下结局：

（1）输卵管妊娠流产：是输卵管妊娠最为常见的结局，多见于妊娠 8 ~ 12 周的壶腹部妊娠。受精卵种植在输卵管黏膜皱褶内，由输卵管黏膜及纤维蛋白形成的包蜕膜很脆弱。随着孕囊的发育增大，发育中的胚泡突破薄弱的包膜，落入管腔，而发生流产。若整个孕囊剥离落入管腔并经伞部进入腹腔，则为输卵管完全流产，这种情况下出血一般不多。若孕囊部分剥离排出，则为输卵管部分流产，和宫腔内不全流产相似，此时可发生反复出血，形成输卵管血肿或输卵管周围血肿，血液积聚在直肠子宫陷凹，形成盆腔血肿。如果出血量不多，病情稳定，久之，胚胎死亡，血肿机化并与周围组织粘连，临床上称之为“陈旧性宫外孕”。也有部分晚期胎儿发生多种改变，如浸软、木乃伊化或石化，有时并发感染化脓，或形成千性坏疽；偶有感染破溃进入肠管、阴道穹隆，甚至从肠道或阴道排出。

（2）输卵管妊娠破裂：多见于输卵管峡部妊娠，发病多在孕 6 周左右。随着受精卵发育长大，滋养细胞向管壁侵蚀肌层及浆膜，穿透输卵管管壁引起。输卵管破裂后，由于输卵管肌层及浆膜内血管丰富，破裂后可造成急性大出血，患者迅速进入休克状态。但也有表现为少量反复出血，并形成盆腔血肿。输卵管间质部妊娠虽然少见，但结局几乎都是妊娠破裂。由于间质部肌层较厚，破裂时间晚，常发生在妊娠 12 ~ 16 周，因该处为子宫血管和输卵管血管汇集区，一旦发生破裂，出血量大而迅速，后果十分严重，常常在短时间内发生致命性的腹腔内出血。

（3）继发腹腔妊娠：输卵管妊娠流产或破裂，孕囊排出进入腹腔，多数情况下胚胎枯萎，停止发育；偶尔也可发生胚胎腹腔内继续发育生长，形成继发性腹腔妊娠。当输卵管破于阔韧带前后叶腹膜之间，则可发生阔韧带内妊娠。胚胎脾脏种植也见有报道。

（4）异位复合妊娠：同时存在宫内和输卵管妊娠称之为异位复合妊娠，这种情况十分少见，并常常误诊为单纯输卵管妊娠。随着辅助生殖技术的应用，复合妊娠时有报道。

（二）临床表现

输卵管妊娠的临床表现与受精卵着床部位、有无流产或破裂，以及出血量多少、时间长短等因素有关。

1. 停经　多数输卵管妊娠患者在发病前有短期停经史。除输卵管间质部妊娠停经时间较长外，大都在6～8周。但有20%～30%患者无明显停经史，仅表现为月经周期改变及经血量异常而无明显的停经史。原因是：①部分异位妊娠因滋养层活力低，蜕膜自行变性剥脱而致阴道流血；②将异位妊娠流产、破裂、胚胎死亡、绒毛停止发育、蜕膜组织丧失激素的支持而坏死脱落误认为“月经延迟”；③少数异位妊娠破裂，破裂处血液逆流入宫腔而致阴道流血。常因医师或患者将不规则阴道出血误认为末次月经，或由于月经仅过期几日，不认为是停经，所以仔细询问病史十分重要。

2. 腹痛　腹痛是输卵管妊娠最常见的症状，其发生率在90%以上。输卵管妊娠发生流产或破裂之前，由于胚胎在输卵管内逐渐增大，输卵管膨胀而常表现为一侧下腹部隐痛或酸胀感。当发生输卵管妊娠流产或破裂时，患者感一侧下腹部撕裂样疼痛，常伴有恶心、呕吐。当血液积聚于直肠子宫陷凹处时，可出现肛门坠胀感。出血量较多时呈贫血貌，血液刺激膈肌可引起肩胛部放射性疼痛。

3. 阴道流血　多见于停经后阴道少量流血，色暗红，淋漓不尽，持续性或间歇性，可伴有蜕膜碎片排出，偶有大量阴道流血。出血可能与胚胎死亡、流产、雌激素撤退有关。

4. 晕厥与休克　当输卵管妊娠流产或破裂时，由于腹腔内出血和剧烈腹痛，部分患者很快处于休克状态。休克程度取决于内出血的速度及出血量，与阴道流血量不成比例。

5. 盆腔包块　1/3～1/2患者可扪及盆腔包块，位于子宫一侧或后方，其大小、形状和质地常有变化，边界多不清楚，伴有压痛和触痛。病变持续较久时，肿块机化变硬，边界逐渐清楚。

6. 腹部压痛或反跳痛　因腹腔内出血激惹腹膜可引起压痛和反跳痛，反跳痛常重于压痛。少数患者出现肩痛，为腹腔内出血量多刺激膈肌引起，称为Danforth征。

7. 宫颈举痛　将子宫颈轻轻上抬或左右摇摆时可引起剧烈疼痛，称为宫颈举痛或摇摆痛，为输卵管妊娠的主要体征之一，是因加重对腹膜刺激所致。若腹腔内出血较多，查体子宫有漂浮感。

8. 体温　一般体温正常，少数患者因腹腔内出血吸收可出现体温略升高，但不超过38℃。

（三）诊断

1. hCG测定　hCG是由两个非共价键相连的肽链组成的糖蛋白激素。其单个亚基不具有生物活性，当连接成完整化合物时始具活性，分子量约为4.7万。其主要功能就是刺激黄体，有利于雌激素和黄体酮持续分泌，以促进子宫蜕膜的形成，使胎盘生长成熟。hCG α 亚单位的氨基酸排列与黄体生长激素（LH）α 亚单位相似，故用完整的抗hCG分子的抗体测定hCG时与LH间有免疫交叉反应。但它们的 β 亚单位各不相同。因此为避免交叉反应，目前临床上多采用灵敏度高、特异性强的 β-hCG-RIA法进行特异的hCG检测，定量动态观察 β-hCG的变化。

正常妊娠受精卵着床时，即排卵后的第6日受精卵滋养层的合体细胞开始分泌微量人绒毛膜促性腺激素（human chorionic gonadotropin，hCG）。着床后用特异的 β-hCG抗血清能在母血中检测中hCG。妊娠早期hCG分泌量增长迅速，约2日增长一倍，在受精后10日可用放免法（RIA）自母体血清中测出，故成为早期诊断妊娠的最敏感方法。hCG在妊娠约8～10周达最高水平，持续约10日后迅速下降，至妊娠中晚期血清浓度仅为峰值的10%左右，持续至分娩。产后2周恢复至正常月经周期水平。临床上常以hCG水平增长的速度协助诊断宫内妊娠与异位妊娠，在妊娠早期检测血hCG倍增水平具有宫内妊娠的诊断意义。异位妊娠

正常参考值：

妊娠周数　hCG（IU/L）

0.2～1周　5～50

1～2周　50～500

2 ~ 3 周　100 ~ 5 000

3 ~ 4 周　500 ~ 10 000

4 ~ 5 周　1 000 ~ 50 000

5 ~ 6 周　10 000 ~ 100 000

6 ~ 8 周　15 000 ~ 200 000

8 ~ 12 周　10 000 ~ 100 000

异位妊娠时，受精卵着床在子宫外，蜕膜形成不良，滋养细胞发育欠佳，合体滋养细胞合成、分泌的hCG量往往低于宫内妊娠。通常异位妊娠患者更加倾向于出现过早的hCG平台期，或者hCG水平较低(往往＜ 2 000mIU/mL），且 48 小时倍增小于 66%。如果在怀孕 4 天内，血浆 hCG 水平在 48 小时内倍增小于 50%，往往提示异常妊娠，但并不能鉴别是异位妊娠还是流产。异位妊娠与流产血 hCG 下降各具特点，血 hCG 下降快，半衰期＜ 1.4 天者约 92% 是宫内妊娠流产；血 hCG 下降慢，半衰期＞ 7 天者约 86% 为异位妊娠；半衰期 1.4 ~ 6.9 天，则两者均有可能，其中 1/3 为异位妊娠。对于异位妊娠被误诊为宫内妊娠行人工流产者，如果宫内吸出物未见绒毛或病理报告内膜呈 A–S 反应，应动态监测 hCG 水平的变化，辅助超声检查，必要时腹腔镜检查明确诊断；若吸宫术后 24 小时 hCG 下降≥ 50%，诊断为异常宫内妊娠的敏感性和特异性分别达 92% 和 100%，由此可排除宫外妊娠。

异位妊娠者腹腔内血 hCG 水平均高于血清 hCG 水平，是因为异位妊娠破裂或流产时含 hCG 的血液直接流入腹腔，保持较长时间。而静脉循环中的 hCG 经肝脏代谢后由肾脏排出，下降迅速。

2. 超声检查　超声检查对异位妊娠的诊断具有重要的临床价值，尤其是早期异位妊娠，通过超声检查往往能提供较多的信息。超声诊断异位妊娠的敏感性为73.9%，特异性为99.9%。随着仪器分辨率的提高，尤其是阴道超声及彩色多普勒血流成像的应用，超声诊断异位妊娠的正确率明显提高。异位妊娠的超声表现可见子宫大小正常或稍大，内膜蜕膜样变化，子宫的一侧附件处可探及肿块，肿块边界欠清，边缘不规则，回声类型主要与超声探查时异位妊娠所处的不同阶段而不同，未破型、破裂型、流产型、陈旧型异位妊娠患者的超声声像图表现均有其自身的特点。

（1）破裂型输卵管妊娠：超声声像图表现为大片液性暗区，宫体一侧或子宫后方探查到回声紊乱包块，边界清晰或不清，形态不规则，宫内未见到孕囊。包块内可见圆形或椭圆形无回声区，少数病例可见包块见妊娠囊，内见胚芽组织和原始心管搏动。

（2）未破裂型或流产型输卵管妊娠：超声声像图表现为子宫内膜增厚，宫内无孕囊，子宫周围或一侧附件混合回声包块；在子宫与卵巢间可见输卵管环，该环为增宽的输卵管管壁水肿，与管腔内的妊娠组织及血块共同形成低回声区所致。在输卵管环内可见妊娠光环，约 10% 的病例在妊娠囊内见到胚芽或心管搏动。此外，腹盆腔存在程度不一的液性暗区。

（3）陈旧型输卵管妊娠：超声声像图显示盆腔内形态不规则、无包膜、边缘模糊、内部回声增强的混合性光团，其间可见散在液性暗区。

经腹超声检查和经阴道超声检查是临床上常用的诊断异位妊娠重要的辅助手段。异位妊娠经腹超声诊断符合率 71.4%，经阴道超声诊断符合率 85.7%，准确率为 97.59%。经腹超声具有较大的检查范围，但影响检查结果的因素较多，如膀胱充盈程度、肠胀气、患者过胖等均可影响对正常结构的观察；阴道超声检查异位妊娠图像分辨力高，能更好地显示子宫、卵巢及盆腔肿块的细微结构，对宫内、外妊娠囊、卵黄囊、胚芽、原始心管搏动等细微结构的显示效果好，尤其在异位妊娠早期内出血不多，无回声区只局限于直肠子宫陷凹或子宫周围时，阴道超声检查有较高的敏感性，但检查范围较小，往往不能了解疾病声像图表现的全貌；故破裂型异位妊娠出血量较多的病例，最好能联合经腹部扫查，以补充经阴道检查的不足，进一步提高诊断准确率。阴道超声一般较经腹部超声提前 1 ~ 2 周确认宫内妊娠囊，而经腹部超声检查显像要到停经 7 周才能查到胚芽与原始心管搏动。

3. 腹腔镜检查　多数情况下，异位妊娠通过病史、体征、血 β–hCG 测定及超声检查即可对早期异位妊娠做出诊断，但有部分诊断比较困难的病例，可以在腹腔镜直视下明确诊断，并进行手术治疗。对特殊部位的异位妊娠，如卵巢妊娠、宫角妊娠、残角子宫妊娠等可对病变部位做出正确的诊断，同时也可与其他不易鉴别的附件包块等相鉴别。但在极早期受精卵着床部位形态学未发生明显变化前，或盆腹腔粘连的情况下，腹腔镜的假阴性率为 2% ~ 5%。由于腹腔镜检查为有创性检查，故不宜作为常规检查方法。此外，在腹腔大量出血或伴有休克的患者禁做腹腔镜检查。

腹腔镜技术用于妇产科疾病的诊断和治疗已日趋成熟。对于异位妊娠，腹腔镜可详细观察异位妊娠的部位，与周围组织的关系及有无粘连。未破裂型输卵管妊娠着床部位增粗肿胀，多呈暗褐色，局部膨隆，表面血管增生怒张。若腹腔内有出血，凝血块附着病灶，则观察妊娠着床部位较为困难，可用生理盐水冲洗、洗净腹腔内血液，待视野清晰后，再观察诊断。若输卵管妊娠流产，则在患侧输卵管伞端可见活动性出血，伞端周围有积血块；输卵管着床部位先兆破裂时，病灶表面局部有浆液性渗出，输卵管浆膜菲薄；破裂时可见到输卵管局部有不规则破口，有活动性出血或血液渗出，有时可见到绒毛或胚胎阻塞于破口处。盆腹腔积血较多。若进行盆腔冲洗，有时可从吸引液中找到胚泡。

4. 阴道后穹隆穿刺　阴道后穹隆穿刺是一种简单可靠的诊断方法，适用于疑有腹腔内出血的患者。腹腔内出血最易积聚于直肠子宫陷凹，穿刺常可抽出暗红色血液，放置后不凝固，是因为异位妊娠破裂或流产血液流入腹腔，刺激腹膜产生一种纤维酶原激活物，使血液中的纤维酶原转为纤溶酶，促使血液中纤维蛋白溶解。此外，纤溶酶同时能水解多种血浆蛋白和凝血因子，使血液不再凝固。若抽出液体为脓液或浆液性液体，则可排除异位妊娠。若穿刺针头误入静脉，则血液较红，将抽出的血液放置 10 分钟左右即可凝结。若腹腔内无内出血，或出血很少，或血肿位置较高，或直肠子宫陷凹有粘连时，可能抽不出血液，但也不能完全否定异位妊娠的存在。

临床上常将抽出后的血液滴在白纱布上，若为新鲜静脉血，在纱布上出现一红晕，而陈旧性出血中含有小血凝块。在显微镜下观察，若为新鲜血，镜下红细胞呈串钱状，散在的红细胞很少，而后穹隆穿刺血则存在皱缩的陈旧性红细胞，散在分布，排列呈鱼鳞状。

5. 诊断性刮宫　单靠诊断性刮宫诊断异位妊娠具有很大的局限性，目前很少依靠诊断性刮宫协助诊断。在不能排除异位妊娠或阴道流血较多时，诊断性刮宫目的在于排除并发宫内妊娠流产。将刮宫获取的内膜进行病理检查，异位妊娠的子宫内膜变化无特征性，可表现为子宫内膜蜕膜反应、高度分泌相伴有或不伴有 A-S 反应、分泌相及增生相等多种不同的表现。若无阴道流血，则子宫内膜往往为致密层，呈蜕膜组织；若已有流血且流血时间在 2 周以内，刮宫组织往往取自海绵层，呈高度分泌相，或可见 A-S 反应，若流血时间持续 2 周以上内膜致密层和海绵层已相继脱落，而基底层内膜对激素反应不敏感，故多表现为分泌反应欠佳或者增生相。若刮出组织查见绒毛，则可诊断为宫内妊娠。

6. 孕酮检查　血清孕酮在妊娠 8 周前由滋养细胞及其黄体分泌，比较稳定，12 周后因胎盘形成，孕酮合成能力上升，孕酮水平迅速提高，但在 12 周前维持在一定水平。在这个时期，孕酮水平反映了滋养层细胞的功能。异位妊娠患者滋养细胞发育欠佳，细胞活力下降，使黄体功能不足，从而引起血清孕酮水平明显低于宫内妊娠者。因此，血清孕酮量的变化情况是衡量黄体功能和胎盘发育是否正常、妊娠正常与否的一个最可靠指标。异位妊娠患者孕酮值只达到正常月经周期黄体期的低限水平，显著低于正常妊娠和先兆流产患者。孕酮检测与动态血 β-hCG 的检测相比，只需单次测定，随机取样，数小时内可获得结果，检测简便、快捷，将血清孕酮测定作为对妊娠者的常规测定，可明显提高异位妊娠的早期诊断率，尤其对 β-hCG 阳性而 B 超宫内、宫外均未见妊娠囊者，联合测定血清孕酮有相当大的诊断价值。目前认为，血清中孕酮 $<$ 15.9nmol/L 时，胚泡活性差，可作为筛选异位妊娠和自然流产的标志。

7. 其他　生化标记：除血 β-hCG、孕酮检测外，还有其他一些血生化检测或标记方法可用于协助诊断异位妊娠，包括：雌二醇（E_2），血管内皮生长因子（VECF）、激活素（ACT）- 抑制素（INH）、妊娠特异糖蛋白 β_1（SP1）、妊娠相关蛋白（PAPP-A）、甲胎蛋白（AFP）、肌酸激酶（CK）、肾素、胎儿纤维连接蛋白（FFN）、人胎盘生乳素（HPL）、淀粉酶、子宫内膜蛋白、CA125 等。

（四）鉴别诊断

具有典型症状和体征的异位妊娠诊断不难，结合患者病史、体征，实验室辅助检查及超声检查，必要时行腹腔镜检查，多能明确诊断。但由于异位妊娠可发生在生育期的任何年龄，发生部位广泛，孕卵在不同部位发育的时间长短不一，病理过程不尽相同，加上个体差异，使其在临床表现与体征上变化多样，易与多种疾病相混淆，因而临床上异位妊娠误诊率仍较高。误诊的原因涉及多方面、多学科。疾病本身的复杂性与多变性、疾病发生过程的不典型性、临床医生本身知识、经验与技术水平不足、诊断技术设备与手段的不完善等均是造成误诊的原因。

异位妊娠误诊的原因：

（1）病史采集不详，查体不全面。详细地询问病史，特别是月经史和规范的体格检查是降低误诊率的重要环节。对育龄妇女遇有与异位妊娠有关的病史均应详细询问和全面考虑，如盆、腹腔手术操作史、盆腔炎史、人工流产和放置宫内节育器、子宫内膜异位症、分娩与产褥等。对于少数患者因腹痛、头晕而于内、外科就医，由于内、外科医生缺乏对女性病史的详细询问，只重视右下腹痛及消化症状如恶心、呕吐、胃痛等，未做相关妇科检查，没有进一步结合辅助检查加以鉴别即做出内、外科诊断，将异位妊娠误诊为急性阑尾炎、急性胃肠炎、感染性休克等，从而延误治疗。

（2）过于相信输卵管结扎术后或放置宫内节育器者避孕者，未考虑异位妊娠的可能。由于安放宫内节育器可能并发输卵管炎而发生异位妊娠，输卵管结扎术后可出现再通、瘘管仍存在发生异位妊娠的可能。

（3）辅助检查误导：临床医生过度依赖辅助检查。尿妊娠试验简便、快速，试验阳性有助于排除其他疾患，但假阴性率较高，可达 10% 左右，故试验阴性不能完全排除异位妊娠，应复查尿妊娠试验或查血 β-hCG。超声检查可以区别孕囊在宫内还是宫外，并了解腹腔内有无积液或包块。但是，由于部分异位妊娠的超声图像不典型及 B 超的质量和超声检查者经验不足，可能造成误诊。

（4）人工流产手术时未对吸出物仔细检查，或对未见绒毛或仅见可疑绒毛未予重视，也未对患者进行严密随访。对术后患者出现腹痛、出血认为是术后常见症状，未详细询问手术过程均是造成误诊的原因。

（5）医务人员专业知识、技能缺乏，临床思维不当，因症状不典型、病史未掌握或对疾病缺乏全面的考虑，容易将该病与其他疾病混淆。

异位妊娠易误诊需与妇科其他疾病相鉴别的有早期妊娠流产、急性输卵管炎、出血性输卵管炎、黄体破裂、卵巢囊肿蒂扭转或卵巢囊肿破裂；易误诊或与其他科疾病相鉴别的主要有急性阑尾炎、输尿管结石、急性胃肠炎、胃穿孔、菌痢、泌尿系感染等。

异位妊娠根据症状出现的缓急分为急腹症型和稳定型两种临床表现。急腹症型主要表现为突发的下腹剧痛或全腹、胃部的疼痛，可伴有不同程度的休克，全腹压痛、反跳痛和移动性浊音。该型多系输卵管种植部位突然破裂，引起多量的腹腔内出血。常见于输卵管峡部妊娠、输卵管间质部妊娠和卵巢妊娠破裂。稳定型表现为病情进展缓慢，阴道出血不规则，似月经不调，腹痛不明显或不剧烈，多见于输卵管妊娠流产型或破裂后出血暂时停止，胚胎死亡或活力不高，形成包块。对有这两种临床表现的生育年龄女性均应高度警惕异位妊娠可能，重视病史的全面采集，尤其是未婚女性隐瞒性生活史者，要耐心个别询问，并给予相应检查，以免误诊。

1）急腹症型异位妊娠的鉴别：见表 10-1。

2）与卵巢子宫内膜异位囊肿破裂的鉴别：近年来对卵巢子宫内膜异位囊肿破裂导致的急腹症报道逐渐增多。卵巢子宫内膜异位囊肿常伴有继发性渐进性痛经、不规则子宫出血和不孕。其与异位妊娠破裂的鉴别诊断如表 10-2。

表 10-1　异位妊娠的鉴别诊断

	输卵管妊娠	流产	急性输卵管炎	急性阑尾炎	黄体破裂	卵巢囊肿蒂扭转
停经	多有	有	无	无	多无	无
腹痛	突然撕裂样剧痛，自下腹一侧开始向全腹扩散	下腹中央阵发性坠痛	两下腹持续性疼痛	持续性疼痛，从上腹开始，经脐周转至右下腹	下腹一侧突发性疼痛	下腹一侧突发性疼痛
		先量少，后增多，鲜红色，有小血块或绒毛排出	无	无	无或有如月经量流血	无
休克	程度与外出血不成正比	程度与外出血成比例	无	无	无或有轻度休克	无
体温	正常，有时稍高	升高	升高	升高	正常	稍高

续 表

	输卵管妊娠	流产	急性输卵管炎	急性阑尾炎	黄体破裂	卵巢囊肿蒂扭转
盆腔检查	举宫颈时一侧下腹疼痛，宫旁直肠子宫陷凹有肿块	宫口稍开，子宫正大变软	举宫颈时两侧下腹疼痛，仅在输卵管积水处触及肿块	无肿块触及，直肠指检右侧高位压痛	无肿块触及，一侧附件压痛	宫颈举痛，卵巢肿块边缘清晰，蒂部触痛明显
白细胞计数	正常或稍高	正常	升高	升高	正常或稍高	稍高
血红蛋白	下降	正常	正常	正常	下降	正常
后穹隆穿刺	可抽出不凝血液	阴性	可抽出渗出液或脓液	阴性	可抽出血液	阴性
β-hCG 检测	多为阳性	多为阳性	阴性	阴性	阴性	阴性
B 型超声	一侧附件低回声区，其内或有妊娠囊	宫内可见妊娠囊	两侧附件低回声区	子宫附件区无异常图像	一侧附件低回声区	一侧附件低回声区，边缘清晰，有条索状蒂

表 10-2　卵巢子宫内膜异位囊肿与异位妊娠破裂的鉴别诊断

	卵巢子宫内膜异位囊肿破裂	异位妊娠破裂（输卵管）
妊娠反应	−	+
下腹痛	轻→重	重
不孕症	+/−	+/−
出血量	不太多	可以很多
CEA	+/−	−
hCG	−	+/−
后穹隆穿刺	血黏稠如巧克力状	+/−，血不暗，不凝
超声检查	圆形，张力大的囊肿可因周围粘连而不规则，子宫直肠穿刺积液、积血	宫腔线清，妊娠囊多在输卵管，直肠子宫陷有积血
腹腔镜	可见多处灶性出血、充血、瘢痕、卵巢破口及巧克力液	可见输卵管外侧发蓝、肿胀

3）输卵管或附件扭转与梗阻：与输卵管系膜相连的输卵管可单独或与同侧卵巢一起发生扭转，称为输卵管扭转或附件扭转。临床上很少见。其原因有输卵管或输卵管系膜过长、输卵管积水、单角子宫双侧不对称，或卵巢肿瘤，或因妊娠、子宫肌瘤引起的子宫增大，在体位改变、创伤等诱因作用下引起输卵管扭转。亦有 20% 发生在输卵管及卵巢无明显病变时。其临床表现与卵巢囊肿蒂扭转相似，突发性下腹剧痛，呈间歇性，常伴有恶心、呕吐。患侧附件有压痛或肌紧张，如有输卵管积水等病变，可触及肿块。阴道检查有明显触痛，也可触及肿块。严重者直肠子宫陷凹处积聚渗出液，后穹隆穿刺时可抽得浆液血性液体。但患者很少出现脉搏增快及其他休克症状。并发妊娠者，β-hCG 呈阳性，不易与异位妊娠鉴别，主要诊断靠腹腔镜检或剖腹探查术后确诊。

4）子宫肌瘤红色变性：子宫肌瘤红色变性是因子宫肌瘤血供障碍，导致肌瘤缺血、坏死、溶血、血栓、栓塞及溶血血液渗入瘤体所致。其发生率在 1.9% ~ 25%，其中与妊娠有关占 20.3% ~ 34.8%，且多见于妊娠中期。患者可出现严重的腹痛伴呕吐、发热，一般在 38℃左右。白细胞增高，检查肿瘤局部有明显的压痛，绝大多数一周左右即可恢复。根据病史、B 超、β-hCG 等检查可与异位妊娠鉴别。

5）子宫破裂、穿孔：产科因素引起的子宫破裂，多发生于难产、高龄多产和子宫曾经手术或有过损伤的产妇。可发生在妊娠早期、中期和晚期，可为自发性、创伤性或病理性等多种情况下的破裂。通过 B 超、β-hCG 及腹腔镜等检查多可鉴别。非产科因素的子宫破裂可为手术操作中医疗器械所导致的子宫穿孔，也可为疾病导致的自发性子宫破裂。后者可见于侵蚀性葡萄胎或绒毛膜癌侵蚀子宫肌层，穿破子宫肌壁，进入阔韧带致阔韧带血肿，进入腹腔引起腹腔内出血，出现腹痛及腹膜刺激征等表现。结合病史、超声检查及 β-hCG 检测可与异位妊娠鉴别。

6）胎盘早剥、前置胎盘伴植入：胎盘早剥、前置胎盘均属于妊娠晚期出血性疾病，胎盘早剥可表现为妊娠期剧烈腹痛，异位妊娠也有极少数患者妊娠至中晚期，如间质部妊娠、残角子宫妊娠、腹腔妊娠等。其破裂后导致腹腔内出血并伴有剧烈腹痛，通过超声检查显示子宫肌层不连续。有时需通过剖腹探查才能明确异位妊娠破裂部位，才能确诊和鉴别胎盘早剥或胎盘前置伴植入的情况。

7）膜样痛经：膜样痛经又称蜕膜样痛经，是痛经中比较严重的疾患，多见于青年女性。发生膜样痛经，是因为子宫内膜完整地从宫颈口排出，如果宫颈口狭小，完整的子宫内膜不容易排出，子宫就增强收缩，宫颈口逐渐扩张，子宫内膜才能排出。表现为患者腹部疼痛剧烈，出冷汗，面色苍白，肢冷，恶心呕吐，甚至晕厥。当子宫内膜整块排出后，腹痛即可缓解。膜样痛经为周期性腹痛，β-hCG 为阴性即可鉴别。

8）胃肠道疾病：急性阑尾炎、急性胃肠炎、胃穿孔、菌痢等胃肠道疾病可出现腹痛、恶心、呕吐等症状，若患者因消化系统症状就诊时，尤其是首诊于内外科时，须高度警惕异位妊娠，结合 β-hCG 及 B 超检查，诊断多无困难。

9）泌尿道疾病：尿路结石和泌尿系统感染患者可出现一些与异位妊娠相似的症状，如尿频、尿急等，通过详细的病史采集及相应的辅助检查多可鉴别。

（五）治疗

输卵管妊娠处理方式的选择取决于年龄大小、有无生育要求、异位妊娠的部位、大小、结局状况，包括出血程度及输卵管损害情况，术者技术水平及手术措施等综合因素决定。手术治疗仍是目前主要的治疗手段。由于阴道超声、血清 β-hCG 测定的应用以及腹腔镜诊治手段的广泛开展使得异位妊娠的早期诊断率得到明显提高，为患者的保守性手术和非手术治疗提供了更多的机会，为早期治疗提供了时间保证，减少了异位妊娠破裂导致腹腔内大出血的危险，降低了死亡率。而越来越多的患者迫切要求保留生育功能，因此，早期诊断、合理处理异位妊娠十分重要。

1. 手术治疗　手术治疗有经腹途径和腹腔镜途径两种，手术方式有根治性方式和保守性方式两种。根治性术式即为输卵管切除术；保守性手术包括伞端妊娠物排出术、壶腹部妊娠线性切开术及峡部妊娠节段性切除术等。采取何种途径和何种方式取决于患者有无生育要求、输卵管妊娠部位、大小、结局状况，包括内出血程度及输卵管壁损害程度，以及对侧输卵管的状况、术者技术水平及手术措施等综合因素决定。

（1）根治性手术：即输卵管切除术，为最基本最常用的术式。该术式可以达到迅速止血、挽救生命的目的，尤其适用于抢救内出血并发休克的患者。对于这种急症患者应在积极纠正休克的同时，迅速开腹，提出患侧输卵管，用卵圆钳钳夹住出血部位，或者用长弯钳夹住患侧输卵管下方的阔韧带和输卵管近子宫端，暂时控制出血，并加快输液、输血，待血压上升后继续手术切除输卵管。切除患侧输卵管前应先探查子宫及对侧输卵管情况。手术方法：用两把血管钳自患侧输卵管伞端系膜向子宫角部钳夹，在两把血管钳间切断，残端以 7 号丝线贯穿缝扎近卵巢端的系膜断端。用系膜周围腹膜或圆韧带包埋系膜残端。对适用于年龄偏大、已有子女无生育要求者，并根据患者要求决定是否同时结扎对侧输卵管；对虽有生育愿望要求保留输卵管者，若因输卵管病灶范围广泛，损害输卵管系膜和血管者，或在保守性手术中输卵管难以止血者，非手术治疗、腹腔镜手术失败者，也应行输卵管切除术。

输卵管间质部妊娠，应争取在破裂前手术，以避免破裂大出血，危及生命。手术需行子宫角部楔形切除及患侧输卵管切除，必要时需切除子宫。

在异位妊娠手术中行自体血液回收，是抢救严重内出血伴休克的有效措施之一，不禁可以节约宝贵的血液资源，自体血中还能提供新鲜的凝血因子和血小板等成分，也可以减少异体输血所致的输血反应和疾病传播的可能性，在一定程度上解决了基层医院血源短缺的问题。白体回收腹腔内血液应符合以下条件：妊娠 < 12 周，无胎膜破裂，出血时间 < 24 小时，血液未被污染，镜下红细胞破坏率 < 30%。每 100mL 血液中需加入 3.8% 枸橼酸钠 10mL 抗凝，经 6 ~ 8 层纱布或经 20μm 过滤器过滤后，再输入体内，为防止枸橼酸钠中毒，每白体输血 500mL 以上者，应补充 10% 葡萄糖酸钙 10 ~ 20mL。

（2）保守性手术：指手术清除妊娠产物但保留输卵管的方法。由于高分辨B超尤其是阴道探头超声的发展、血清β-hCG测定的应用、诊断与治疗性腹腔镜的临床应用，使异位妊娠的早期诊断和治疗成为可能，加上显微技术、手术器械及缝合材料的发展及普及，为输卵管保守性手术创造了有利条件。

保守性手术适应证多用于以下情况：无子女、希望生育者；或者子女小、要求保留输卵管功能的年轻妇女；输卵管妊娠是首次妊娠；既往已切除一侧输卵管，患者病情稳定；输卵管无明显炎症、粘连和大范围的输卵管损伤。但能否行保守性手术还取决于孕卵着床部位、输卵管破损程度和既往输卵管存在的病变。如输卵管已有明显病变或解剖学改变，切除病灶后残留段输卵管长度不足5cm，陈旧性输卵管妊娠部位有血肿形成或积血、盆腔感染，或严重失血性休克者为保守性手术的禁忌。保守性手术主要有以下几种术式：

1）输卵管造口术：是在输卵管系膜的对侧即输卵管游离缘、输卵管妊娠部位表面最薄弱处做一切口，长度相当于妊娠部位最大管径或超过妊娠膨胀部位两端，从切口处轻轻挤压出妊娠组织挤出的方法。搔刮或清创孕卵的着床部位易引起出血，并增加输卵管内膜损伤的机会，因此，不主张搔刮和清创。输卵管切缘有出血者可用4-0肠线或7-0尼龙线扣锁缝合止血。该方法简单，效果良好，一般术后4个月恢复良好，随访做子宫输卵管碘油造影或腹腔镜检查少有瘘管形成。本法适用于输卵管妊娠未破裂型者。

2）输卵管切开缝合术：主要适用于输卵管壶腹部妊娠或妊娠部位接近伞端者。方法：将患侧输卵管伞端至输卵管妊娠部位切开，用钝刮匙或刀柄刮净妊娠组织，或吸管吸除妊娠组织，剥离面出血用电凝或缝扎止血。切口用6-0或8-0尼龙线间断缝合，称输卵管成形术。该法操作简单，但易形成输卵管与周围组织粘连，可在创面部位涂抹透明质酸钠等，减少粘连的形成。

3）输卵管伞端妊娠挤出术：当妊娠部位位于伞端、部分壶腹部妊娠接近伞端的患者，可用手指轻轻将胚胎组织从壶腹部向伞端挤压，使胚胎组织自伞端排除。但本法可能有妊娠产物的残留，可能造成持续性异位妊娠，有再次手术的可能，且再次输卵管妊娠的发生率高于输卵管造口术和输卵管切开术。

4）输卵管节段切除及端端吻合术：适用于输卵管妊娠破裂型或损伤较严重者以及峡部妊娠及壶腹部近侧段妊娠者。切除孕段输卵管，检查两端输卵管通畅后，两端残端用6-0或8-0的尼龙线间断肌层缝合3～4针，再间断缝合浆膜层3针以腹膜化。术中需不断用肝素盐水冲洗术野，防治血凝块阻塞吻合的输卵管腔。吻合后经宫腔注入稀释的亚甲蓝，观察是否通畅。

5）输卵管伞端成形术：适用于输卵管伞端妊娠。纵向切开输卵管远端，去除妊娠组织后，将输卵管远端黏膜像袖口样外翻，用8-0无创伤尼龙线将黏膜外翻缝合于近端浆膜。此术因破坏伞部拾卵功能，日后妊娠效果不佳。

施行保守手术时，应注意术中充分止血。在输卵管整形手术过程中的出血多采用盐水冲清创面，以细针电凝头很准确地凝固出血点，少数亦可用3-0无创伤肠线缝扎止血，对于上述方法用后胚胎着床部位仍有出血者，可行管壁浆肌层肠线“8”字缝合多能止血。术毕腹腔放置右旋糖酐500mL或透明质酸酶或甲硝唑等防止粘连。术后常规应用有效抗生素，或服中草药使输卵管组织尽快恢复功能及治疗对侧潜在的炎症。术后2周检测血清β-hCG，了解妊娠组织是否被彻底清除。术后患者恢复第一次月经后3～7天行输卵管通液术。

（3）腹腔镜手术：近年来由于腹腔镜诊断与治疗手段的迅速普及和大力开展，腹腔镜手术逐渐成为诊断和治疗异位妊娠的首选。腹腔镜手术具有微创、术后盆腹腔粘连少，术后恢复快等优点，对于未育、要求保留输卵管功能的年轻女性，腹腔镜治疗异位妊娠已变得尤为重要。

随着异位妊娠的发生率增加及诊疗技术的进步，尤其是腹腔镜下的保守手术的广泛运用，持续性异位妊娠（persistent ectopic pregnancy，PEP）的发生率也随之上升。PEP是指输卵管妊娠保守手术过程中未能完全清除胚囊，使残留在输卵管内的滋养层组织仍继续增殖，血清β-hCG血清滴度不下降或反而上升，阴道有不规则流血。PEP是输卵管妊娠保守治疗后最常见的并发症。发生的高危因素包括：停经时间短，孕龄小，异位妊娠病灶的体积较小，盆腔粘连，术前hCG和孕酮水平过高，滋养细胞活性强。研究报道腹腔镜手术有更高的残存滋养细胞的发生率，开腹的输卵管切开术后持续性异位妊娠的发生率为3%～5%，腹腔镜手术为5.1%～29%，挤压术或流产型者可高达12.5%～18%。

治疗持续性异位妊娠有再次手术切除输卵管或输卵管切开清除病灶，以及 MTX 等治疗方式。为预防持续性异位妊娠的发生，线性切开手术时，切口应足够长，注意着床部位的彻底清除，避免绒毛残留；未破裂的孕囊应尽量完整切除病灶；已破裂者，应反复多次冲洗盆腹腔以防止绒毛残留。此外，术后可在病灶局部注射 50mg MTX，杀死残余的滋养细胞，防止持续性输卵管妊娠的发生。

2. 非手术治疗　随着医务人员诊断水平的提高和患者的警觉，高敏感度的放射免疫测定 β-hCG、高分辨 B 超的发展，诊断性和治疗性腹腔镜的应用，80% 的异位妊娠患者可在未破裂前得以诊断，早期诊断为非手术治疗提供了条件和时机。异位妊娠的非手术治疗包括期待疗法和药物治疗。

（1）期待疗法：是指对部分低危的输卵管妊娠患者不采取任何手段的干预，只严密监测血 β-hCG 水平的变化，观察患者症状和体征，直至 β-hCG 降至正常。部分早期的输卵管妊娠患者可以通过完全流产后胚囊死亡或溶解吸收自然消退，临床出血少，无明显的临床症状和体征，可选用期待疗法。

选择期待疗法的适应证一般是：①无临床症状或临床症状轻微；②异位妊娠包块直径 < 3cm；③血 hCG < 1 000mIU/mL 并持续下降；④无胎心搏动；⑤有随诊条件。治疗期间，密切观察临床表现、生命体征，动态测定血 hCG、血细胞比容，并进行超声波检查。如果连续两次血 β-hCG 不降或升高，或附件包块长大，应立即处理。需警惕个别的病例血 β-hCG 水平很低，但仍有破裂的可能。

（2）药物治疗：一些药物可以作用于滋养细胞，抑制其生长发育，促使妊娠组织的吸收、消散。药物治疗主要用于早期异位妊娠，Mol 等的 Meta 分析提示，对于低水平血清 hCG 的患者应用全身性的甲氨蝶呤治疗是一个很好的替代腹腔镜手术的选择。有证据表明，药物治疗避免了手术造成的创伤、痛苦及瘢痕、周围组织粘连和术后并发症等，同时最大限度地保全了患者的生育功能，在长期疗效和短期疗效方面与保守性腹腔镜手术具有可比性，而药物保守治疗比手术方式有更高的日后宫内怀孕概率，可满足患者的生育要求，同时药物保守治疗更为方便经济。药物治疗方法分为全身治疗和局部治疗，药物种类有甲氨蝶呤（MTX）、前列腺素（PC）、米非司酮（RU480）、氯化钾、高渗葡萄糖及中药等等。其中，研究较为深入、应用最广泛、疗效最肯定的药物是甲氨蝶呤。

1）甲氨蝶呤：MTX 为抗代谢类抗肿瘤药物，是一种叶酸拮抗剂，通过与细胞内二氢叶酸还原酶结合，阻断二氢叶酸转化为具有生物活性的四氢叶酸，抑制嘌呤和嘧啶的合成，从而干扰 DNA、RNA 及蛋白质的合成。妊娠期滋养细胞增生活跃，多处于细胞增殖周期，MTX 能抑制胚胎滋养细胞分裂和增殖，导致胚胎死亡。MTX 对细胞的毒性决定于药物浓度和作用时间。高浓度的 MTX 持续作用较长时间后可造成骨髓和黏膜损害，连续给药的毒性是单次给药的数倍。研究表明，同量 MTX 无论全身用药还是局部给药在血清中能达到同量的 MTX 水平，一般终止妊娠的血药浓度远低于出现毒性反应的阈值，无须解救措施。MTX 现已被美国妇产科医师协会认可为临床治疗异位妊娠的一线药物。

适应证：适用于早期未破裂、无活跃性腹腔内出血的患者。①患者一般情况良好，无活动性出血和输卵管妊娠破裂的征象；②血 hCG ≤ 5 000mIU/mL；③无明显的胚胎心脏搏动；④输卵管妊娠包块直径 < 3cm；⑤肝、肾功能及红细胞、白细胞、血小板计数在正常范围内，无凝血功能异常；⑥具有良好的随访条件；⑦保守性手术失败后发生持续性异位妊娠的补救措施之一。

禁忌证：①患者出现腹痛症状，表明妊娠部位张力较高，或者输卵管妊娠破裂或流产出血对腹膜产生刺激，或流产时输卵管痉挛收缩所致。② B 超发现妊娠部位胎心搏动，表明胎儿器官和胎盘已发育，一旦破裂，出血往往迅速导致失血性休克。③血 hCG > 5 000mIU/mL，表明胚胎活性强，滋养细胞增殖活跃，药物治疗失败率增加。④严重的肝、肾疾患或凝血功能障碍不能进行药物治疗。外周血白细胞 > 4.0×10^9/L，血小板 > 100×10^9/L，肝、肾功能需在正常范围方能用药。

用药方法及疗效：MTX 给药途径有全身用药和局部用药，目前口服和静脉用药不常用，肌内注射和局部应用已成为临床普遍认同的方法。近年常有报道在超声、腹腔镜、宫腔镜下将 MTX 直接注射至病灶，以及髂内动脉插管栓塞介入化疗。

MTX 口服：0.4mg/（kg·d），连服 5 天为一疗程。目前仅用于保守手术治疗输卵管妊娠失败后的持续性输卵管妊娠的辅助治疗。

MTX 肌内注射：0.4mg/（kg·d），连用 5 天为一疗程。如一个疗程后 β-hCG 无明显下降，间隔一周可开始第二个疗程。异位妊娠单纯肌内注射 MTX 保守治疗，成功率有不同报道，国内报道 90% 以上，国外文献报道为 71.4% ～ 84.5%。

MTX 单次肌内注射：按体表面积计算，MTX 50mg/m^2，单次肌内注射。如给药后 4 ～ 7 天，β -hCG 下降 < 15% 或继续升高，第 7 天给予第二次药物肌内注射（50mg/m^2），而不需用 CF（甲酰四氢叶酸）解救。

MTX-CF 方案：该方案 8 天为一疗程。MTX 1mg/kg 肌内注射，隔日一次，第 1、3、5、7 天使用，同时使用 CF 以减少不良反应，其用量为 MTX 的 1/10，即 0.1mg/kg 肌内注射，隔日一次，第 2、4、6、8 天使用。给药后 48 小时如果 β -hCG 下降 > 15%，可以停药观察，否则继续用药。

MTX-CF 个体减量方案：该方案根据患者的血 β -hCG 水平决定用药。MTX 1mg/kg 肌内注射，一日一次，次日 CF 0.1mg/kg 肌内注射。一次 MTX 和一次 CF 注射为一次化疗剂量，总量共 4 次剂量。每日测定血 β -hCG 和孕酮水平。当 β -hCG 下降 > 15% 及孕酮 < 1mg/mL 时停用。

MTX 腹腔镜下局部注射：腹腔镜诊断与治疗同时一次完成。在确诊后，将一根 22 号长针从患侧耻骨联合上 3 ～ 4cm 腹壁进入，外接注射器，提起患侧输卵管，将 MTX 10 ～ 25mg 溶于 2 ～ 4mL 注射用水或生理盐水中，注射入输卵管妊娠部位的最扩张段，缓慢推注，注射后停留 1 ～ 2 分钟后快速推出针头。文献多有报道在注射 MTX 前先用细穿刺针在输卵管系膜内注入 1 ∶ 8 000 肾上腺素 10 ～ 20mL，或将垂体后叶素 6 ～ 12U 用 20mL 生理盐水稀释，分 1 ～ 3 点注入输卵管系膜内以及输卵管包块的基底部，使系膜血管收缩，以减少出血量，疗效更佳。目前腹腔镜下 MTX 局部注射多用于输卵管妊娠腹腔镜保守治疗后预防持续性异位妊娠的辅助手段。方法为：腹腔镜下行输卵管切开取胚术或输卵管挤压术后，检查无活动性出血，50mg MTX 溶于 3 ～ 5mL 注射用水或生理盐水中，注射到患侧输卵管系膜内。研究证实，联合治疗可最大限度地降低持续性异位妊娠的发生，但对再次同侧的异位妊娠并无预防作用。

MTX 宫腔镜下局部注射：B 超监视下，宫腔镜下行输卵管插管，对准输卵管口插入导管深 1.5 ～ 2.0cm，拔出管芯，再将导管轻柔插入输卵管内，感觉有阻力时停止，经导管缓慢注入溶于注射用水 2mL 的 MTX 40mg，时间约 5 分钟，推注后停留 2 ～ 3 分钟，将导管和镜体一同拔出，让患者臀部抬高。

MTX 经阴道或腹部超声引导下局部注射：在阴道或腹部超声引导下经阴道后穹隆穿刺进入异位孕囊内，先抽出孕囊内的液体或部分内容物，局部注射 MTX 10 ～ 50mg（溶于 2 ～ 4mL 注射用水或生理盐水）。第 4、7 天测 β -hCG，如下降 < 15%，需肌内注射 MTX 50mg/m^2。如 β -hCG 下降≥ 15%，则每周复查 1 次。

MTX 单次给药与多次给药成功率无明显差异，但单次用药操作简单，注射次数少，患者所受痛苦较小，减少患者医疗费用，不良反应发生率低，不需解毒，疗效确切，更易被患者接受，尤其对有生育要求的患者，在异位妊娠早期诊断的前提下，有着更广泛的使用前景。

监测指标：因妊娠滋养细胞具有较强的侵蚀性，且患者对药物的反应不一，因此，在保守治疗过程中密切注意观察病情变化和治疗反应，包括患者的临床症状和体征、血 β -hCG 水平的波动、毒性反应等。

临床征象：药物治疗过程中需密切监测患者生命体征，观察自觉症状，了解有无活跃性出血的征象。有 1/2 ～ 1/3 患者用药后会发生腹痛加重，但并无活跃性出血的征象，可能与滋养细胞坏死、溶解有关。滋养细胞坏死后自输卵管管壁剥离，妊娠产物排至腹腔内，刺激腹膜引起腹痛。若患者发生腹痛，需严密观察病情发展，门诊患者改为留院观察。若有内出血征象者，根据患者的一般情况及出血量的多少，决定是否需要手术治疗。

血清 β -hCG 水平：异位妊娠给予药物保守治疗后，能够确切反映疗效的最主要指标是血清 β -hCG 的下降。血 β -hCG 监测在评价治疗效果、及时调整治疗方案、提高保守治疗成功率方面具有非常重要的意义。常为用药后隔日测定 β -hCG，如下降≥ 15%，可改为每周测一次，直至正常。治疗过程中，由于 MTX 在注射后 1 ～ 4 天内抑制快速增长的滋养细胞，摧毁胚胎及胎盘绒毛，使异位妊娠流产，在此过程中加快了 hCG 的释放，致使 hCG 在一段时间内有所增高，以后才逐渐下降。故用药前应与患者充分沟通交流，否则会带给患者焦虑，容易产生对医疗的不信任，干扰治疗。需注意即使 β -hCG 下降很低时，仍有输卵管破裂的可能性。β -hCG 降至正常所需的时间与用药前的 β -hCG 水平有关，给药前 β -hCG 值越高，则下降至正常所需的时间越长。

B 超监测：药物治疗不需常规进行 B 超监测。若患者出现腹痛加重，需进行 B 超检查，了解附件区的包块有无增大，直肠子宫陷凹的液体深度有无增加，以此估计内出血量，评估是否需手术治疗。附件区包块消失的时间与用药前的初始包块大小有关，包块越大，所需时间越长。部分患者 β-hCG 降至正常后，附件包块可能仍持续存在，可继续观察。

毒性反应：MTX 在人体内的吸收、分布、生物转化和排泄等存在着很大的个体差异，患者体内的 MTX 血药浓度过高和持续时间过长是导致其不良反应的直接原因。MTX 高浓度维持时间越长，其毒性发生率越高。常见为胃肠道反应，包括食欲不振、恶心、呕吐、口角炎、消化道黏膜溃疡、腹胀、腹痛、腹泻、消化道出血等，其余还有骨髓抑制、肝肾功能损害、神经系统损害、脱发、药物性皮疹等，严重时危及患者生命。多数反应为轻度，少数反应为中度，停药后可自行恢复。若反应较重可减量或停药，也可用 CF 解救。

对妊娠和子代的影响：MTX 于 1965 年开始用于治疗妊娠滋养细胞疾病，多年来，在治疗妊娠滋养细胞肿瘤方面 MTX 的使用及毒性反应的观察积累了大量的经验。而治疗异位妊娠的剂量远远低于治疗妊娠滋养细胞肿瘤的剂量，故 MTX 治疗异位妊娠是安全、有效的。MTX 对以后妊娠无不良反应，并不增加流产率和畸形率，无远期并发症，是安全可靠的。但 MTX 用量超量可引起输卵管超微结构紊乱，导致输卵管表面上皮节律性蠕动能力的下降，通畅度受损，从而出现不孕和再次异位妊娠的后果，因此 MTX 剂量因限定在避免以上情况的最低剂量范围内。Hajeruus 等对 35 篇关于异位妊娠治疗方案的随机对照研究进行循证医学分析发现，MTX 治疗与保留输卵管的腹腔镜手术治疗比较，在输卵管保留、输卵管通畅程度、再次发生 EP 和保留生育功能方面比较，无显著性差异（$P > 0.05$）。

2）其他药物：米非司酮（RU486）：可通过竞争孕酮受体，拮抗孕酮活性，从而使绒毛组织发生退变，蜕膜组织发生萎缩性坏死，致胚胎死亡。可作为对局部化疗或介入治疗后的辅助治疗酌情使用。国内多与 MTX 联合应用治疗异位妊娠。

中药天花粉结晶蛋白注射液：天花粉最初用于中期妊娠引产。结晶天花粉能迅速选择性作用于绒毛滋养细胞，催化细胞内核糖体失活，抑制细胞内蛋白质合成，导致细胞死亡，绒毛滋养层广泛变性、坏死，细胞解体，纤维素沉着，绒毛间隙闭塞及阻断血液循环，而后加速绒毛变性坏死、促进前列腺素释放而流产。根据研究剂量不同，天花粉治疗异位妊娠的成功率为 86% ~ 93%。天花粉是一种大分子植物蛋白制剂，具有较强的抗原性，可引起过敏反应，过敏性体质者和青霉素过敏者禁用。用药前需做皮肤试验和先使用试探剂量。方法：在常规皮试后试探量 0.05mg 注射于肌内，如无反应，2 小时后给予治疗量 1.2 ~ 1.8mg 作臀部肌内注射。为减少副反应，可同时加用地塞米松 5mg 肌内注射，每日 2 次，共 3 天。用药后 48 小时卧床休息，观察生命体征及副反应情况。常见的副反应为发热，头晕，皮疹，全身酸痛等，少数可能产生过敏性休克。

氟尿嘧啶（5-Fu）：5-Fu 是对滋养细胞高度敏感的化疗药物，它可使绒毛变性、坏死，达到杀胚胎的作用。有报道采用宫腔镜下输卵管内注射 5-Fu 250mg/ 次，治疗输卵管妊娠的有效率为 88.24%，血 β-hCG 下降至正常所需时间为 7 ~ 14 天。5-Fu 的不良反应是骨髓抑制、过敏反应及严重的消化道症状，并有可能致突变，使用也不及 MTX 方便。

高渗葡萄糖：可引起局部组织脱水和滋养细胞坏死，促使妊娠物吸收，安全有效，无不良反应。可在阴道超声监测下或腹腔镜下将 50% 葡萄糖 5 ~ 20mL 注入妊娠部位。但治疗前血 β-hCG > 2 500mIU/mL 者不能使用该法。

氯化钾：作用于胎儿心脏引起收缩不全和胎儿死亡，故常与 MTX 合用于有胎心搏动者。用药方式为通过阴道超声引导行孕囊穿刺、局部注射氯化钾。

前列腺素（PG）：有文献报道 PGF2α 局部注射成功率可达 84% ~ 92%，在腹腔镜引导下局部注射 PGF2α 疗输卵管妊娠的成功率为 92%（22/24）。PGF2α 能增加输卵管的蠕动及输卵管动脉痉挛，使黄体产生的孕酮减少。但由于可能导致严重的心血管方面的不良反应，如心律失常、肺水肿等，目前临床上较少使用。

中药治疗：中药用于异位妊娠的保守治疗有数千年的历史，现代临床及药理研究表明有些中药确实有杀胚的作用，如天花粉、蜈蚣等。目前认为异位妊娠属“少腹血瘀症”范畴，其病机多由于气血劳损、脏腑虚弱、风、冷、湿、热之邪犯于冲任或气血瘀滞、情志不畅、房事过度、精浊损于冲任而导致孕后凝聚，孕卵未能移行至胞宫，而居于胞脉，以致胀破脉络，阴血内溢于少腹，有气虚瘀阻、气血虚脱、瘀阻包块，发生血瘀、血虚、厥脱等一系列证候。中药治疗以活血化瘀为其基本治疗法。临床遣方用药时应注意，既要遵循活血、化瘀、消癥的原则，还要结合病情的不同阶段和患者的特殊表现辨证用药。从症状体征，异位妊娠分为休克型、稳定型和包块型。应根据临床分型及症候，辨证施治。未破损期治法以活血化瘀、消症杀胚为主。根据主方可适当给予清热解毒药如加黄芩、双花、连翘等以预防感染，此期以卧床休息为主，逐渐适当活动。已破损期临床慎用中药治法，腹腔大量积液，或盆腔包块较大者，宜手术治疗；休克阶段，内出血多，要注意虚、实两方面，同时兼顾患者体质的寒热，以回阳固脱、补气摄血为主；因输卵管妊娠本身为实症，而内出血、血压下降、面色苍白、出冷汗、脉虚弱又为虚症，要根据患者当时情况，进行分析，如虚症较重，用人参补气，以防血虚，同时佐以活血祛瘀，以促使内出血吸收。病情稳定，盆腔内有明显包块，中药治疗治法以化瘀消症，破坚散结为主。除用主方活血祛瘀外，应加用化坚破积之药物，以消除包块，加用善破癥瘕之三棱、莪术等；如包块较硬，加穿山甲、川牛膝，以加强消症散结效果；体质虚弱，加黄芪、党参，以扶正祛邪。异位妊娠中药保守治疗成功的关键在于早期诊断和严格选择患者，在治疗过程中，存在起效慢、疗程长，辨证施治存在主观性、经验性等特点。目前国内多采用中药治疗联合 MTX 或米非司酮、天花粉等治疗异位妊娠，均获得较为满意的疗效。

3. 一般治疗　输卵管妊娠流产或破裂常伴有腹腔内出血，出血过多过快可导致贫血，甚至失血性休克，如误诊或抢救不及时将危及患者生命。故需输液输血纠正一般情况，补足血容量；术后补充铁剂，增加营养，使患者早日康复。并发感染者应用抗生素。对出现失血性休克者，因立即输血、输液，抗休克治疗，同时尽快手术止血。

（六）输卵管妊娠治疗后的生殖状态

输卵管妊娠患者多数未生育，故治疗后的生殖状态逐渐得到越来越多的关注。目前，评价输卵管妊娠的治疗效果主要是观察其生殖状态和并发症。反应生殖状态的指标有宫内妊娠率和足月活产率，并发症包括持续异位妊娠和再次异位妊娠等。

影响生殖状态的因素：

1. 生育史　既往无生育能力低下或不育史者，治疗后宫内妊娠率为 75% ~ 90%，再次异位妊娠率为 5% ~ 10%。既往有此病史者，输卵管妊娠治疗后宫内妊娠率为 37% ~ 42%，再次异位妊娠率比前增加 8% ~ 18%。

2. 对侧输卵管情况　对侧输卵管正常者，术后宫内妊娠率和再次异位妊娠率分别为 75% ~ 83% 和 8% ~ 9.7%。左右，而对此输卵管有粘连或损伤者为 41% ~ 56% 和 13% ~ 20%。

3. 再次或多次异位妊娠对生殖状态的影响　有文献报道，二次异位妊娠后再次异位妊娠率可达 40%，三次异位妊娠后，宫内妊娠率和再次异位妊娠率都只有 26%，而不育者可高达 58%。异位妊娠术后的自然宫内妊娠中 64.4% 发生于治疗后 12 个月内，93.1% 发生于 24 个月内。多次异位妊娠后宫内妊娠率显著下降，再次异位妊娠率升高。而采用体外受精（IVF）后的妊娠与自然妊娠比较，再次异位妊娠率降低，宫内妊娠率可达 30%。因而对于对侧输卵管损伤或缺如及多次异位妊娠者，尤其是术后 12 ~ 18 个月仍未自然妊娠的情况下，应采用 IVF 助孕。

4. 开腹手术与腹腔镜手术后生殖状态比较　近年的大量研究表明，开腹与腹腔镜手术对异位妊娠的生殖状态没有影响。Yao 等回顾了 1 514 例行保守手术的输卵管异位妊娠病例，开腹手术（n = 811）后的宫内妊娠率和再次异位妊娠率分别为 61.4% 和 15.4%，腹腔镜（n = 703）术后为 61% 和 15.5%。同样，切除输卵管术后宫内妊娠率和再次异位妊娠率也相似，与开腹或腹腔镜手术途径无关。

5. 输卵管切除与输卵管保留手术后的影响　输卵管保守性手术（线形切开、造口、开窗术、妊娠物挤出术）存在持续性异位妊娠发生率为 5% ~ 10%。

第三节　输卵管间质部妊娠

（一）定义

输卵管间质部妊娠（interstitial pregnancy）是指受精卵种植在潜行于子宫壁内部分的输卵管间质部内发育形成的妊娠。约占异位妊娠的2%左右。由于间质部同时接受子宫及卵巢来源的双重血供，此处血运丰富，妊娠一旦发生破裂，可在短时间内发生大量腹腔内出血，若处理不及时，可危及患者生命，因此，间质部妊娠是输卵管妊娠中后果最严重的一种，其早期正确诊断、及时处理显得尤为重要。

（二）病因

1. 炎症影响　输卵管间质部约1cm，短而腔窄，盆腔炎及输卵管病变时使输卵管管腔狭窄，孕卵运送受阻或延迟，孕卵不能到达宫腔而着床于此。

2. 肌瘤压迫　宫角附近的肌瘤压迫，使输卵管管腔变窄。

（三）分型

输卵管间质部妊娠根据孕卵着床后的生长方向分为三型：①峡部型：孕卵向输卵管峡部方向生长、发育。②子宫型：孕卵向子宫腔方向生长发育，该型由于孕卵周围包绕着较厚的肌层组织，早期很少出现症状，妊娠维持时间较其他二型更长，可晚至妊娠12 ~ 14周，有报道最长可维持至21余周。此型一旦破裂，与子宫角破裂无异，可在短时间内发生致命性腹腔内出血。由于此型向宫角发展，位置深，绒毛不易清干净，术后易发生持续性异位妊娠。③纯间质部型：孕卵着床于间质部，在间质部生长发育，不向子宫角或输卵管峡部发展。

（四）临床表现

常有停经及早孕反应。未破裂时，仅有下腹隐痛。破裂时间较迟，多在停经12周以后发生。一旦发生破裂，可在短时间内发生失血性休克。阴道出血少见。

（五）诊断

在妊娠8周以前，难以和宫角妊娠相鉴别。停经、血β-hCG阳性、超声示宫内无孕囊，可诊断为异位妊娠。超声尤其是阴道彩超在鉴别宫角妊娠与间质部妊娠中有明显优势：间质部妊娠超声特点是：宫角部位突起包块，内有孕囊，孕囊偏向外侧，极度靠近浆膜层，其周围无完整的肌层，仅有间断的薄肌层围绕，孕囊与子宫内膜线不相连。直视下，包块位于圆韧带的外侧。宫角妊娠的超声特点是：子宫角部查见包块，其内有孕囊回声，孕囊偏向内侧，其周围有完整的肌层包绕，孕囊与子宫内膜线相连。直视下，包块位于网韧带的内侧。

（六）治疗

传统的治疗方法是：开腹行子宫角部楔形切除，甚至切除子宫。随着腹腔镜技术的不断提高，作为微创的腹腔镜，已基本取代开腹手术。常见的腹腔镜手术方式有三种：①线型切开取胚术：先于宫底部注射缩宫术20U或垂体后叶素6U，于包块最薄处线型切开，迅速、彻底清除妊娠物后，适度电凝创面，尽快以0/2可吸收线缝合创面，创面周围可注入甲氨蝶呤20mg，以减少持续性异位妊娠的发生。该方法适用于包块直径在3cm以内或包块外突不明显、不易套扎的患者。②输卵管套扎法：适用于可套扎的各种大小的包块，尤其是3cm以上易大出血的包块：切除包块远端输卵管，然后用套圈套扎妊娠包块，收紧后切开包块，彻底清除妊娠组织。对包块内部特别是靠近宫角方向，应充分电凝，既可止血又可破坏残余绒毛，防止持续性异位妊娠的发生。取出妊娠组织后，可切除部分包块组织，但应在套扎线上方1cm以上切除组织以防滑脱。该方法出血极少，但可能在套扎线以下残留异位妊娠组织，特别是子宫型患者，更易发生持续性异位妊娠。防止的方法：在完成套扎、切开、清除、电凝止血后，于宫底注射宫缩剂，剪断套扎线，此时创面一般无活动性出血。充分暴露包块基层部，彻底清除可能残留的妊娠物后，再行套扎或缝合止血可大大减少持续性异位妊娠的发生。③楔形切除宫角部：直接用电刀或超声刀楔形切除包块和部分宫角，由于该方法可能出血较多，且影响子宫正常形态，现已不推荐使用。④对于已破裂大出血的间质部妊娠，应在抗休克、加强宫缩的同时进行手术，如能套扎，则可明显减少出血，酌情缝合或宫角楔形切除。如不能套扎，应尽快清除妊娠组织，立即缝合止血，必要时行宫角部楔形切除甚至切除子宫。紧急情况下，腹腔镜技术不熟练者，建议直接开腹手术。

处理输卵管间质部妊娠的三个减少：①减少术中出血；②减少对子宫的损伤；③减少术后持续性异位妊娠的发生。妊娠部位套扎法，即可减少出血，又可最大限度地减少对子宫的损伤，现已广泛使用。但该方法可能残留部分绒毛，术中对包块底部（向宫角方向）适度电凝，必要时可解除套扎线，彻底清除、电凝可能残存的异位妊娠组织后，酌情再套扎或缝合妊娠部位，可以大大减少持续性异位妊娠的发生。

第四节　宫颈妊娠

（一）定义

宫颈妊娠是指受精卵着床于组织学内口水平以下的宫颈管内，并在此处生长、发育的异位妊娠。是异位妊娠中较罕见但危险的一种类型。占异位妊娠的比例近 1%，其发病率约 111 000 ~ 1/8 628 次妊娠。宫颈妊娠若未早期诊断，或因误诊而行刮宫术，有可能发生危及生命的大出血。近年来，由于研究的深入以及超声技术的不断提高，宫颈妊娠的早期诊断率得到了提高，药物治疗（如 MTX）、Foley 尿管压迫、子宫动脉栓塞等保守治疗变得切实可行，有效提高了宫颈妊娠的疗效及预后，死亡率由 40% ~ 50% 降至 6% 以下。

（二）病因

病因不明，可能与子宫腔内膜损伤、宫腔环境异常、受精卵运行过快或发育迟缓等有关。患者往往有刮宫史、剖宫产史、宫内节育器的使用等病史。

（三）临床表现

典型表现为停经后的无痛性阴道流血，在妇检或刮宫时可能发生大出血；查体时宫颈膨大、紫蓝色着色，宫颈外口可扩张、边缘较薄，子宫正常大小或稍大，质地往往不软。

（四）诊断

确诊往往依靠彩色多普勒超声。根据上述临床表现，血 β-hCG 阳性结合既往患者的宫腔操作史或助孕史，再结合超声特点，多可确诊。宫颈妊娠超声诊断标准：①宫腔空虚；②宫颈管膨大；③宫颈内口下方颈管内可见孕囊，孕囊周围有丰富的血流信号，有时可见原始心管搏动；④宫颈内口关闭。

（五）鉴别诊断

宫颈妊娠容易误诊，需与以下疾病相鉴别：①难免流产和不全流产，子宫大小与孕周相符或稍小于孕周，而宫颈妊娠子宫多正常大小或稍大于正常。彩色多普勒超声显示：宫颈妊娠的孕囊多呈典型的圆形或椭圆形，且孕囊周围有丰富的血流信号，而流产至宫颈的妊娠，其孕囊周围无血流信号，孕囊多呈变形皱缩的锯齿状。80 年代以前，宫颈妊娠的诊断率很低，多误诊为难免流产或不全流产。②滋养细胞肿瘤，多伴有肺部或盆腔其他部位的转移灶，且患者多有葡萄胎妊娠史。③子宫血管畸形，亦有可能发生无痛性阴道大出血，但患者血的 β-hCG 呈阴性，血管造影可确诊。

（六）治疗

要减少出血，保留患者的生育功能，关键在于早期诊断，早期适当处理。凡确诊宫颈妊娠，严禁直接行刮宫术，必须先杀胚，如药物直接杀胚或栓塞子宫血管阻断血供，待胚胎死亡、局部血液循环不明显后，可以刮宫或期待治疗。

1. 药物治疗　常用药物为甲氨蝶呤（MTX），它能抑制滋养细胞增生，使绒毛变性坏死。全身给药：①单次给药：MTX 50mg/m^2 肌内注射。② 8 日法疗，疗效较肯定，1、3、5、7 天用 MTX 1mg/kg 各肌内注射一次，2、4、6、8 天用四氢叶酸 0.1mg/kg 各肌内注射一次。局部用药：对孕囊大、血 β-hCG 水平高者尤为适用，可作为首选。在超声指引下，将 MTX 30 ~ 50mg 注入孕囊，复查超声如仍有胎心搏动，可于孕囊内注入 5mmol/L 的氯化钾液。注意监测血 β-hCG 及孕囊局部血流变化，可酌情行刮宫术，药物治疗失败的高危因素有：①孕周 > 9 周；②血 β-hCG > 10 000U/L；③超声可见胎心搏动。

2. 选择性子宫动脉栓塞术（UAE）　以往宫颈妊娠发生危及生命的大出血时，往往选择子宫全切术，近年来，子宫动脉栓塞术能有效阻断子宫的血供，达到有效止血的目的，因此，UAE 作为急诊止血的方案十分有效。栓塞后的子宫动脉约在两周后再通，不影响生育功能。该方法已在大多数有条件的医院广泛使用，对确诊或高度怀疑的宫颈妊娠先行栓塞术再酌情刮宫。目前，在血管栓塞的同时，常向左右子宫动脉各注入 MTX 各 25mg，达到阻断胚胎血供和药物杀胚的双重功效，更易使异位绒毛坏死，治疗效果更明显。

3. 宫腔镜下异位妊娠清除术　应严格掌握适应证，以免导致大出血。适应证：①孕龄为 4 ~ 6 周；②阴道流血量不多；③血 β-hCG 水平不高（一般 < 5 000U/L）；④超声未见胎心搏动。宫腔镜的优势在于可直视下明确胚胎着床部位，在直视下将妊娠物清干净，同时可对出血部位电凝止血。

4. 双侧髂内动脉结扎术　由于其操作较复杂且创伤大，现已很少使用。仅适用于大出血紧急情况下、其他方法无效、患者坚决要求保留生育能力的情况下使用。

5. Foley 导管球部压迫止血术　该方法简便、费用低，部分患者止血效果明显，可作为其他方法的辅助治疗，在清宫过程中持续少量出血时，该方法止血效果明显。如在清宫过程中发生大出血时，可用 Foley 导管压迫后，酌情行子宫血管介入术（栓塞术）。

6. 子宫全切术　该方法使患者丧失生育功能，现已很少使用。仅适用于无法控制的大出血时，为挽救患者生命不得以才行子宫全切术。

直接刮宫可引起难以控制的大出血，因此确诊的宫颈妊娠严禁先刮宫，而应在杀胚后再酌情行刮宫术。对疑似病例，可在备血、做好动脉栓塞术或子宫全切术准备的前提下行吸宫或钳刮术。操作过程中如遇大出血，宜停止操作，给予宫缩剂，于宫颈管内填塞纱布止血，如仍出血不止，可急诊行子宫动脉栓塞术，必要时行子宫全切术。如填塞有效，则可行药物杀胚或子宫动脉栓塞术以防再大量出血。因宫颈内膜薄、蜕膜化程度差，妊娠组织易植入宫颈间质导致清宫不全，因此，清宫时常规应在超声监测下进行，以求清宫完全。

综上所述，宫颈妊娠一旦确诊或高度怀疑，严禁直接刮宫，以免造成不可控制的大出血。宜先行药物杀胚或子宫动脉栓塞后，待血 β-hCG 下降、超声示胚胎局部血供减少后再酌情行刮宫术，刮宫术应在超声监测下进行，可避免清宫不全和清宫过度。

第五节　卵巢妊娠

（一）定义

卵巢妊娠是指受精卵在卵巢内着床、发育，是一种罕见的异位妊娠，占自然妊娠的比率约为 1 ：7000 ~ 1 ：50 000，异位妊娠中有 0.3% ~ 3.0% 的发生概率。近年来，由于辅助生殖技术的广泛开展，其发生率有上升趋势。因临床症状和体征不典型，孕早期易发生破裂大出血，因此应早期诊断、早期治疗。

（二）病因

尚不明确。可能：①与宫腔操作、盆腔手术、盆腔炎症等有关；②与宫内节育器（IUD）有关，IUD 能使前列腺素分泌增加，使输卵管发生逆蠕动，受精卵通过输卵管种植于卵巢皮质、髓质或尚未愈合的排卵孔内；③卵子排出前在卵 50000 巢内受精而形成卵巢妊娠。

（三）临床表现

以腹痛为主要表现，腹痛更明显于一般的输卵管异位妊娠，而停经和阴道流血并不突出。体征和辅助检查与输卵管异位妊娠相似。

（四）诊断

由于卵巢妊娠易发生内出血，一般无明显停经史，往往以下腹痛为主要临床表现，容易误诊为其他急腹症如卵巢囊肿扭转、黄体破裂、急性阑尾炎等。由于卵巢妊娠与输卵管妊娠相比，其临床表现无特征性，因此，二者的术前鉴别诊断较困难，最后确诊要靠腹腔镜及病理检查（病检示绒毛着床于卵巢组织内）。因卵巢妊娠发生早期破裂概率高，且破裂后易发生失血性休克，因此，早期诊断尤为重要。有以下表现，应高度怀疑卵巢妊娠：以下腹痛就诊、血 β-hCG 阳性，但无明确的停经史、无明显的阴道流血，超声显示宫内无孕囊，附件区有占位，盆腔有液性暗区。Spiegelberg 的诊断标准为：①输卵管完整并与卵巢分离（无粘连）；②孕囊位于卵巢内；③孕囊由卵巢子宫韧带与子宫相连；④孕囊囊壁可找到卵巢组织。由于取出的标本在运送处理过程中可能存在差异，因此，卵巢妊娠的最后诊断不只是依靠病理诊断，还应结合临床进行综合考虑。

（五）治疗

卵巢组织质脆、缺乏肌性组织，因此易发生破裂，且不易自行止血。卵巢局部血供丰富，一旦破裂出血，往往引起腹腔内大量内出血甚至休克。因此，一旦高度怀疑卵巢妊娠，应尽早手术，可在腹腔镜下行卵巢楔形切除、异位妊娠清除后行卵巢修补术，一般不行卵巢大部切除术，以尽量保留其内分泌及生育功能。

第六节 腹腔妊娠

（一）定义

腹腔妊娠是指位于输卵管、卵巢、阔韧带以外，种植于腹腔内的妊娠，其发生率约为 1/15 000 ~ 1/30 000。是一种罕见的异位妊娠，围生儿死亡率高达 75% ~ 95%，先天畸形率高达 50%，胎盘处置不当，可引起大出血。因此对母儿的威胁较大，因无特征性临床表现，不易早期诊断，如处理不及时，可能造成严重后果。

（二）分类及病因

分为原发和继发两种。原发性腹腔妊娠是指卵子在腹腔内受精、种植并生长发育，临床上极少见，大多数腹腔妊娠为继发性：①多继发于输卵管妊娠流产或破裂，孕卵落入腹腔继续生长、发育；②子宫肌壁缺陷（如剖宫产后子宫切口愈合不良、子宫憩室等），妊娠后子宫破裂，胎儿进入腹腔继续生长；③卵巢妊娠破裂，胚胎落入腹腔继续生长、发育。

（三）临床表现

孕早期一般无典型病症，可有下腹痛、阴道少量流血等，孕中期可有突然下腹剧痛或持续下腹痛等，妊娠晚期，胎动剧烈，孕妇常感不适，扪诊时腹壁下可清晰扪及胎儿，并常可触及一实性团块物，即长大的子宫。胎位多为横位，胎先露常高浮，迟迟不入盆。如胎儿存活，在下腹部可清晰听到母体的血管杂音。

（四）诊断

①病史：多数患者年龄偏大，有不孕史，常有可疑的输卵管妊娠流产或破裂史。②上述临床表现、结合以下检查，有助于诊断。B 超，是目前诊断腹腔妊娠的有效手段：a. 子宫均匀长大，宫腔内无妊娠囊或胎体反射；b. 羊水液性暗区接近母体体表。妊娠晚期，可行缩宫术激惹试验（OCT），如果不能监测到子宫收缩，则有助于诊断。

（五）治疗

腹腔妊娠一经确诊，应尽早取出胎儿，胎盘是否一并取出，应视情况而定：①胎盘附着于大网膜表面，可切除部分大网膜，同时取出胎盘；②胎盘小部分位于脏器表面，在不影响该脏器功能的同时，行部分脏器切除，如部分小肠切除术，同时一并取出胎儿；③胎盘位于重要的器官（如肝、肠系膜根部）或大血管的表面时，如果强行剥离胎盘可导致严重出血，因此取出胎儿后可将胎盘留置腹腔，胎盘大多能逐渐吸收（但应注意凝血功能），如果发现感染、粘连或肠梗阻，可在胎儿取出后 2 ~ 3 个月开腹取胎盘；④胎儿死亡，胎盘血液循环停止，可考虑取出胎儿的同时，取出胚盘。

由于 MTX 可能使胎盘组织迅速坏死，可引起严重的并发症，如毒血症，严重者可危及患者生命，因此，严禁使用 MTX。

第十一章

妇产科常见疾病的护理

第一节　自然流产

一、疾病概要

妊娠不足28周、胎儿体重不足1 000g而终止者，称为流产（abortion）。发生于妊娠12周以前者称为早期流产，发生在妊娠12周后至不足28周者称为晚期流产。流产又分为自然流产和人工流产，胚胎着床后31%发生自然流产，其中80%为早期流产。在早期流产中的2/3为隐性流产，即发生在月经期前的流失。

流产的病理过程表现为：在妊娠8周以前的早期流产胚胎多数先死亡，随后发生底蜕膜出血，胚胎的绒毛与底蜕膜分离，已分离的胚胎组织如同异物，引起子宫收缩而被排出，此时胎盘绒毛发育尚不成熟，与子宫蜕膜联系尚不牢固，因此妊娠产物多数可以完整地从子宫壁分离而排出，出血不多。妊娠8～12周时，胎盘绒毛发育茂盛，与底蜕膜联系较牢固，此时发生流产，妊娠产物往往不易完整分离排出，部分组织残留宫腔内影响子宫收缩，因此出血较多。妊娠12周后的晚期流产，胎盘已完全形成，此时流产与分娩过程相似，先有腹痛，然后排出胎儿、胎盘，宫缩好，阴道流血不多。

流产主要临床表现为停经后阴道流血和腹痛。根据自然流产发展的不同阶段分为以下4种临床类型：先兆流产、难免流产、不全流产和完全流产；此外流产还有3种特殊类型：稽留流产、习惯性流产和流产并发感染。

自然流产的治疗原则：先兆流产者保胎治疗；难免流产、不全流产者一旦确诊尽快清除宫腔内容物；完全流产者不需要特殊处理；稽留流产者处理前检查凝血功能情况，备血，做好子宫准备的前提下尽早清除宫内产物；习惯性流产者查找病因后针对病因治疗，保胎至既往流产月份以上；流产并发感染者抗生素控制感染的同时尽快清除宫腔内容物。

二、护理评估

（一）健康史

导致自然流产的原因主要有：

1. 染色体异常　染色体异常是早期流产最常见的原因。染色体异常的胚胎多数发生流产，极少数继续发育成胎儿，但出生后也会发生某些功能异常或并发畸形。除遗传因素外，感染、药物等因素也可引起染色体异常。

2. 母体因素

（1）全身性疾病：妊娠期高热可引起子宫收缩而发生流产；妊娠期感染细菌或病毒可通过胎盘进入胎儿血液循环，导致胎儿死亡而发生流产；严重贫血或心力衰竭可致胎儿缺氧引起流产。

（2）生殖器官异常：子宫发育不良、子宫畸形、子宫肌瘤等可影响胎儿的生长发育而导致流产。子宫颈重度裂伤、宫颈内口松弛易因胎膜早破而引起晚期流产。

（3）内分泌异常：黄体功能不足、甲状腺功能减退、严重糖尿病等均可导致流产。

（4）其他：妊娠期行腹部手术、劳动过度、性交等躯体刺激，过度焦虑、恐惧、忧伤等精神创伤，或有吸烟、酗酒、吸毒等不良习惯，或有免疫功能异常等也可引起流产。

3. 环境因素　过多接触有害的化学物质如镉、铅、有机汞等，物理因素如放射性物质、噪声及高温等可对胚胎或胎儿造成损害，引起流产。

护士应详细询问孕妇在妊娠期间有无全身性疾病、生殖器官疾病、内分泌功能失调及有无接触有害物质等，以识别发生流产的诱因。

（二）身体状况

自然流产主要表现为停经、阴道流血和腹痛。不同类型流产，其阴道流血、腹痛表现及体征也不相同（表11–1）。

表 11–1　各型流产的特征

类型	病史			妇科检查		辅助检查	
	阴道流血	下腹痛	组织排出	宫颈口	子宫大小与孕周关系	妊娠试验	B 超
先兆流产	少	无或轻	无	闭	相符	阳性	有胎心搏动
难免流产	增多	加重	无	扩张	相符或略小	阳性	无胎心搏动
不全流产	由少至多	减轻	部分排出	扩张组织堵塞	小于	阳性	宫腔残留
完全流产	停止	消失	全部排出	闭	非孕大小	阴性	宫腔无妊娠物

1. 先兆流产　指出现流产征兆，经保胎治疗有希望继续妊娠者。表现为停经后先出现少量阴道流血，量比月经量少，常为暗红色或血性白带，有时伴有轻微下腹痛。妇科检查：子宫大小与停经周数相符，宫颈口未开，胎膜未破，妊娠物未排出。

2. 难免流产　指流产已不可避免。表现为阴道流血量增多，阵发性腹痛加重，或出现阴道流液（胎膜破裂）。妇科检查：子宫大小与停经周数相符或略小（胎膜破裂者），宫颈口已扩张，但组织尚未排出；有时见胚胎或胎囊堵于宫口。

3. 不全流产　由难免流产发展而来，妊娠产物已部分排出体外，尚有部分残留于宫腔内。下腹痛减轻。因可影响子宫收缩，致阴道出血持续不止，严重时可引起出血性休克。妇科检查：子宫小于停经周数，宫颈口已扩张，有血液自宫颈口内流出，有时可见胎盘组织堵塞于宫颈口或部分妊娠产物已排出于阴道内，而部分仍留在宫腔内。

4. 完全流产　妊娠产物已完全排出。阴道出血逐渐停止，腹痛随之消失。妇科检查：子宫接近正常大小或略大，宫颈口关闭。

5. 稽留流产　指胚胎或胎儿已死亡但滞留宫腔内未能及时自然排出者。表现为早孕反应消失，有先兆流产症状或无任何症状，子宫不再增大反而缩小。若已到中期妊娠，孕妇腹部不见增大，胎动消失。妇科检查：宫颈口未开，子宫较停经周数小。

6. 习惯性流产　指自然流产连续发生 3 次或以上者，也称为复发性流产。每次流产多发生于同一妊娠月份，其临床经过与一般流产相同。

7. 流产并发感染　流产过程中，若阴道流血时间过长、有组织残留于宫腔内，有可能引起宫腔内感染，严重时感染可扩展到盆腔、腹腔乃至全身，称为流产并发感染。

（三）辅助检查

1. 实验室检查　测尿 hCG 对诊断有价值；放射免疫法连续测定血 β–hCG 有助于预后判断。测量血中孕酮水平也能协助判断先兆流产的预后。

2. B 型超声　超声显像可显示有无胎囊、胎动、胎心搏动等，从而可诊断并鉴别流产及其类型。

3. 血液检查血常规监测贫血程度及有无感染，出凝血时间、血小板、纤维蛋白原定量等监测凝血功能。评估时注意判断流产为哪种类型，出血量多者是否出现休克征象，有无感染征象发生，胎儿能否保住。

（四）心理 – 社会资料

患者面对阴道流血往往会不知所措，甚至将其过度严重化，担心胎儿的健康，可能会表现为伤心、焦虑、恐惧等。

三、护理诊断 / 合作性问题

（1）有组织灌注量不足的危险：与阴道大出血有关。

（2）有感染的危险：与阴道流血时间过长、宫腔内有残留组织等因素有关。

（3）焦虑：与担心胎儿健康等因素有关。

四、护理目标

（1）出血得到及时控制，生命体征平稳。

（2）出院时，护理对象无感染征象。

（3）能叙述流产的相关知识，焦虑有所缓解。

五、护理措施

（一）一般护理

建议合理饮食，加强营养，增强抵抗力，防止发生贫血。先兆流产告知绝对卧床休息，进行日常生活护理。

（二）心理护理

患者由于失去胎儿，往往会出现伤心、悲哀等情绪反应。护士应给予同情和理解，帮助患者及家属接受现实，顺利渡过悲伤期。此外，应与患者及家属共同探讨此次流产的原因，并向他们解释流产的相关知识，帮助他们为再次妊娠做好准备。

（三）病情观察

观察生命体征、阴道流血及腹痛情况，如果阴道流血增多，腹痛加重表明流产不可避免。监测患者体温、血常规，观察阴道分泌物的性质、颜色、气味，如有体温升高、白细胞异常或分泌物有臭味，提示感染可能，应及时报告医生。

（四）治疗配合

1. 先兆流产　卧床休息，避免一切刺激，黄体功能不足者可肌内注射黄体酮注射液 10 ~ 20mg，每日或隔日 1 次，口服维生素 E 治疗。经治疗 1 ~ 2 周，应进行复查，如 B 型超声提示胚胎存活，孕囊增大可继续妊娠；若临床症状加重，B 型超声发现胚胎发育不良，血 β–hCG 持续不升或下降，表明流产不可避免，应终止妊娠。

2. 难免流产　尽早清除宫腔内容物以减少出血和避免感染发生。早期流产应及时行刮宫术，对刮出物应仔细检查，遵医嘱送病理检查。晚期流产时，子宫较大，出血较多，可用缩宫素静脉滴注，促进子宫收缩。胎儿及胎盘排出后检查是否完整，必要时刮宫。

3. 不全流产　一经确诊，应尽快行刮宫术或钳刮术，清除宫腔内残留组织。阴道大量出血伴休克者，应同时输血输液抗休克、抗感染。

4. 稽留流产　因死亡的胚胎或胎盘组织机化，与子宫壁紧密粘连，可致刮宫困难。时间过长可能发生凝血功能障碍，造成严重出血。处理前应查血常规、出凝血时间、血小板计数、血纤维蛋白原、凝血因子时间、凝血块收缩试验及血浆鱼精蛋白副凝试验（3P 试验）等，并做好输血准备。若凝血功能正常，先口服炔雌醇 1mg，每日 2 次，连用 5 日，提高子宫肌对缩宫素的敏感性。子宫 < 12 孕周者，可行刮宫术，术中肌内注射缩宫素，手术应特别小心，避免子宫穿孔，一次不能刮净者，于 5 ~ 7 日后再次刮宫。子宫 > 12 孕周者，应静脉滴注缩宫素引产或使用米非司酮加用米索前列醇引产，促使胎儿、胎盘排出。

若出现凝血功能障碍，应尽早使用肝素、纤维蛋白原及输新鲜血、新鲜冰冻血浆等纠正凝血功能，待凝血功能好转后，再行刮宫。

5. 习惯性流产 妊娠后进行保胎治疗，保胎至既往妊娠流产月份以上；下次计划妊娠前到优生优育门诊进行咨询，进行相关检查和治疗，确保妊娠成功。

6. 流产并发感染 若阴道流血不多，先选用广谱抗生素治疗 2 ~ 3 日，待感染控制后再行刮宫。若阴道流血量多，静脉滴注抗生素及输血的同时，先用卵圆钳将宫腔内残留大块组织夹出，使出血减少。术后应继续使用广谱抗生素，待感染控制后再行彻底刮宫。

（五）特殊护理

1. 先兆流产患者保胎的护理 先兆流产保胎患者需卧床休息至阴道流血停止后 3 ~ 7 日，禁止性生活、禁灌肠等，减少各种刺激。护士应为其提供生活护理。随时评估孕妇的病情变化，是否有腹痛加重、阴道流血量增多等。观察孕妇的情绪反应，加强心理护理，稳定孕妇情绪，增强保胎信心。向孕妇及家属讲明药物治疗与休息对保胎的必要性，以取得孕妇及家属的理解和配合。

2. 出血过多患者的护理 大出血伴休克时，取中凹卧位，吸氧，保暖，监测生命体征，建立静脉通道，交叉配血，输血输液补充血容量，记录 24h 液体出入量，做好清宫术术前准备及术中护理配合。

3. 预防感染 护士应监测患者的体温、阴道流血及分泌物的性质、颜色、气味等，严格执行无菌操作规程。加强会阴部护理，勤换会阴垫，每天擦洗 2 次，保持会阴部清洁。发现感染征象后应及时报告医师，并按医嘱进行抗感染处理。

六、护理评价

（1）患者出血得到控制，生命体征正常。

（2）患者住院期间无感染征象。

（3）患者焦虑缓解。

七、健康教育

（1）加强营养，预防贫血，增强机体抵抗力。

（2）流产后注意个人卫生，禁止性生活、盆浴和游泳 1 个月，预防感染。

（3）加强知识宣教，指导再次妊娠。早期妊娠应注意避免性生活及重体力劳动，防止流产发生。有习惯性流产史的孕妇再次妊娠对应卧床休息，加强营养，禁止性生活，保胎时间应超过以往流产的妊娠月份。宫颈内口松弛者应在妊娠前行宫颈内口修补术，或于孕 12 ~ 18 周行宫颈内口环扎术，待分娩发动前拆除缝线。

第二节 异位妊娠

一、疾病概要

正常妊娠时，受精卵着床于子宫体腔内膜。若受精卵在子宫体腔外着床发育，称为异位妊娠（ectopic pregnancy），习称宫外孕。异位妊娠包括输卵管妊娠、卵巢妊娠、腹腔妊娠、宫颈妊娠及阔韧带妊娠等（图 11–1）。在异位妊娠中，以输卵管妊娠最为常见，占异位妊娠的 95% 左右。本节主要阐述输卵管妊娠。

输卵管妊娠因其发生部位不同可分为间质部、峡部、壶腹部和伞部妊娠。以壶腹部妊娠多见，其次为峡部、伞部，间质部妊娠少见。输卵管妊娠时，由于输卵管管腔狭窄，管壁薄，蜕膜形成差，受精卵植入后，不能适应孕卵的生长发育，因此当输卵管妊娠发展到一定程度，可出现以下结局。

1. 输卵管妊娠流产（图 11–2） 输卵管妊娠流产多见于输卵管壶腹部妊娠，发病多在妊娠 8 ~ 12 周。由于输卵管妊娠时管壁形成的蜕膜不完整，发育中的囊胚常向管腔内突出生长，最终突破包膜而出血，导致囊胚与管壁分离。若整个囊胚剥离落入管腔并经输卵管逆蠕动排入腹腔，则形成输卵管完全流产，出血一般不多；若囊胚剥离不完整，有一部分组织仍残留于管腔，则形成输卵管不完全流产，血管开放，因输卵管管壁肌层收缩力差，可持续反复出血，量较多。

2. 输卵管妊娠破裂（图 11-3） 输卵管妊娠破裂多见于输卵管峡部妊娠，发病多在妊娠 6 周左右。囊胚的绒毛侵蚀输卵管管壁的肌层及浆膜层，甚至穿破浆膜层，形成输卵管妊娠破裂。

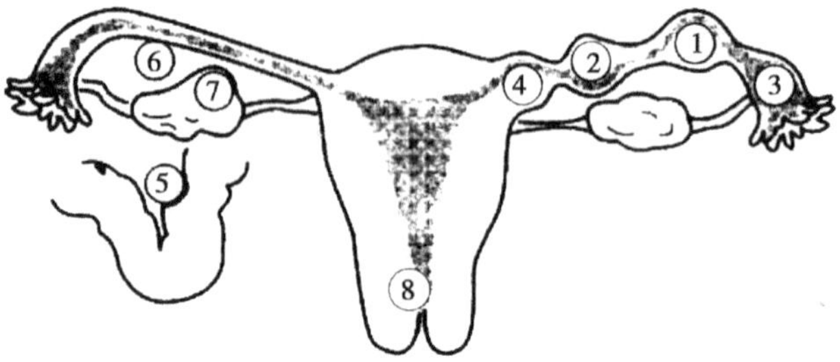

①输卵管壶腹部妊娠；②输卵管峡部妊娠；③输卵管伞部妊娠

④输卵管间质部妊娠；⑤腹腔妊娠；⑥阔韧带妊娠；⑦卵巢妊娠；⑧宫颈妊娠

图 11-1 异位妊娠的发生部位

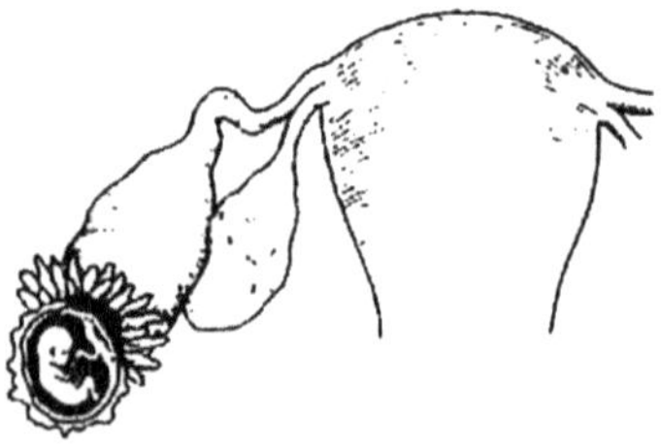

图 11-2 输卵管妊娠流产

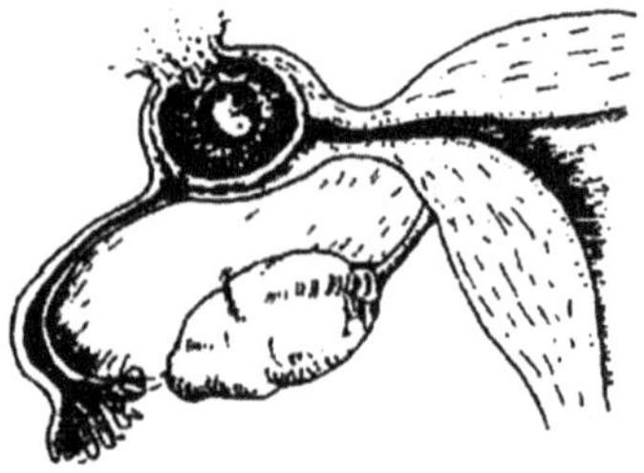

图 11-3 输卵管妊娠破裂

3. 陈旧性异位妊娠 有时发生输卵管妊娠流产或破裂后未及时治疗，或内出血已逐渐停止，病情稳定，时间过久，胚胎死亡或被吸收。但长期反复内出血形成的盆腔血肿可机化变硬，并与周围组织粘连，临床上称为“陈旧性宫外孕”。

4. 继发性腹腔妊娠 发生输卵管妊娠流产或破裂后，被排入腹腔的胚胎大部分死亡，不再生长发育。但偶尔也有存活者，若存活胚胎的绒毛组织重新种植而获得营养，可继续生长发育形成继发性腹腔妊娠。

输卵管妊娠是妇科常见的急腹症，主要表现是停经、腹痛及阴道流血，严重时可出现晕厥与休克，如不及时诊断、处理，可危及生命。

输卵管妊娠处理原则：以手术治疗为主，非手术治疗为辅。手术治疗适用于异位妊娠流产或破裂之后。腹腔镜是近年治疗异位妊娠的主要方法。若出血多伴休克的患者，在防治休克的同时进行剖腹探查术迅速止血。非手术治疗适用于异位妊娠流产或破裂之前，出血量少、症状轻的患者。治疗机制是抑制滋养细胞增生、破坏绒毛，使胚胎组织坏死、脱落、吸收。常用药物有甲氨蝶呤、米非司酮及中药。

二、护理评估

（一）健康史

造成输卵管妊娠的因素有以下几点。

1. 输卵管炎症 包括输卵管黏膜炎和输卵管周围炎，是引起输卵管妊娠的主要原因。慢性炎症可使输卵管管腔黏膜粘连，管腔变狭窄；可引起纤毛缺损；输卵管与周围组织粘连，使输卵管扭曲，输卵管壁平滑肌蠕动减弱等均可妨碍受精卵在输卵管腔内的运行，使受精卵运行过久而着床。

2. 输卵管发育不良或功能异常　输卵管发育不良如输卵管过长、肌层发育差、黏膜纤毛缺乏等；输卵管功能异常如输卵管蠕动、纤毛摆动以及上皮细胞的分泌功能异常，均影响受精卵的正常运行。

3. 输卵管手术后或周围肿瘤压迫　输卵管手术如输卵管吻合术、输卵管成形术后可因瘢痕造成管腔狭窄，输卵管周围肿瘤如子宫肌瘤、卵巢肿瘤压迫也可造成管腔狭窄。

4. 其他　受精卵游走、子宫内膜异位症、辅助生殖技术以及放置宫内节育器等都可增加受精卵着床于输卵管的可能性。

护士应仔细询问月经史，以准确推断停经时间。注意不要将不规则阴道流血误认为末次月经，或由于月经仅过期几天，不认为是停经。此外，对盆腔炎、不孕症、放置宫内节育器、绝育术、输卵管复通术等与发病相关的高危因素应予以高度重视。

（二）身体状况

1. 症状

（1）停经：多数患者停经6～8周以后出现不规则阴道流血，但有部分患者因月经仅过期几天而不认为是停经，或误将异位妊娠时出现的不规则阴道流血误认为月经。

（2）腹痛：是输卵管妊娠患者就诊的主要症状。输卵管妊娠未发生流产或破裂前，常表现为一侧下腹隐痛或酸胀感。输卵管妊娠流产或破裂时，患者突感一侧下腹部撕裂样疼痛或胀痛，常伴有恶心、呕吐。当血液积聚于子宫直肠陷凹处，可出现肛门坠胀感，若血液局限于下腹，主要表现为下腹部疼痛，出血继续增多可引起全腹疼痛。

（3）阴道流血：常有不规则阴道流血，呈暗红或深褐色，量少呈点滴状，一般不超过月经量。因胚胎死亡后致血β-hCG下降，卵巢黄体分泌的雌、孕激素不足，使子宫蜕膜剥脱出血。少数患者阴道流血量较多似月经。阴道流血可伴有蜕膜管型或蜕膜碎片排出，系子宫蜕膜剥离所致。

（4）晕厥与休克：由于腹腔内急性出血及剧烈腹痛，轻者出现晕厥，严重者出现失血性休克。

2. 体征

（1）一般情况：与内出血多少成正比。大量出血者，可出现面色苍白、脉搏细数、血压下降等休克体征。

（2）腹部检查：输卵管妊娠流产或破裂者，下腹部有压痛、反跳痛和腹肌紧张，尤以反跳痛显著；出血多时（内出血≥1 000mL），叩诊有移动性浊音。

（3）盆腔检查：输卵管妊娠流产或破裂者，阴道后穹隆饱满、触痛，宫颈抬举痛或摇摆痛，子宫稍大而软，腹腔内出血多时检查子宫呈漂浮感。子宫的一侧或后方可触及边界不清、压痛明显的包块。

3. 辅助检查

（1）阴道后穹隆穿刺：是一种简单可靠的诊断方法。用长针头白阴道后穹隆刺入子宫直肠陷凹，抽出暗红色不凝血为阳性；如抽出血液较红，放置10min内凝固，表示误入血管。无内出血、内出血量少、血肿位置较高或子宫直肠陷凹有粘连时，可能抽不出血液，因而穿刺阴性不能排除输卵管妊娠存在。

（2）妊娠试验：放射免疫法测血β-hCG，此方法灵敏度高，对异位妊娠诊断及疗效观察极为重要。

（3）超声检查：阴道B型超声检查较腹部B型超声检查准确性高。

（4）腹腔镜检查：适用于输卵管妊娠尚未流产或破裂的早期患者和诊断有困难的患者，可见一侧输卵管肿大，表面紫蓝色，腹腔内无出血或有少量出血。腹腔内大量出血或伴有休克者，禁做腹腔镜检查。

评估时重点判断患者疼痛的部位和性质，是否伴有内出血表现如恶心、呕吐和肛门坠胀等；是否引起生命体征改变，导致失血性休克；是否伴有感染的发生。

（三）心理－社会资料

因大出血和剧烈疼痛，患者及家属出现恐惧、焦虑；因妊娠失败可表现为自责、悲伤、忧郁，并担心未来的受孕能力，可出现自尊紊乱。

三、护理诊断／合作性问题

（1）组织灌注量不足：与腹腔内大量出血致休克有关。

（2）恐惧：与担心生命安危有关。

（3）自尊紊乱：与本次妊娠失败，担心今后的受孕能力有关。

四、护理目标

（1）患者出血得到及时控制，休克得到及时纠正。

（2）患者恐惧及悲哀感缓解，配合治疗。

（3）患者能以正常心态接受此次妊娠失败的现实。

五、护理措施

（一）一般护理

调节饮食，加强营养，提高抵抗力，保持大便通畅，防止便秘。卧床休息避免增加腹压的动作。注意外阴清洁，防止感染。

（二）心理护理

鼓励患者说出心理感受，同时向患者介绍治疗方法的必要性及可行性，并告知疾病的预后，消除患者的恐惧及悲哀心理，使其积极配合治疗和护理。允许家属陪伴，提供心理支持。

（三）病情观察

严密监测生命体征，每 10 ~ 15min 测血压、脉搏及呼吸 1 次，并记录。观察阴道流血量、色及性状，注意腹痛变化、部位、性质及伴随症状。

（四）治疗配合

配合医生做好辅助检查以明确诊断。需要手术治疗的患者要做好术前准备，开放静脉通道，抗休克处理。非手术治疗患者遵医嘱用甲氨蝶呤等杀胚药，直至 hCG 降至 5IU/L，一般需要治疗 3 ~ 4 周，注意观察药物的疗效和不良反应。非手术治疗患者如出现急性腹痛或肛门坠胀等，应立即报告医生，改行手术治疗。

（五）特殊护理

1. 大量内出血患者的护理

（1）抗休克护理：患者取休克卧位，保暖，吸氧，开放静脉通道，交叉配血，及时输血、输液，迅速补充血容量，维持生命安全。严密监测生命体征，每 10 ~ 15min 测量 1 次血压、脉搏、呼吸并记录，有条件的进行心电监护。记录 24h 液体出入量，防止急性肾功能衰竭。

（2）手术护理：做好急诊开腹手术前各项护理准备，如备皮、留置导尿管、做药物过敏试验，护送患者入手术室，做好术中护理配合。

（3）预防感染护理：术中严格无菌操作，术后应用抗生素，保持外阴清洁，每天会阴擦洗 2 次。注意观察体温及腹部伤口情况，及时发现感染征象。

2. 非手术治疗患者的护理

（1）饮食与休息：指导患者摄取足够的营养，尤其是富含铁及蛋白质的食物，如动物肝脏、鱼肉、豆类、绿叶蔬菜及黑木耳等，纠正贫血，增强患者的抵抗力。患者应绝对卧床休息，避免腹压增大，减少异位妊娠破裂的机会。在患者卧床期间，需提供相应的生活护理。保守治疗需 3 ~ 4 周，至 β-hCG 降为正常才能出院，因此要有耐心。

（2）严密观察病情：保守治疗的患者中有少部分可能会不成功，导致输卵管破裂或流产出血，因此要密切观察患者的生命体征、腹痛及阴道出血情况。应告诉患者病情发展的一些指征，如腹痛加剧、肛门坠胀感明显等，以便及时发现和处理。

（3）加强化疗的护理：化疗一般采用全身用药，也可采用局部用药。常用药物是甲氨蝶呤。其治疗机制为抑制滋养细胞增生、破坏绒毛，使胚胎组织坏死、脱落、吸收。不良反应表现为消化道反应、骨髓抑制以及白细胞下降等，可对症护理。

六、护理评价

（1）患者出血得到及时控制，休克症状缓解。

（2）患者恐惧缓解。

（3）患者接受妊娠失败的现实，为下次妊娠做计划。

七、健康教育

（1）做好个人卫生保健工作，防止发生盆腔感染。发生盆腔炎后，应及时彻底治疗。

（2）术后加强营养，注意休息，保持良好的卫生习惯，禁止性生活 1 个月。采取有效的避孕措施，制定康复计划。

（3）输卵管妊娠中约有 10% 的再发率和 50% ～ 60% 的不孕率，患者下次妊娠前应检查输卵管是否恢复畅通，妊娠后应排除异位妊娠，若发现异常应及时处理。

第三节　妊娠期高血压

一、疾病概要

妊娠期高血压疾病（hypertensive disorders in pregnancy）是妊娠期特有的疾病，包括妊娠期高血压、子痫前期、子痫、慢性高血压并发子痫前期以及妊娠并发慢性高血压。其中妊娠期高血压、子痫前期和子痫以往统称为妊娠高血压综合征。我国发病率为 9.4% ～ 10.4%。本病命名强调生育期妇女发生高血压、蛋白尿与妊娠之间的因果关系。多数病例在妊娠期出现一过性高血压、蛋白尿，分娩后随即消失。该病严重影响母儿健康，是孕产妇及围生儿发病及死亡的主要原因之一。

妊娠期高血压疾病的基本病理生理变化是全身小血管痉挛。由于小血管痉挛，造成管腔狭窄，周围阻力增大，血管内皮细胞损伤，通透性增加，体液和蛋白质渗漏，从而出现血压升高、蛋白尿、水肿和血液浓缩等。全身各组织器官因缺血、缺氧而受到不同程度损害，严重时可导致抽搐、昏迷、脑水肿、脑出血，心肾衰竭、肺水肿，肝细胞坏死及被膜下出血，胎盘早期剥离，凝血功能障碍甚至弥散性血管内凝血等。

妊娠期高血压疾病的典型表现为妊娠 20 周后出现高血压、水肿和蛋白质，严重者出现抽搐或昏迷，心肾功能衰竭，威胁母儿生命。

妊娠期高血压疾病的治疗原则：休息、镇静、解痉，有指征地降压、利尿、密切监护母胎情况，适时终止妊娠。

二、护理评估

（一）健康史

妊娠期高血压疾病发病原因可能与以下因素有关：①初产妇；②孕妇年龄过小（年龄≤ 20 岁）或高龄孕妇（年龄≥ 35 岁）；③精神过度紧张或受刺激致使中枢神经系统功能紊乱者；④寒冷季节或气温变化过大；⑤有慢性高血压、慢性肾炎、糖尿病等病史者；⑥营养不良，如贫血、低蛋白血症者；⑦体形矮胖者，即体重指数 [体重（kg）/ 身高（m）^{2}] > 24 者；⑧子宫张力过高（如羊水过多、双胎妊娠、糖尿病巨大儿等）者；⑨家族中有高血压史。

护士应详细询问患者孕前及妊娠 20 周前有无高血压、蛋白尿和（或）水肿及抽搐等征象；既往病史中有无原发性高血压、慢性肾炎及糖尿病等；有无家族史；此次妊娠经过，出现异常现象的时间及治疗经过。特别应注意有无头痛、视力改变、上腹不适等症状。

（二）身体状况

1. 妊娠期高血压疾病分类与临床表现　见表 11–2。

表 11-2　妊娠期高血压疾病分类与临床表现

分类	临床表现
妊娠期高血压	妊娠期首次出现收缩压≥140mmHg和(或)舒张压≥90mmHg，并于产后12周恢复正常，尿蛋白(－)，少数患者可伴有上腹部不适或血小板减少，产后方可确诊
子痫前期	
轻度	妊娠20周以后出现收缩压≥140mmHg和（或）舒张压≥90mmHg；尿蛋白＞0.3g/24h或随机尿蛋白（＋）；可伴有上腹不适、头痛等症状
重度	血压持续升高：收缩压≥160mmHg和（或）舒张压≥110mmHg，尿蛋白＞5.0g/24h或随机尿蛋白≥（＋＋＋）；血清肌酐≥106μmol/L，血小板＜100×10^9/L；血清ALT或AST升高；持续性头痛或其他脑神经或视觉障碍；持续性上腹不适等
子痫	子痫前期孕妇抽搐不能用其他原因解释
慢性高血压并发子痫前期	高血压孕妇妊娠20周以前无尿蛋白，若出现尿蛋白≥0.3g/24h；高血压孕妇妊娠20周后突然尿蛋白增加或血压进步升高或血小板＜100×10^9/L
妊娠并发慢性高血压	妊娠20周前收缩压≥140mmHg和(或舒张压)≥90mmHg(除外滋养细胞疾病)，妊娠期无明显加重；或妊娠20周后首次诊断高血压并持续到产后12周后

子痫多发生于妊娠晚期或临产前，称为产前子痫；少数发生于分娩过程中，称为产时子痫；约25%发生在产后48h内，称为产后子痫。子痫典型发作过程：先表现为眼球固定，瞳孔散大，头扭向一侧，牙关紧闭，继而口角及面部肌肉颤动，数秒后全身及四肢肌肉强直（背侧强于腹侧），双手紧握，双臂伸直，发生强烈的抽动。抽搐时呼吸暂停，面色青紫。持续1～1.5min，抽搐强度减弱，全身肌肉松弛，随即深长吸气而恢复呼吸。抽搐期间患者神志丧失。病情转轻时，抽搐次数减少，抽搐后很快苏醒，但有时抽搐频繁且持续时间较长，患者可陷入深昏迷状态。抽搐过程中易发生唇舌咬伤、摔伤甚至骨折等多种创伤，昏迷时呕吐物可造成窒息或吸入性肺炎。

患者发生重度子痫前期或子痫时易导致并发症发生，常见有胎盘早剥、脑出血、心力衰竭、急性肾功能衰竭、DIC、胎儿窘迫、胎儿生长受限、死胎等。

2. 体征

（1）高血压：高血压是指持续血压升高至收缩压≥140mmHg和（或）舒张压≥90mmHg。舒张压不随患者情绪变化而剧烈变化，是妊娠期高血压诊断和评估预后的一个重要指标。若间隔4h或4h以上的2次测量舒张压≥90mmHg，可诊断为高血压。

（2）尿蛋白：尿蛋白是指24h内尿液中蛋白含量≥300mg或相隔6h的2次随机尿液蛋白浓度为30mg/L（定性＋）。蛋白尿在24h内有明显波动，应留取24h尿做定量检测。留取尿液时避免阴道分泌物或羊水污染尿液。

（3）水肿：特点是自踝部逐渐向上延伸的凹陷性水肿，经休息后不缓解。水肿局限于膝以下为“+”，延及大腿为“++”，延及外阴及腹壁为“+++”，全身水肿或伴有腹腔积液为“++++”。因水肿致体重异常增加是多数患者的首发症状。

3. 辅助检查

（1）尿常规检查：尿蛋白定性、定量检查，尿比重检查。根据24h尿蛋白定量确定病情严重程度。

（2）血液检查：测定血红蛋白、血细胞比容、血浆黏度、全血黏度以了解血液浓缩程度。重症患者应测定血小板计数、凝血时间，必要时测定凝血因子时间、纤维蛋白原和鱼精蛋白副凝试验（3P试验）等，以了解有无凝血功能异常。测定血电解质及二氧化碳结合力，以及时了解有无电解质紊乱及酸中毒。

（3）肝、肾功能测定：血清丙氨酸氨基转移酶、血清天门冬氨酸氨基转移酶、血尿素氮、肌酐等测定。

（4）眼底检查：眼底视网膜小动脉变化是反映妊娠期高血压疾病严重程度的一项重要参考指标。眼底检查可见眼底小动脉痉挛，动静脉管径比例可由正常的2∶3变为1∶2，甚至1∶4，出现视网膜水肿、渗出、出血，甚至视网膜剥离。

（5）其他检查：如心电图、超声心动图、胎盘功能、胎儿成熟度检查等，视病情而定。

评估时注意分析患者的高血压和蛋白尿情况，特别应注意评估有无头痛、视力改变、上腹不适等自觉症状，这些是判断疾病严重程度的重要指标。同时要注意评估胎儿宫内的状况及患者有无并发症的发生。

（三）心理－社会资料

妊娠期高血压疾病症状不明显时，患者及家属往往表现出淡漠、不重视。当病情加重时患者因担心自己及胎儿的健康，又常表现出紧张和焦虑情绪。

三、护理诊断／合作性问题

（1）体液过多：与水钠潴留及营养不良性低蛋白血症有关。

（2）有母儿受伤的危险：与发生抽搐、昏迷及胎盘供血不足有关。

（3）潜在并发症：胎盘早剥、心力衰竭、急性肾功能衰竭、DIC、脑出血等。

四、护理目标

（1）水肿减轻或消失。

（2）患者病情得到控制，母儿受伤的危险性降低。

（3）患者病情缓解，未发生并发症，或并发症及时发现并处理。

五、护理措施

（一）一般护理

指导患者增加富含蛋白质、维生素、铁、钙及锌的食物，每日补充钙剂 2g。不限盐和液体摄入，但对于全身水肿者应适当限盐。保证充足的睡眠，取左侧卧位，每日休息不少于 10h。左侧卧位可减轻子宫对下腔静脉的压迫，使回心血量增加，改善子宫胎盘的血供。

（二）心理护理

鼓励患者说出心理感受，并对其表示理解。向患者说明本病是可逆的，在产后多能恢复正常。向患者解释治疗方法及护理措施，增强信心，使其积极配合治疗和护理。

（三）病情观察

观察生命体征，尤其是血压的变化；观察有无头晕、视物模糊、上腹不适等自觉症状的出现；观察患者有无腹痛或阴道流血，并注意腹壁的紧张度；水肿患者注意预防和观察压疮的发生；记录 24h 液体出入量，进行尿蛋白检查等；重症患者注意预防和观察并发症的发生；子痫前期患者产后 3 ~ 6 日高血压、蛋白尿等症状仍可出现甚至加剧，要加强监测。

（四）治疗配合

1. 妊娠期高血压患者　可以住院也可以在家治疗。注意休息，多左侧卧位。对于精神紧张或睡眠欠佳者可以使用镇静剂，如地西泮 2.5 ~ 5mg，每日 3 次。间断吸氧，改善机体供氧。加强饮食营养，保证充足的蛋白质、糖类和钙的摄入。密切监护母儿状况，每日测体重、血压，了解有无头痛、视物不清、上腹不适的症状，听胎心音，自数胎动了解胎儿宫内状况。如有异常应及时到医院就诊。

2. 子痫前期　应住院治疗，防止子痫及并发症发生。治疗原则是休息、镇静、解痉，有指征地降压、利尿，密切监测母胎状态、适时终止妊娠。

（1）解痉药物：首选硫酸镁。硫酸镁有预防子痫和控制子痫发作的作用，适用于先兆子痫和子痫。

1）作用机制：①镁离子能抑制运动神经末梢释放乙酰胆碱，阻断神经肌肉接头间的信息传导，使骨骼肌松弛；②镁离子刺激血管内皮细胞合成前列环素，抑制内皮素合成，降低机体对血管紧张素Ⅱ的反应，从而缓解血管痉挛状态；③镁离子通过阻断谷氨酸通道阻止钙离子内流，解除血管痉挛、减少血管内皮损伤；④镁离子可提高孕妇和胎儿血红蛋白的亲和力，改善氧代谢。

2）用药方法：司采用肌内注射或静脉给药。①静脉给药：首次负荷剂量 25% 硫酸镁 20mL 加于 10% 葡萄糖液 20mL 中，缓慢静脉注入，15 ~ 20min 推完，或者加于 5% 葡萄糖 100mL 快速静滴。然后将 25% 硫酸镁 60mL 加于 5% 葡萄糖液 500mL 静脉滴注，滴速 1 ~ 2g/h。②肌内用药：用法为 25% 硫酸镁

20mL 加 2% 利多卡因 2mL，臀肌深部注射，夜间给药时应用，睡前停用，肌内注射易出现局部肌肉疼痛，不易被患者接受。

3）硫酸镁毒性反应：正常孕妇血清镁离子浓度为 0.75 ~ 1mmol/L，治疗有效血清镁离子浓度 18 ~ 30mmol/L，若高于 3.5mmol/L 即可发生中毒症状。中毒首先表现为膝反射消失，继而全身肌张力减退及呼吸抑制，严重时心搏骤停。

4）用药注意事项：用药前及用药过程中应监测：①膝反射是否减弱或消失；②呼吸不少于 16 次 / mm；③尿量每 24h 不少于 400mL 或每小时不少于 17mL；④备有硫酸镁解毒剂 10% 葡萄糖酸钙，出现毒性作用时立即停用硫酸镁，静脉注射 10% 葡萄糖酸钙 10mL，5 ~ 10min 推完，必要时可以每小时重复 1 次，直至呼吸、排尿和神经抑制恢复正常。

（2）镇静药物：可用于硫酸镁有禁忌或疗效不明显者，常用地西泮和冬眠合剂，分娩期应慎用，以免药物引起胎儿呼吸抑制。用药过程中注意卧床，监测血压，以免发生意外。

（3）降压药物：用于血压过高，特别是舒张压≥ 110mmHg 或平均动脉压≥ 140mmHg 者，预防胎盘早剥及脑出血的发生。选用的药物以不影响心搏出量、肾血流量及子宫胎盘灌注量为宜。常用药物有肼屈嗪、拉贝洛尔、硝苯地平等。注意监测血压情况，为了保证子宫胎盘血液灌注，血压不能低于 130/80mmHg。

（4）扩容药物：用于血液浓缩的患者。采用扩容治疗应严格掌握其适应证和禁忌证，并应严密观察患者的脉搏、呼吸、血压及尿量，防止肺水肿和心力衰竭的发生。常用的扩容剂有人血白蛋白、全血、平衡液和低分子右旋糖酐。

（5）利尿药物：用于全身性水肿、急性心力衰竭、肺水肿、脑水肿或血容量过多且伴有潜在性脑水肿者。常用药物有呋塞米、甘露醇。用药过程中应严密监测患者的水和电解质平衡情况以及药物的不良反应。

适时终止妊娠指征包括：①重度子痫前期患者经积极治疗 24 ~ 48h 无明显好转者；②重度子痫前期患者孕龄 > 37 周；③重度子痫前期患者孕龄 < 34 周，胎盘功能减退，胎儿成熟度检查胎儿已成熟者；④重度子痫前期患者孕龄 < 34 周，胎盘功能减退，胎儿成熟度检查胎儿未成熟者，可用地塞米松促进胎肺成熟后终止妊娠；⑤子痫控制后 2h 可考虑终止妊娠；⑥妊娠期高血压、轻度子痫前期的孕妇可期待至足月终止妊娠。

终止妊娠的方式，根据具体情况选择剖宫产或阴道分娩。①引产：适用于病情控制后，宫颈条件成熟者。密切观察产程进展和疾病变化，若发现异常及时告知医生。尽量缩短第二产程，第三产程注意预防产后出血，禁用麦角新碱类药物。②剖宫产：适用于宫颈条件不成熟，不能在短期内经阴道分娩者；引产失败者；胎盘功能明显减退，或胎儿已有窘迫征象者。

（五）特殊护理

子痫患者的急救护理：

1. 协助医生控制抽搐　患者一旦发生抽搐，应尽快控制。硫酸镁为首选药物，必要时可加用强有力的镇静药物，同时使用 20% 甘露醇 250mL 快速静脉滴注降低颅内压。

2. 专人护理，防止受伤　在病床边加床档，防止抽搐、昏迷时坠地摔伤。子痫发生后，首先应保持呼吸道通畅，并立即给氧，用开口器或于上、下磨牙间放置一缠好纱布的压舌板，必要时用舌钳固定舌以防咬伤唇舌或致舌后坠的发生。患者仰卧头偏一侧，以防呕吐物吸入呼吸道或舌头阻塞呼吸道。必要时，用吸引器吸出喉部黏液或呕吐物，以免窒息。患者昏迷或未完全清醒时，禁止给予饮食和口服药，以防误入呼吸道而致吸入性肺炎。

3. 减少刺激，以免诱发抽搐　患者应安置于单人暗室，保持绝对安静，避免声、光刺激。一切治疗活动和护理操作尽量轻柔且相对集中，避免刺激患者。

4. 严密监护　密切注意血压、脉搏、呼吸、体温及尿量，记录出入量。详细观察记录病情、检查结果及治疗经过，为医生制定治疗方案提供依据。及时进行必要的血、尿化验和特殊检查，及早发现脑出血、肺水肿、急性肾衰竭等并发症。

5. 为终止妊娠做好准备　子痫发作后部分会自然临产，应严密观察及时发现产兆，并做好母子抢救准备。根据医嘱做好终止妊娠的准备。

六、护理评价

（1）患者水肿减轻或消失。

（2）患者病情得到控制，血压恢复正常，母儿无受伤。

（3）无并发症发生。

七、健康教育

（1）孕期指导合理饮食与休息：进食富含蛋白质、维生素、铁、钙、镁、硒、锌等微量元素的食物及新鲜蔬果，减少动物脂肪及过量食盐的摄入。每日补钙 1 ～ 2g 能有效降低妊娠期高血压疾病的发生。保持足够的休息和愉快心情，保证每天睡眠 10h，坚持左侧卧位。

（2）加强产褥期卫生保健，预防慢性高血压，告知患者高血压有持续可能，放出院后一定要定期复查血压，产后 12 周仍为高血压者，说明患者已发生慢性高血压，应长期用降压药控制血压。

（3）避孕 1 ～ 2 年，再次怀孕时早期应到高危门诊就诊检查，接受产前检查和孕期保健指导。

第四节　前置胎盘

一、疾病概要

正常胎盘附着于子宫体部后壁、前壁或侧壁。妊娠 28 周后若胎盘附着于子宫下段，甚至胎盘下缘达到或覆盖宫颈内口处，其位置低于胎儿先露部时，称为前置胎盘（placenta previa）。前置胎盘是妊娠晚期出血的主要原因之一，是妊娠期的严重并发症，若处理不当可危及母儿生命。前置胎盘的发病率，国内报道为 0.24% ～ 1.57%。

妊娠晚期子宫峡部逐渐拉长形成子宫下段，但附着于子宫下段及宫颈内口的胎盘不能相应伸展，与其附着处错位而发生剥离，致血管破裂而出血。阴道流血时间的早晚、反复发作的次数、流血量的多少与前置胎盘的类型有关。按胎盘边缘与子宫颈内口的关系，前置胎盘可分为完全性前置胎盘、部分性前置胎盘、边缘性前置胎盘（图 11-4）。

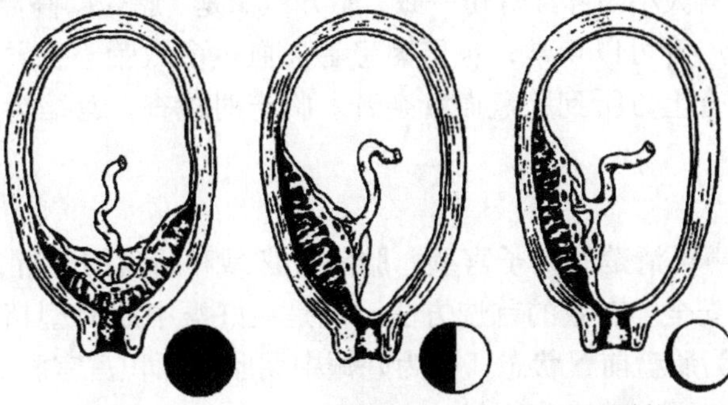

图 11-4　前置胎盘的类型

1. 完全性前置胎盘（complete placenta previa）　子宫颈内口全部为胎盘组织所覆盖，又称中央性前置胎盘。

2. 部分性前置胎盘（partial placenta previa）　子宫颈内口部分为胎盘组织所覆盖，出血情况介于完全性前置胎盘和边缘性前置胎盘之间。

3. 边缘性前置胎盘（marginal placenta previa）　胎盘附着于子宫下段，边缘不超越子宫颈内口。

前置胎盘的典型症状是妊娠晚期或临产时，突发性无诱因、无痛性、反复阴道流血。患者可因大量阴道出血导致出血性休克和胎儿死亡。

前置胎盘的处理原则是止血、抑制宫缩、纠正贫血和预防感染。根据患者的一般情况、孕期、胎儿成熟度、出血量及产道条件等综合分析，制订其体方案，是期待疗法还是终止妊娠。

二、护理评估

（一）健康史

病因目前尚不明确，可能与以下原因有关。

1. 子宫内膜病变　当子宫内膜有过损伤或瘢痕（如产褥感染、多产、剖宫产或多次刮宫、子宫内膜炎），可引起子宫内膜病变，使子宫蜕膜血管生长不良、营养不足，胎盘为摄取足够的营养而扩大面积，伸展到子宫下段，形成前置胎盘。

2. 胎盘面积过大或胎盘形状异常　多胎妊娠或巨大儿形成过大面积的胎盘，伸展至子宫下段或遮盖宫颈内口；或有副胎盘延伸至子宫下段。

3. 受精卵发育迟缓　当受精卵到达宫腔时，因其尚未达到植入条件而继续下移植入子宫下段，在该处生长发育而形成前置胎盘。

4. 宫腔形态异常　子宫畸形或子宫肌瘤等使宫腔的形态改变致胎盘附着在子宫下段。

5. 其他　有报道吸烟、吸毒者可引起胎盘的血流减少，缺氧使胎盘代偿性增大，从而增加前置胎盘的危险。

评估时除个人健康史外，在孕产史中尤其注意识别有无剖宫产术、人工流产术及子宫内膜炎等前置胎盘的易发因素；此外，妊娠过程中特别孕 28 周后，是否出现无痛性、无诱因、反复阴道流血症状，并详细记录具体经过及医疗处理情况。

（二）身体状况

1. 症状　妊娠晚期或临产时，突发性无诱因、无痛性阴道流血是前置胎盘的典型症状。出血的时间及量因前置胎盘不同类型而不同。中央性前置胎盘发生初次出血的时间早，约在妊娠 28 周左右，反复出血的次数频繁，量较多，有时一次大量阴道流血即可使患者陷入休克状态。边缘性前置胎盘初次出血发生较晚，多于妊娠 37 ~ 40 周或临产后，量也较少。部分性前置胎盘介于两者之间，反复多次或大量阴道流血，可致患者出现贫血，贫血程度与阴道流血量成正比，出血严重者可发生出血性休克。前置胎盘患者常见的并发症有胎儿窘迫、早产、产时或产后出血、植入性胎盘和产褥感染。

2. 体征　腹部检查：子宫大小与停经月份一致，胎方位清楚，胎先露高浮，约 1/3 患者出现胎位异常，其中以臀先露较为多见。胎心音可以正常，也可因患者失血过多致胎心音异常或消失。前置胎盘位于子宫下段前壁时，可于耻骨联合上方听到胎盘血管杂音。临产时检查，宫缩为阵发性，间歇期子宫肌可以完全放松。

3. 辅助检查

（1）超声检查：B 型超声可清楚看到子宫壁、胎头、宫颈和胎盘的位置，胎盘定位准确率达 95% 以上，可反复检查，是目前最安全、有效的首选方法。但是在妊娠中期 B 型超声检查提示前置胎盘者，一般不诊断为前置胎盘，而称为胎盘前置状态，因为妊娠中期胎盘面积占宫腔面积的 1/2，到妊娠晚期减少到 1/3 ~ 1/4，所以胎盘位置有可能改变为正常。

（2）产后检查胎盘及胎膜：胎盘的前置部分可见陈旧血块附着，呈黑紫色或暗红色；若胎膜破口处距胎盘边缘小于 7cm，则为前置胎盘。

评估时注意判断患者是哪种类型的前置胎盘，阴道流血量有多少，是否会导致失血性休克，胎儿有无宫内窘迫情况，是否有感染征象发生，有无子宫收缩等产兆发生。

（三）心理 – 社会资料

患者及其家属可因突然阴道流血而感到恐惧或焦虑，既担心患者的健康，更担心胎儿的安危，可表现为恐慌、紧张、手足无措等。

三、护理诊断 / 合作性问题

（1）潜在并发症：出血性休克、早产。

（2）有感染的危险：与胎盘剥离面靠近子宫颈口，细菌易经阴道上行感染有关。

（3）有受伤的危险（胎儿）：与产妇大出血缺氧导致胎儿窘迫或早产儿发育不成熟有关。

四、护理目标

（1）患者出血能得到控制，生命体征稳定，未发生早产。

（2）患者未发生感染。

（3）胎儿平安。

五、护理措施

（一）一般护理

期待疗法期间多食高蛋白及含铁丰富的食物，如动物肝脏、绿叶蔬菜以及豆类等，纠正贫血，增强机体抵抗力，促进胎儿发育。住院观察，绝对卧床休息，尤以左侧卧位为佳，并定时间断吸氧，每日 3 次，每次 1h，以提高胎儿血氧供应。此外，还需避免各种刺激，以减少出血机会。医护人员进行腹部检查时动作要轻柔，禁做阴道检查及肛查。

（二）心理护理

鼓励患者及家属说出心中的焦虑、恐惧和担心的感受，认真解释期待疗法的目的，增加患者的信心和安全感，使其积极配合治疗和护理。

（三）病情观察

严密观察并记录患者生命体征，阴道流血的量、色、气味及一般状况，监测胎儿宫内状态，观察有无规律宫缩等产兆发生，发现异常及时报告医师并配合处理。

（四）治疗配合

配合医生做好辅助检查以明确诊断。需要剖宫产手术治疗的患者要做好术前准备，开放静脉通道，抗休克处理。可以经阴道分娩者可予试产。人工破膜后，胎头下降可压迫胎盘前置部位而止血，并可促进子宫收缩加快产程。若破膜后胎先露部下降不理想，仍有出血或分娩进展不顺利，应立即改行剖宫产术。

（五）特殊护理

1. 期待疗法护理　期待疗法适用于孕周 < 34 周、胎儿体重 < 2 000g、胎儿存活、阴道流血量不多、母儿一般情况良好者。期待疗法时主要给予止血、抑制宫缩、促进胎肺成熟、预防感染处理。护理时应注意：

（1）观察病情：监测生命体征，密切观察阴道流血量，定时听取胎心音，必要时进行胎儿电子监护，发现异常及时通知医生。

（2）预防早产：指导患者取左侧卧位或前置胎盘的同侧卧位，绝对卧床休息，血止后方可轻微活动，禁止性生活；每日间断吸氧，每次 20min，提高胎儿血氧供应；保持平和心态，必要时给予地西泮等镇静剂。应用宫缩抑制剂，常用药物有硫酸镁、羟苄羟麻黄碱、沙丁胺醇等。

（3）提高胎儿存活率：估计孕妇近日需终止妊娠者，若胎龄 < 34 周，应促进胎儿肺成熟。地塞米松每次 6mg，每日 2 次，肌内注射，连用 2 日，有利于减少产后新生儿呼吸窘迫综合征的发生。情况紧急时，可羊膜腔内注入地塞米松 10mg。妊娠 35 周以后，子宫生理性收缩频率增加，前置胎盘出血率随之上升，因此期待治疗至 36 周，各项指标均说明胎儿已成熟者，可适时终止妊娠。

2. 终止妊娠患者的护理　终止妊娠指征：孕妇反复发生多量出血甚至休克者，无论胎儿成熟与否，为了母亲安全应终止妊娠；胎龄 < 36 周，出现胎儿窘迫者；出血量多危及胎儿生命；胎龄 ≥ 36 周；胎儿成熟度检测提示胎肺已成熟；胎儿已死亡或出现难以存活的畸形者。剖宫产是处理前置胎盘主要的手段，术前应积极纠正贫血、预防感染、备血、做好处理产后出血及抢救新生儿的准备。阴道分娩仅适用于边

缘性前置胎盘，估计短时间内能结束分娩的经产妇。

（1）抗休克护理：患者取休克卧位，保暖，吸氧，开放静脉通道，交叉配血，及时输血、输液，迅速补充血容量，维持生命安全。严密监测生命体征，每 10 ~ 15min 测量 1 次血压、脉搏、呼吸并记录，有条件的进行心电监护。记录 24h 液体出入量，防止急性肾功能衰竭。

（2）预防感染护理：术中严格无菌操作，术后保持外阴清洁，每天 2 次会阴擦洗，每次大小便后及时清洗会阴。术后应用抗生素，注意观察体温及腹部伤口情况。复查血象，及时发现感染征象。

（3）手术护理：做好急诊剖宫产手术前各项护理准备。备血，备皮，留置导尿管，做药物过敏试验，护送患者入手术室，做好术中护理配合。

六、护理评价

（1）患者出血得到控制，生命体征稳定。

（2）患者无并发症发生。

（3）体温正常，无感染征象发生。

七、健康教育

（1）计划受孕的妇女应戒烟、戒毒，避免被动吸烟。搞好计划生育，避免多产、多次刮宫或引产，预防感染，减少子宫内膜损伤和子宫内膜炎的发生。

（2）强调适时、必要的产前检查，对妊娠期出血，无论量多少均应就医，做到及时诊断、正确处理。

（3）产褥期禁止盆浴、性交，保持身体清洁舒适，防止感染。做好计划生育的指导工作，产后 42 日诊。

第五节　外阴炎

一、外阴炎

（一）概述

外阴部皮肤或前庭部黏膜发炎，称为外阴炎。由于外阴部位暴露于外，又与尿道、肛门、阴道邻近，因此外阴较易发生炎症。外阴炎可发生于任何年龄的女性，多发生于大、小阴唇。

（二）病因

（1）外阴与尿道、肛门临近，经常受到经血、阴道分泌物、尿液、粪便的刺激，若不注意皮肤清洁易引起外阴炎。

（2）糖尿病患者糖尿的刺激、粪瘘患者粪便的刺激以及尿瘘患者尿液的长期浸渍等。

（3）穿紧身化纤内裤，导致局部通透性差，局部潮湿以及经期使用卫生巾的刺激，均可引起非特异性外阴炎。

（4）营养不良可使皮肤抵抗力低下，易受细菌的侵袭，也可发生本病。

（三）护理评估

1. 健康史　重点评估患者年龄；平时卫生习惯；内裤材质及松紧度；是否应用抗生素及雌激素治疗；是否患有糖尿病、老年性疾病或慢性病等；育龄妇女应了解其采用的避孕措施及此次疾病症状等。

2. 临床表现　外阴皮肤瘙痒、疼痛、烧灼感，于活动、性交、排尿、排便时加重。检查见局部充血、肿胀、糜烂，常有抓痕，严重者形成溃疡或湿疹。慢性炎症可使皮肤增厚、粗糙、皲裂，甚至苔藓样变。严重时腹股沟淋巴结肿大且有压痛，体温升高，白细胞数量增多。糖尿病性外阴炎常表现为皮肤变厚，色红或呈棕色，有抓痕，因为尿糖是良好的培养基而常并发假丝酵母菌感染。幼儿性外阴炎还可发生两侧小阴唇粘连，覆盖阴道口甚至尿道口。

3. 辅助检查　取外阴处分泌物做细菌培养，寻找致病菌。

4. 心理－社会评估　评估出现外阴瘙痒症状后对患者生活有无影响，以及影响程度；患者就医的情况及是否为此产生心理负担。

5. 治疗原则　如下所述。

（1）病因治疗：积极寻找病因，若发现糖尿病应积极治疗糖尿病，若有尿瘘、粪瘘，应及时行修补术。

（2）局部治疗：可用 1 ∶ 5 000 高锰酸钾液坐浴，每日 2 次，每次 15 ～ 20 分钟。若有破溃涂抗生素软膏或局部涂擦 40% 紫草油。此外，可选用中药苦参、蛇床子、白癣皮、土茯苓、黄柏各 15g，川椒 6g，水煎熏洗外阴部，每日 1 ～ 2 次。急性期可选用微波或红外线局部物理治疗。

（四）护理诊断和医护合作性问题

1. 皮肤黏膜完整性受损　与炎症引起的外阴皮肤黏膜充血，破损有关。

2. 舒适的改变　与皮肤瘙痒、烧灼感有关。

3. 知识缺乏　缺乏疾病及其防护知识。

（五）计划与实施

1. 预期目标　如下所述。

（1）患者能正确使用药物，避免皮肤抓伤，皮损范围不增大。

（2）患者症状在最短时间内解除或减轻，舒适感增强。

（3）患者了解疾病有关的知识及防护措施。

2. 护理措施　如下所述。

（1）告知患者坐浴的方法：取高锰酸钾放入清洁容器内加温开水配成 1 ∶ 5 000 的溶液，配制好的溶液呈淡玫瑰红色。每次坐浴 20 分钟，每日 2 次。坐浴时，整个会阴部应全部浸入溶液中，月经期间停止坐浴。

（2）应积极协助医生寻找病因，进行外阴处分泌物检查，必要时进行血糖或尿糖检查。

（3）指导患者遵医嘱正确使用药物，将剂量、使用方法向患者解释清楚。

（4）告知患者按医生要求进行复诊，治疗期间如出现新的症状或症状加重应及时就诊。

3. 健康指导　如下所述。

（1）保持外阴部清洁干燥，严禁穿化纤及过紧内裤，穿纯棉内裤并每日更换。

（2）做好经期、孕期、分娩期及产褥期卫生护理。发现过敏性用物后立即停止使用。

（3）饮食注意勿饮酒或辛辣食物，增加新鲜蔬菜和水果的摄入。

（4）严禁搔抓局部，勿热水烫洗和用刺激性药物或肥皂擦洗外阴。

（5）配制高锰酸钾溶液时，浓度不可过高，防止灼伤局部皮肤。

（六）护理评价

患者在治疗期间能够按医嘱使用药物，症状减轻。患者了解与外阴炎相关知识及防护措施。

二、前庭大腺炎

（一）概述

前庭大腺炎是病原体侵入前庭大腺引起的炎症，包括前庭大腺脓肿和前庭大腺囊肿。前庭大腺位于两侧大阴唇后 1/3 深部，腺管开口于处女膜与小阴唇之间。因解剖部位的特点，在性交、分娩等其他情况污染外阴部时，病原体容易侵入而引起前庭大腺炎。此病多见于育龄妇女，幼女及绝经后妇女较少见。

（二）病因

主要病原体为内源性及性传播疾病的病原体。内源性病原体有葡萄球菌、大肠杆菌、链球菌、肠球菌等。性传播疾病的病原体常见的是淋病奈瑟菌及沙眼衣原体。

急性炎症发作时，病原体首先侵犯腺管，腺管呈急性化脓性炎症，腺管开口往往因肿胀或渗出物凝聚而阻塞，脓液不能外流、积存而形成脓肿，称前庭大腺脓肿。在急性炎症消退后腺管堵塞，分泌物不能排出，脓液逐渐转为清液而形成囊肿，或由于慢性炎症使腺管堵塞或狭窄，分泌物不能排出或排出不畅，也可形成囊肿。

（三）护理评估

1. 健康史　重点评估患者年龄，平时卫生习惯，近期是否有流产、分娩等特殊情况，育龄妇女应了解其性生活情况，有无不洁性生活史。

2. 临床表现　炎症多发生于一侧，初起时局部肿胀、疼痛、灼热感，行走不便，有时会致大小便困难。检查见局部皮肤红肿、发热、压痛明显。若为淋病奈瑟菌感染，挤压局部可流出稀薄、淡黄色脓汁。当脓肿形成时，可触及波动感，脓肿直径可达 5 ~ 6cm，患者出现发热等全身症状。当脓肿内压力增大时，表面皮肤变薄，脓肿自行破溃，若破孔大，可自行引流，炎症较快消退而痊愈，若破孔小，引流不畅，则炎症持续不消退，并可反复急性发作。慢性期囊肿形成时，患者有外阴部坠胀感，偶有性交不适，检查时局部可触及囊性肿物，常为单侧，大小不等，无压痛。囊肿可存在数年而无症状，有时可反复急性发作。

3. 辅助检查　可取前庭大腺开口处分泌物作细菌培养，确定病原体。

4. 心理－社会评估　评估症状出现后对患者生活影响的程度；评估患者就医的情况及有无因害怕疼痛和害羞的心理而使自己的疾病未能得到及时治疗及对疾病的治愈是否有信心等。对性传播疾病的病原体感染的患者，应通过与其交谈、接触了解其心理状态，帮助患者积极就医并采取正确的治疗措施。

5. 治疗原则　根据病原体选用口服或肌内注射抗生素。在获得培养结果前应使用广谱抗生素治疗。此外，可选用清热、解毒的中药，如蒲公英、紫花地丁、金银花、连翘等，局部热敷或坐浴。脓肿形成后可切开引流并作造口术。单纯切开引流只能暂时缓解症状，切口闭合后，仍可形成囊肿或反复感染，故应行造口术。

（四）护理诊断和医护合作性问题

1. 舒适的改变　与局部皮肤肿胀、疼痛有关。

2. 焦虑　与疾病反复发作有关。

3. 体温升高　与脓肿形成有关。

4. 知识缺乏　缺乏前庭大腺炎的相关知识及预防措施。

（五）计划与实施

1. 预期目标　如下所述。

（1）患者在最短时间内解除或减轻症状，舒适感增强。

（2）患者紧张焦虑的心情恢复平静。

（3）患者及时接受治疗，体温恢复正常。

（4）患者了解前庭大腺炎的相关知识并掌握预防措施。

2. 护理措施　如下所述。

（1）急性炎症发作时，患者需卧床休息，保持外阴部清洁。

（2）局部热敷或用 1 ： 5 000 高锰酸钾溶液坐浴，每日 2 次。

（3）遵医嘱正确使用抗生素。

（4）引流造口的护理：术前护理人员应备好引流条。术后应局部保持清洁，患者最好取半卧位，以利于引流。每日用 1 ： 40 络合碘棉球擦洗外阴 2 次，并更换引流条，直至伤口愈合。以后继续用 1 ： 5 000 高锰酸钾溶液坐浴，每日 2 次。

3. 健康指导　注意个人卫生，尤其是经期卫生；勤洗澡勤换内裤，外阴处出现局部红、肿、热、痛时及时就诊，以免延误病情。

（六）护理评价

患者接受治疗后，舒适感增加，症状减轻。患者能够了解前庭大腺炎的相关知识并掌握了预防措施，焦虑感减轻，并能保持良好的卫生习惯，主动实施促进健康的行为。

参考文献

[1] 谢幸，苟文丽. 妇产科学［M］. 北京：人民卫生出版社，2014：306-325.
[2] 张为远. 中华围产医学［M］. 北京：人民卫生出版社，2012.
[3] 曹泽毅. 中华妇产科学［M］. 北京：人民卫生出版社，2010.
[4] 华克勤，丰有吉. 实用妇产科学［M］. 北京：人民卫生出版社，2013.
[5] 黎梅，周惠珍. 妇产科疾病防治［M］. 北京：人民卫生出版社，2015.
[6] 冯力民，廖秦平. 妇产科疾病学［M］. 北京：高等教育出版社，2014.
[7] 张艳玲. 现代妇产科疾病治疗学［M］. 西安：西安交通大学出版社，2014.
[8] 林其德. 自然流产［M］. 北京：人民卫生出版社，2015.
[9] 张玉泉，王华. 妇产科学［M］. 北京：科学出版社，2016.
[10] 杨冬梓. 生殖内分泌疾病检查项目选择及应用［M］. 北京：人民卫生出版社，2016.
[11] 薛敏. 实用妇科内分泌诊疗手册［M］. 北京：人民卫生出版社，2015.
[12] 李继俊. 妇产科内分泌治疗学［M］. 北京：人民军医出版社，2014.
[13] 杨慧霞，狄文. 妇产科学［M］. 北京：人民卫生出版社，2016.
[14] 连利娟. 林巧稚妇科肿瘤学［M］. 北京：人民卫生出版社，2013.
[15] 邓姗，郎景和. 协和妇产科临床思辨录［M］. 北京：人民军医出版社，2015.
[16] 俞钢. 临床胎儿学［M］. 北京：人民卫生出版社，2016.
[17] 杨冬梓. 生殖内分泌疾病检查项目选择及应用［M］. 北京：人民卫生出版社，2016.
[18] 刘兴会，漆洪波. 难产［M］. 北京：人民卫生出版社，2015.
[19] 徐丛剑，郭孙伟. 子宫内膜异位症［M］. 北京：人民卫生出版社，2015.
[20] 孙大为. 妇科单孔腹腔镜手术学［M］. 北京：北京大学医学出版社，2016.
[21] 李颖川，黄亚绢. 产科危重症监护及处理［M］. 北京：科学出版社，2014.
[22] 任建华. 产科护理手册［M］. 北京：科学出版社，2015.
[23] 朱壮彦. 妇产科护理学［M］. 北京：科学出版社，2016.
[24] 黄人健，李秀华. 妇产科护理学［M］. 北京：人民军医出版社，2013.